ENT[耳鼻咽喉科]臨床フロンティア

Next

Clinical Series of
the Ear, Nose
and Throat

Frontier

耳鼻咽喉科 標準治療のための
ガイドライン活用術

編集　**小林俊光** 仙塩利府病院
　　　髙橋晴雄 長崎大学
　　　浦野正美 浦野耳鼻咽喉科医院

中山書店

シリーズ刊行にあたって

　この《ENT 臨床フロンティア》は，耳鼻咽喉科の日常診療に直結するテーマに絞った全10巻のユニークなシリーズです．従来の体系化された教科書よりも実践的で，多忙な臨床医でも読みやすく，日常診療の中で本当に必要と考えられる項目のみを，わかりやすく解説するという方針で編集しました．

　各巻の内容を選択するにあたっては，実地医家の先生方からの意見や要望を参考にさせていただき，現場のニーズを反映し，それにきめ細かく応える内容を目指しました．その結果，もっとも関心が高かった「検査」，「処置・小手術」，「急性難聴」，「めまい」，「薬物療法」，「口腔・咽頭・歯牙疾患」，「風邪」，「のどの異常」，「子どもと高齢者」，「がんを見逃さない」の 10 テーマを選びました．

　内容は臨床に直ぐに役立つような実践的なものとし，大病院のようなフル装備の診断機器を使わなくてもできる診断法，高価な機器を必要としない処置，小手術などに重点をおきました．また最新の診療技術や最近の疾患研究などの話題もコラムやトピックスの形で盛り込みました．記載にあたっては視覚的に理解しやすいように，写真，図表，フローチャートを多用するとともに，病診連携も視野に入れ，適宜，インフォームドコンセントや患者説明の際に役立つツールを加えました．

　各巻の編成にあたっては，テーマごとにそれぞれのスペシャリストの先生方に専門的な編集をお願いし，企画案の検討を重ね，ようやくここに《ENT 臨床フロンティア》として刊行開始の運びとなりました．また，ご執筆をお願いした先生方も，なるべく「実戦重視」の方針を叶えていただくべく，第一線でご活躍の方々を中心に選定させていただきました．

　このシリーズは，耳鼻咽喉科診療の第一線で直ぐに役立つことを最大のポイントとするものですが，実地医家や勤務医のみならず，耳鼻咽喉科専門医を目指す研修医の先生方にも広く活用していただけるものと大いに期待しております．

2012 年 5 月吉日

小林俊光，髙橋晴雄，浦野正美

序

　最近10年の耳鼻咽喉科領域での診療ガイドラインの出版数には目覚ましいものがある．多くの診療ガイドラインはある疾患に対して逸脱した診断・治療（診療）が行われないように，過去の報告からエビデンスを収集・分析して標準的診療を提示するものである．しばしば著者の個人的意見が披露される教科書などと異なり，確実に言えることだけの記載に留められており，基本的には「診療を支援するためのものであり，診療を拘束するものではない．これを実際に臨床の現場でどのように患者に用いるかは医師の専門的知識と経験をもとに，患者の意向や価値観を考慮して判断されるもの」である（小児急性中耳炎診療ガイドラインより）．まさにその通りであり，あくまでも日常診療の参考にするべきものである．

　しかし一方，社会的には診療ガイドラインというものは独り歩きをする傾向がある．個々の症例によりガイドライン通りでない診療を行うほうがいい結果をもたらすことは実際には多くの医師がしばしば経験することであるが，もしガイドラインに推奨事項として記載がない，あるいはガイドラインの推奨と異なるような診療を行って患者に有害事象が生じた場合には，裁判でもガイドラインでの記載事項は強力な判断要素となる．

　ではどうすればいいのか．重要なことは，もしガイドラインにないようなエビデンスの乏しい治療法を用いる場合には，医師は常に診断・治療の選択の論理的根拠を明確にしてそれを記録し説明することであるが，これが実際にはなかなか自信をもってできることではない．

　そこで本書では数ある診療ガイドラインについて，スペシャリストの先生方にその問題点，落とし穴やオプションとなる活用法，またガイドラインの通りにあるいはそれと異なる診療を行ってうまくいったケースを紹介していただくような企画を立てた．本書によって読者の先生方が日常診療でなおいっそう診療ガイドラインを有効に活用して，より良質な診療をしていただく一助となれば幸いである．

2017年4月

編者を代表して

髙橋晴雄

第❶章 耳・めまい

■ 執筆者一覧 (執筆順)

髙橋晴雄	長崎大学耳鼻咽喉・頭頸部外科
伊藤真人	自治医科大学とちぎ子ども医療センター 小児耳鼻咽喉科
東野哲也	宮崎大学耳鼻咽喉・頭頸部外科
小森　学	国立成育医療研究センター耳鼻咽喉科
小島博己	東京慈恵会医科大学耳鼻咽喉科
飯野ゆき子	東京北医療センター耳鼻咽喉科
岸部　幹	旭川医科大学耳鼻咽喉科・頭頸部外科
原渕保明	旭川医科大学耳鼻咽喉科・頭頸部外科
小林俊光	仙塩利府病院耳科手術センター
小川　郁	慶應義塾大学耳鼻咽喉科
佐藤宏昭	岩手医科大学耳鼻咽喉科
池園哲郎	埼玉医科大学耳鼻咽喉科
松田　帆	埼玉医科大学耳鼻咽喉科
福島邦博	啓佑会 新倉敷耳鼻咽喉科クリニック
宇佐美真一	信州大学耳鼻咽喉科
佐野　肇	北里大学医療衛生学部
喜多村　健	茅ヶ崎中央病院耳鼻咽喉科
岩崎　聡	国際医療福祉大学三田病院耳鼻咽喉科
熊川孝三	虎の門病院耳鼻咽喉科
神田幸彦	萌悠会 耳鼻咽喉科神田Ｅ・Ｎ・Ｔ医院
山本昌彦	東邦大学名誉教授
吉田友英	東邦大学医療センター佐倉病院耳鼻咽喉科
北原　糺	奈良県立医科大学耳鼻咽喉・頭頸部外科
肥塚　泉	聖マリアンナ医科大学耳鼻咽喉科
橋本　省	国立病院機構仙台医療センター
山田啓之	愛媛大学耳鼻咽喉科・頭頸部外科
羽藤直人	愛媛大学耳鼻咽喉科・頭頸部外科
大久保公裕	日本医科大学頭頸部感覚器科
増山敬祐	山梨大学耳鼻咽喉科・頭頸部外科
黒野祐一	鹿児島大学耳鼻咽喉科・頭頸部外科
洲崎春海	昭和大学名誉教授
呉　明美	福井大学耳鼻咽喉科・頭頸部外科
藤枝重治	福井大学耳鼻咽喉科・頭頸部外科
春名眞一	獨協医科大学耳鼻咽喉・頭頸部外科
三輪高喜	金沢医科大学耳鼻咽喉科
宮崎総一郎	中部大学生命健康科学研究所
大木幹文	北里大学メディカルセンター耳鼻咽喉科
坂東伸幸	北斗病院耳鼻咽喉科・頭頸部外科
任　智美	兵庫医科大学耳鼻咽喉科・頭頸部外科
阪上雅史	兵庫医科大学耳鼻咽喉科・頭頸部外科
内藤健晴	藤田保健衛生大学耳鼻咽喉科
折舘伸彦	横浜市立大学耳鼻咽喉科・頭頸部外科
兵頭政光	高知大学耳鼻咽喉科
末廣　篤	京都大学耳鼻咽喉科・頭頸部外科
大森孝一	京都大学耳鼻咽喉科・頭頸部外科
中山明峰	名古屋市立大学病院睡眠医療センター
北村拓朗	産業医科大学耳鼻咽喉科・頭頸部外科
田畑貴久	産業医科大学耳鼻咽喉科・頭頸部外科
鈴木秀明	産業医科大学耳鼻咽喉科・頭頸部外科
丹生健一	神戸大学耳鼻咽喉科頭頸部外科
伊藤康弘	隈病院外科
宮内　昭	隈病院
家根旦有	近畿大学奈良病院耳鼻咽喉科
越塚慶一	千葉大学耳鼻咽喉科・頭頸部腫瘍学
岡本美孝	千葉大学耳鼻咽喉科・頭頸部腫瘍学
吉原俊雄	東都文京病院耳鼻咽喉科

高野賢一	札幌医科大学耳鼻咽喉科	國島広之	聖マリアンナ医科大学感染症学
氷見徹夫	札幌医科大学耳鼻咽喉科	賀来満夫	東北大学感染制御・検査診断学
佐藤公則	佐藤クリニック耳鼻咽喉科・頭頸部外科・睡眠呼吸障害センター	滝川　一	帝京大学内科
千貫祐子	島根大学皮膚科	鈴木賢二	尚徳会 ヨナハ総合病院
一ノ瀬正和	東北大学呼吸器内科	安藤太三	総合大雄会病院心臓血管センター
藤澤隆夫	国立病院機構三重病院	武田純三	慶應義塾大学名誉教授／国立病院機構東京医療センター名誉院長
保富宗城	和歌山県立医科大学耳鼻咽喉科・頭頸部外科	秋下雅弘	東京大学老年病科
岡野光博	国際医療福祉大学耳鼻咽喉科／岡山大学耳鼻咽喉・頭頸部外科	増﨑雅子	長崎大学産婦人科
金井健吾	香川県立中央病院耳鼻咽喉科・頭頸部外科	増﨑英明	長崎大学産婦人科
西﨑和則	岡山大学耳鼻咽喉・頭頸部外科		

第1章 耳・めまい

急性中耳炎

概要

　小児急性中耳炎（acute otitis media：AOM）は小児の感染症では最も頻度の高い疾患で，1歳までに75%の小児が罹患するといわれる[1,2]．その病態は急性上気道炎に続発する中耳の急性感染症であるが，年齢，解剖学的・免疫学的背景や生活環境，さらには多剤耐性菌の出現など，さまざまな因子により反復する例や難治化する例も時にみられる．わが国では小児AOM診療ガイドライン（以下，ガイドライン）の初版が2006年に出版され，その後も改訂されて2009年版，2013年版[3]と発行され，その有用性もすでに検証されている．

ガイドラインのポイント

- 現在のガイドラインの特徴を要約すると，診断では鼓膜所見を最重要視しており，またその他の症状や所見（発熱，不機嫌など）を含めてそれらをスコア化して，その総合点からAOMをグレード分類し，それぞれの治療アルゴリズムが提唱されている（❶）．
- そのアルゴリズムの要点は，軽症では抗菌薬を初回からは投与せずに観察すること，中等症では，初回からAMPC高用量が適用され，鼓膜に膨隆など高度の所見があれば鼓膜切開のうえ耳漏の細菌検査もオプションとなっていること，重症では初回から鼓膜切開のうえでAMPC高用量など3通りの抗菌薬の選択肢が提示されており，難治例には最終的にABPCやCTRXの点滴が推奨されていることである．
- その他，低年齢，上気道炎や集団保育などがリスクファクターとしてあげられている．

❶小児急性中耳炎の点数（スコア）項目と評価

<点数>	
年齢	0（2歳以上），3（2歳未満）
耳痛	0（なし），1（痛みあり），2（持続性高度）
発熱	0（<37.5℃），1（37.5℃〜38.4℃），2（38.5℃≦）
啼泣・不機嫌	0（なし），1（あり）
鼓膜発赤	0（なし），2（ツチ骨柄，鼓膜の一部），4（鼓膜全体）
鼓膜膨隆	0（なし），4（部分的），8（鼓膜全体）
耳漏	0（なし），4（鼓膜観察可能），8（鼓膜観察不可）
<評価> 軽症	5点以下，中等症：6〜11点，重症：12点以上

　本項では，上記のように複雑な背景・要因をもった小児AOMをガイドラインに従って診療する場合の注意点や耳鼻咽喉科医として念頭におくべき点を例をあげて解説する．

軽症例：初診時抗菌薬非投与としたが，再診時にAOMが顕在化した例

症例1：1歳8か月，男児．
既往・現症：生来中耳炎の既往はなかったが，受診前日からやや機嫌が悪く，受診日の朝から38

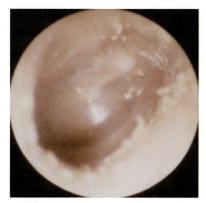

❷症例1の鼓膜所見（初診時）

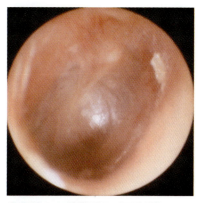

❸症例1の鼓膜所見（再診時）

℃の発熱がみられた．耳痛ははっきりしなかったが右耳を時々触っているため，耳鼻咽喉科を受診した．右鼓膜所見では耳漏，膨隆などなく，発赤もほとんどみられなかったが（❷），漿液性鼻汁と口蓋扁桃に発赤がみられた．

診断：ガイドラインのスコアでみると，年齢が2歳未満で3点，不機嫌（1点）と中等度発熱（1点）で合計5点，軽症AOMと診断された．

治療：ガイドラインでは軽症例には抗菌薬を投与せず3日間観察することが推奨されているため，トラネキサム酸，粘液融解薬に加えて，アセトアミノフェンを頓用で処方した．

3日後の再診時には微熱は続いており，右鼓膜には明らかに発赤がみられ，AOMが顕性化していた（❸）．鼻内には膿性鼻汁がみられ，口蓋扁桃は発赤が持続し，わずかに膿栓もみられた．抗菌薬（AMPC常用量）を3日間投与したところ鼓膜所見に明らかな変化は見られなかったが，解熱して膿性鼻汁も減少したため，同抗菌薬を2日間追加投与したところ鼓膜所見も改善し，2週間後には治癒した．

解説 本症例のAOMは初診時には軽症だったため抗菌薬を投与しなかったが，上気道炎，扁桃炎の初期であったと考えられる．そのため上気道炎，とくに細菌感染である扁桃炎が抗菌薬以外の薬物治療ではコントロールできず，かえってAOMが顕性化した可能性が高い．本症例では病

歴に中耳炎の既往がなかったこともあり，ガイドラインどおりに軽症AOMに対して抗菌薬非投与を選択したが，初診時の鼻，咽頭の状態も考慮していれば，初回から抗菌薬投与の選択も妥当だったかもしれない．

このように耳の所見からのみでなく，<u>上気道全体の状態から病態・病勢を総合的に分析して治療方針を決定する</u>ことが重要である．

中等症例：AMPC投与でAOMは消退したが，滲出性中耳炎で鼓膜換気チューブ留置術となった例

症例2：3歳，女児．

既往・現症：乳幼児期に2～3回AOMの既往があり，その前後で母親は聴こえが悪くなる印象をもっていた．今回は4～5日前からの咳・鼻汁と受診前日からの右耳痛で耳鼻咽喉科を受診した．発熱はないが元気がなく，右鼓膜には全体に発赤があり，わずかに膨隆していた（❹）．左耳では鼓膜は暗赤色で陥凹し，ティンパノグラムではC2型であった．鼻内には粘膿性鼻汁がみられた．

診断：ガイドラインのスコアで見ると，右耳は耳痛（1点），不機嫌（1点），鼓膜全体の発赤（4点）膨隆（4点）から合計10点で中等症AOMと診断された．

治療：ガイドラインに沿ってAMPC高用量を3日間投与したところ耳痛は改善し，右鼓膜の発赤・

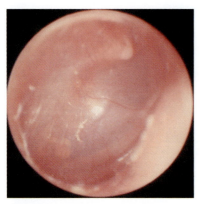

❹症例 2 の鼓膜所見（初診時）

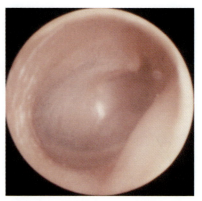

❺症例 2 の鼓膜所見（再診時）

膨隆は軽減してむしろ陥凹がみられた（❺）.

　同処方を 2 日分追加して再検すると AOM は
ほぼ消退したが，その 2 週間後には両側とも同程
度の滲出性中耳炎（OME）の病像を示しており，
母親によると聴こえはまだ改善していないとのこ
とであった．シューラー位 X 線では両側乳突蜂
巣の発育は抑制されており，条件詮索反応聴力検
査（COR）では両側とも平均 30 〜 40 dB の難聴
が疑われた．その後 6 か月にわたり聴力を中心に
経過観察されたが明らかな改善がなく，両側鼓膜
換気チューブ留置術を受けた.

解説　本症例は右 AOM に関してはガイドライ
ンに沿った治療で耳症状が軽減した典型例
であるが，その根底に副鼻腔炎やアデノイド肥大
などの鼻・咽頭の慢性炎症とそれに関連する
OME があったことを耳鼻咽喉科医としては認識
しておく必要があったケースである．このような
例は日常臨床でしばしばみられ，ガイドラインに
沿った治療である程度までは改善するがそれ以上
は完治まで至らず，OME に移行して慢性化し，
難聴などの問題を残したままとなる．時に保護者
との信頼関係が損なわれることもあるため，注意
を要する.

　ガイドラインは急性期（発症から 3 週間）の診
療についてしか記載されていないので，その後も
完治するまで観察して，もし経過が遷延するよう
であれば，症例ごとにその原因を精査して対処す

る必要がある.

重症例：TFLX でいったん消退したが，再燃した反復性中耳炎例

症例 3：1 歳 2 か月，男児.

既往・現症：4 か月前から保育園に通園しており，
同時期から 2 〜 3 か月に 1 度程度両側の急性中耳
炎に罹患している．今回は 2 週間前から鼻汁がみ
られたが，受診 2 日前から左耳を触って泣くこと
が多くなったという．受診前日から微熱があり，
受診日に母親が保育園に患児を預けて間もなく，
保育園から 38℃ の発熱と左耳から耳漏がみられ
るという連絡を受けた.

診断：耳所見では，左耳に多量の耳漏を認め，鼓
膜の観察は困難であった．右耳にも発赤がみられ，
膿性鼻汁もみられた．集団保育と複数回の AOM
の既往からインフルエンザ菌も疑われたため，耳
漏の通常の細菌検査とともに肺炎球菌迅速診断キッ
トでも調べたところ，肺炎球菌は疑陽性で，病
状から考えて主な起炎菌である可能性は低いと考
えられた.

　ガイドラインのスコアでみると，年齢から 3 点，
発熱（1 点），啼泣（1 点），耳痛（1 点），多量
の耳漏（8 点）から合計 14 点で重症と診断された.

治療：ガイドラインによると重症例に対して初回
は AMPC 高用量のほか，CVA/AMPC（1：14），
が選択肢としてあるが（❻），インフルエンザ菌

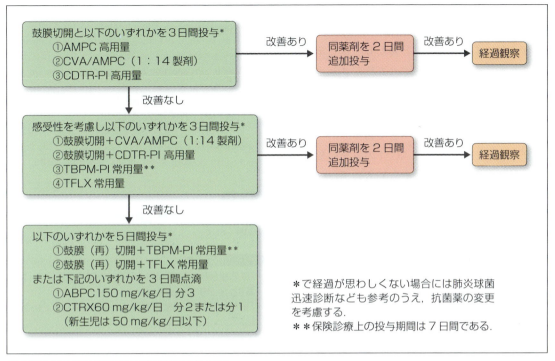

❻小児急性中耳炎重症例の治療アルゴリズム

（日本耳科学会，日本小児耳鼻咽喉科学会，日本耳鼻咽喉科感染症・エアロゾル学会．小児急性中耳炎診療ガイドライン2013年版．金原出版；2013[3] より抜粋）

を想定してCDTR-PIを投与したが，3日後には多少耳漏の減少がみられたのみであった．そこで多剤耐性インフルエンザ菌も想定して抗菌薬をTFLXに変更して3日間投与したところ耳漏は著明に減少し，2日間の追加投与で耳漏は停止した．初診時の細菌検査の結果，薬剤耐性インフルエンザ菌が検出された．

その後2週間のフォローアップでほぼAOMは完治したが，その1か月後に再び上気道炎に引き続いて耳漏がみられた．過去のAOM既往も併せて反復性中耳炎と判断し，集団保育の病因論的説明とともに，将来的には鼓膜換気チューブ留置術の必要性なども説明した．

解説 集団保育では上気道炎に罹患する機会が多く，反復して種々の細菌感染を伴うため，インフルエンザ菌や各種の耐性菌を念頭において診療に当たる必要がある．その意味で初診時に肺炎球菌迅速診断キットで起炎菌の見当をつけるの

は得策である．耳漏がない場合には必ずしも鼓膜切開は必須ではなく，鼻咽腔の鼻漏の検査でもその意義が大きいことはガイドラインにも記載されているところである．

また集団保育はAOMや反復性中耳炎に大きくかかわる環境因子であり，上気道炎の予防が容易ではないことや頻回の抗菌薬投与が小児にとってもまた細菌学的にも望ましいことではないことなどを，耳鼻咽喉科医は保護者に情報提供する務めがある．しかし集団保育を避けるようにアドバイスすることは患児の家庭の事情にかかわることになるため問題であろう．そのため，鼓膜換気チューブ留置術などを含めた他の解決法も提示して，それに対する対策はあくまでも保護者に決定してもらうというスタンスで対処するのが得策である．

その他の留意すべき点

①ガイドラインは教科書と異なり，エビデンスのある診断・治療法に関してのみ検討されているものであるため，記載以外の治療法などに関しては必ずしも否定するものでなく賛否のコンセンサスがまだないものと解釈すべきである．

②ガイドラインは小児の AOM のみを対象として作られているため，成人や高齢者の AOM については時として全身疾患や免疫力低下により予想外の重篤な経過をたどるが，その独特の病態を考慮して対処する必要がある．

③同様にガイドラインでは頭蓋・顔面奇形，免疫不全は対象外であるため，これらのハイリスクグループではその独特の病態を十分に考慮して治療にあたる必要がある．同じく急性乳様突起炎，顔面神経麻痺，耳性頭蓋内合併症や内耳障害などの合併症についてもガイドラインでは対象外であるため，症例に応じて対処する必要がある．

（髙橋晴雄）

引用文献 ⋯⋯⋯⋯⋯⋯⋯⋯⋯⋯⋯⋯⋯⋯⋯⋯⋯⋯⋯⋯

1) Teele DW, et al. The greater Boston Otitis Media Study Group. Epidemiology of otitis media during the first seven years of life in children in Greater Boston：Prospective cohort study. J Infect Dis 1989；160：83-94.
2) Faden H, et al. Otitis media: Back to basics. Pediatr Infect Dis J 1998；17：1105-13.
3) 日本耳科学会，日本小児耳鼻咽喉科学会，日本耳鼻咽喉科感染症・エアロゾル学会．小児急性中耳炎診療ガイドライン 2013 年版．東京：金原出版；2013.

参考文献 ⋯⋯⋯⋯⋯⋯⋯⋯⋯⋯⋯⋯⋯⋯⋯⋯⋯⋯⋯⋯

1. 山中 昇．耳鼻咽喉科領域感染症．診断と治療 2008；96：81-6.

シリーズ関連項目 ⋯⋯⋯⋯⋯⋯⋯⋯⋯⋯⋯⋯⋯⋯⋯⋯

- 『風邪症候群と関連疾患─そのすべてを知ろう』「急性中耳炎」p.99（杉田麟也）
- 『子どもを診る 高齢者を診る』「急性中耳炎」p.40（上出洋介）

滲出性中耳炎

概要

　小児滲出性中耳炎（otitis media with effusion：OME）は，就学前に90％が一度は罹患する中耳疾患であり[1]，小児に難聴を引き起こす最大の原因である．本邦ではこれまで，医師のあいだで小児OMEの診断や治療法などの臨床管理に幅があったことから，「医療機関によって治療方針がまったく異なっている」かのように受け止められがちな疾患であった．

　本邦では小児OME診療ガイドラインは2015年に初版が刊行されたが[2]，家庭医や小児科医が小児OMEのプライマリケアを担当することの多い欧米とは異なり，耳鼻咽喉科医がプライマリから外科的治療，術後の経過観察まで一環して診療に当たっていることなど，欧米とは医療をとりまく環境が異なることから，その実情に即した小児OMEの臨床管理の指針を示したものである．現在第2版に向けての改訂作業が開始されている．

ガイドラインのポイント

- 本ガイドラインのコンセプトは「中耳貯留液や鼓膜の病的変化などのOMEそのものだけではなく，周辺器官の炎症病変に対する配慮」を求めていることである．
- OMEでは，原則発症から3か月間は経過観察が推奨されており，その後も改善がみられなければ外科的治療（主として鼓膜チューブ留置術）を検討する．とくに，言語発達や構音の異常がみられたり，難聴によって起こりうるさまざまなQOLの低下が観察される場合には，より積極的な外科的治療を検討すべきである．
- 経過観察中には，周辺器官の炎症病変に対する治療が推奨される．すなわち，併存する鼻副鼻腔炎やアレルギー性鼻炎，繰り返す急性中耳炎などの感染・炎症に対する抗菌薬を含む積極的かつ適切な保存的治療を行うべきである．一方で，周辺器官の感染・炎症を合併していない場合には，抗菌薬の投与は行うべきではない．
- ガイドラインに掲載されているアルゴリズム（❶）は，主として外科的治療の絶対適応を示している．実臨床の現場では，診断後早期に積極的治療を開始すべき症例や，軽度難聴症例に対する取り扱いなど，アルゴリズムだけでは解決できない，判断に迷う症例が多くみられる．
- 本ガイドラインは小児のOMEのみを対象としているので，高齢者のOMEには適応とならない．成人においては，OMEの原因として耳管機能障害が大きく関与しており，さらに上咽頭腫瘍などが原因のこともあり，小児とは異なった背景因子が存在する．

　本項では，小児OMEを日本のガイドラインに沿って診療する場合の注意点や，耳鼻咽喉科医として留意すべき点を，実際の症例をあげて解説する．

有効例：ガイドラインに沿った診療で，うまくいった例

症例1：2歳10か月，男児．
主訴：難聴，膿性鼻漏．

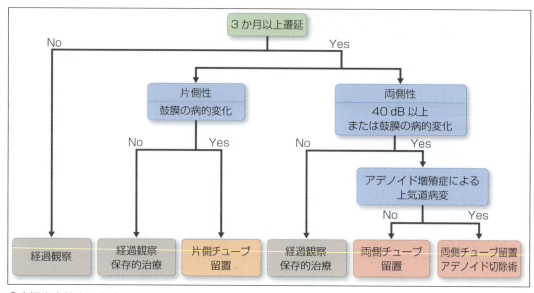

❶小児滲出性中耳炎診療アルゴリズム

（日本耳科学会ほか編．小児滲出性中耳炎診療ガイドライン 2015 年版．金原出版；2015[2] より）

現病歴：2歳半ごろ周囲が難聴に気づいた．近医を受診し小児 OME，小児副鼻腔炎の診断で治療されたが，その後も膿性鼻漏と OME が継続した．2回の鼓膜切開が施行されたが OME は改善せず，2歳10か月で当科紹介された．鼓膜切開を受けると患児の聞こえが明らかに改善したとのことであった．

現症・検査結果：右鼓膜は近医での切開直後であり鼓室内に貯留液はみられなかったが，左鼓膜は軽度膨隆していた．COR では 32.5 dB で，ティンパノグラムは左 B 型であった（❷）．

診断：小児滲出性中耳炎，小児副鼻腔炎．

経過・治療：合併する鼻副鼻腔炎の治療を継続しながら，右耳の鼓膜切開後の状態を観察すると，まもなく OME が再燃した．聴力は 40 dB 未満の軽度難聴であったが，家庭では聞き返しが多く，保護者とも相談のうえ両側（短期型）鼓膜チューブ留置術を施行したところ，術後の聞こえは著明に改善した．しかし鼓膜チューブは約半年で自然脱落し，その後 OME が再燃したため再度両側（長期型）鼓膜チューブ留置術を施行した．

解説　ガイドラインでは，鼓膜切開単独では治療としての有効性は認められないとしているが，ほかの難聴をきたす疾患の鑑別や治療法の選択のために用いることを推奨している．患児の聴力は中等度難聴に近い軽度難聴のレベルであり，中耳貯留液を排出することで著明な聴力改善がみられたことから，難聴の主たる原因は OME によるものと考えられた．さらに鼓膜チューブ留置術の適応決定にあたり，鼓膜切開だけでは切開孔の閉鎖後に OME の再燃がみられることを確認した症例である．

もちろん明らかな難聴を認める症例であり，鼓膜切開を行わずに最初から鼓膜チューブ留置術を施行するという選択肢もあり，治療法の選択にあたっては，保護者の意見も参考に決めていくことが望ましい．

ガイドラインに沿った診療で，疑問が残った例

症例2：2歳6か月，男児．

主訴：ことばの遅れ，難聴，いびき・夜間の無呼吸．

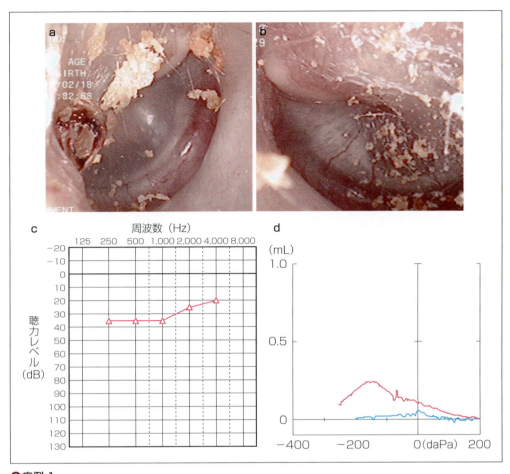

❷症例 1

a：右鼓膜，b：左鼓膜，c：COR，d：ティンパノグラム.

現病歴：2歳過ぎてもまったくことばを話さないため，難聴の精査目的に紹介受診．2週間前に耳痛の訴えがあったが，一晩で症状改善した．半年ほど前からいびきと夜間の無呼吸が増悪した．

現症：診察時にも口呼吸がみられ完全鼻閉の状態で，膿性鼻漏，後鼻漏がみられた．口蓋扁桃は中等度の肥大を認めた．両耳とも鼓室内貯留液を認め，右鼓膜は軽度の充血と膨隆がみられた．CORでは 27.5 dB の軽度難聴を認めた（❸）.

診断：小児滲出性中耳炎（右は急性中耳炎後の無症候性中耳貯留液〈asymptomatic middle ear effusion：ASMEE〉），言語発達遅滞，小児副鼻腔炎，睡眠時無呼吸症候群の疑い.

治療：小児 OME については経過観察として，合併する鼻副鼻腔炎の治療を開始した．わが国の急性鼻副鼻腔炎ガイドラインに準拠して判定すると，本症例は重症群に一致したのでアルゴリズムに沿った治療を開始した．

アモキシシリン高用量を合計 10 日間投与したところ，粘性鼻漏はみられるものの膿性後鼻漏は消失して咳嗽も改善した．急性鼻副鼻腔炎ガイドラインに従うと，ここで抗菌薬投与は終了である．しかしこの 10 日間で右鼓膜の充血は消失したものの，両側の OME は改善せず，また鼻呼吸障害，夜間の無呼吸も消失しなかった．そこでカルボシステインは継続投与しつつ，抗菌薬をアモキシシリン高用量からクラリスロマイシン（CAM）少量長期投与（保険適用外：6〜7 mg/kg）に変更

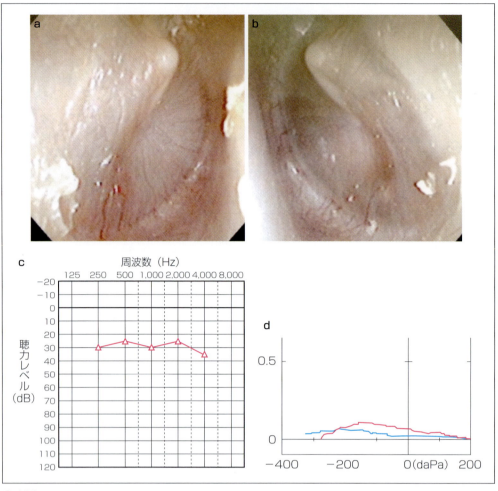

❸症例2

a：右鼓膜，b：左鼓膜，c：COR，d：ティンパノグラム．

した．

　しかし，初診後3か月間の経過観察・保存的加療でもOMEの改善はみられず，睡眠時のいびき・無呼吸も以前と変わらなかった．簡易型睡眠時呼吸検査において中等症の睡眠時無呼吸症候群の診断であり，当科初診後5か月目に手術（両鼓膜チューブ留置術＋アデノイド切除術）を行った．

解説　本症例は，一見ガイドラインどおりの治療でうまくいった症例のようにみえる．ガイドラインでは3歳以下の症例では，急性中耳炎の関与を考慮して鼓膜チューブ留置術の適応を慎重に検討すべきとしており，また発症後の3か月

間は「経過観察」を推奨している．この発症3か月以内の「経過観察期間」は，すべての滲出性中耳炎症例に対して薬剤などの保存的加療を行うのではなく，鼻副鼻腔炎やアレルギー性鼻炎などの周辺器官の病変を合併する症例を選んで，それぞれの病変に対する保存的治療を行うことを推奨しているのである．

　症例2では，耳については急性中耳炎後のASMEEやOMEは抗菌薬投与の対象とはならないが，鼻副鼻腔炎を合併していたので，まずは急性鼻副鼻腔炎ガイドラインに沿った抗菌薬治療を開始した．しかし小児OME症例において，周辺器官に細菌感染を伴わない場合には，漫然とした

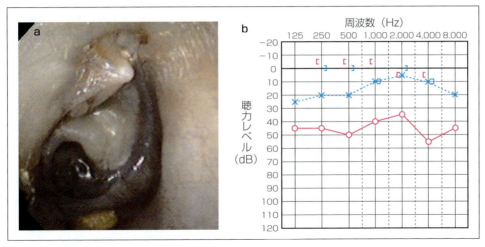

❹症例3

a：右鼓膜，b：オージオグラム．

抗菌薬投与は抗菌薬による副作用と耐性菌増加という害を引き起こすことから行うべきではない．

　本症例における問題点は，初診時に2歳6か月であるにもかかわらず，まったくことばを話さない状態であったことである．保存的治療によってもOMEの改善はみられず，当科初診後5か月目にようやく鼓膜チューブ留置術を施行した．しかし，本症例のような言語発達遅滞がすでにみられる場合には，ガイドラインどおりに3か月間の経過観察で時間をむだにすることなく，より早期の外科的治療介入をすべきであったかもしれない．

　また，本症例では初診時に，視診では急性中耳炎後にみられるASMEEとOMEとの鑑別は難しかった．小児OMEでは，鼓膜所見だけからは急性中耳炎後の状態との区別がつきにくい症例も多く，その鑑別は急性炎症症状（耳痛，耳をよく触る，発熱など）があるかどうかで判定することになる．

　小児OMEの約半数は，中耳炎を契機に発症もしくは以前からあったものが発見されることが知られている．しかし，このような治癒期の急性中耳炎に対しては抗菌薬の投与は不要であり，鼓膜に充血が残っているからといって，抗菌薬を漫然と処方し続けることは避けるべきである．

　局所処置や自己通気などの薬物以外の保存的治療は，有効性のエビデンスは不足しているのが現状である．しかしエビデンスがないということは，その治療が無効であるということを示すものではなく，ガイドラインでは外科的治療までの経過観察期間中において施行を検討してもよいとされている．

ガイドラインに沿った診療を行わなかった例

症例3：7歳，女児．

主訴：右病的鼓膜，右難聴．

現病歴：学校健診で右鼓膜の癒着傾向を指摘され，近医から手術を勧められて当科を受診した．

現症：右鼓膜は緊張部後上部・弛緩部は内陥しており，40 dBを超える右中等度難聴を認めた．左鼓膜は正常であった（❹）．

診断：右滲出性中耳炎（病的内陥鼓膜）．

治療：当科初診後8週目に右（長期型）鼓膜チューブ留置術を施行した．術後鼓膜の内陥は消失し，20 dBレベルまで聴力は改善した．

解説　本症例は3か月の経過観察を行わずに鼓膜チューブ留置を行った症例である．このように病的所見が強いときにも，3か月にこだわ

らずに早期に積極的な外科的治療介入を行うことを検討すべきである．また，使用する鼓膜チューブも短期型ではなく，最初から長期型を用いてもよいと考える．

軽度難聴例や発症後3か月未満，3歳未満症例への対応（❺）

アルゴリズムには対応が明記されていない，軽度難聴例や発症後3か月未満，3歳未満の症例に対して，より積極的な対応が求められるのは次の場合である．
①構音障害・言語発達遅滞がある場合
②難聴が原因である可能性のあるQOLの低下がみられる場合
③鼓膜の病的変化（アテレクターシスや鼓膜癒着）が強いとき
④鼓膜チューブ脱落後の再発例
⑤反復性中耳炎（otitis prone）と滲出性中耳炎を繰り返している場合

その他の留意すべきこと

■ 高齢者のOME

成人とくに高齢者のOMEにおいては，原因として耳管機能障害が強く関与していると考えられている．さらに上咽頭腫瘍などが原因のこともあり，耳管機能障害の原因となるほかの疾患が隠れていないか，上咽頭のファイバー下の注意深い観察が必須である．

このように小児とは異なった背景因子が存在するため，治療の考え方も異なってくる．高齢者のOME診療についてのエビデンスは少ないが，弱った耳管機能を補助する治療法が主体となる．急性発症のOMEでは自然治癒も期待できることから，小児の場合と同様に原因となりうる周囲の炎症・感染病変を治療する．同時に，外来における

❺軽度難聴（25〜39 dB），発症から3か月未満，3歳未満での鼓膜換気チューブの種類

耳管通気や自己通気を行ってもよい．また，鼓膜切開の効果を確認して，すぐに再燃を繰り返す場合は鼓膜チューブを検討する．

■ 鼓膜換気チューブの選択

鼓膜換気チューブには，求められる留置期間に応じて，短期型チューブと長期型チューブがあり，本邦ガイドラインでは原則として初回の鼓膜チューブ留置においては短期型チューブを用いることを推奨している．これは，長期型チューブでは鼓膜の永久穿孔が残存しやすいことによる．

しかし，内陥の強い症例やハイリスク群では初回の手術から長期型を使用したほうがよい場合もある．さらに非常に強いアテレクターシス（内陥接着）症例では，通常のチューブではすぐに脱落してしまうため，subannular T-tubeを用いるなどの選択も必要である．

（伊藤真人）

引用文献

1) Tos M. Epidemiology and natural history of secretory otitis. Am J Otol 1984；5：459-62.
2) 日本耳科学会，日本小児耳鼻咽喉科学会編．小児滲出性中耳炎診療ガイドライン 2015年版. 東京：金原出版；2015.

シリーズ関連項目

• 『実戦的耳鼻咽喉科検査法』「実戦的ティンパノメトリー」p.77（小林俊光）
• 『子どもを診る 高齢者を診る』「滲出性中耳炎」p.48（飯野ゆき子）
• 『耳鼻咽喉科イノベーション』「滲出性中耳炎の診療ガイドライン」p.16（伊藤真人）

中耳真珠腫

概要

　中耳真珠腫は，鼓室や乳突部に侵入した角化扁平上皮が内部に角化物を蓄積しながら「嚢状」に拡大する進行性の病態を示す．初期には聴力正常か耳小骨の破壊による伝音難聴であるが，進行すれば骨迷路破壊による前庭症状（瘻孔症状）や感音難聴，顔面神経麻痺などの側頭骨内合併症や生命予後にかかわる頭蓋内合併症を招く病態だけに，病態および病期診断に基づいた適切な治療方針の判断が必要である．

　中耳真珠腫進展度分類は，「真珠腫に対する術式選択や術後成績を論じる際に明確にすべき最低限の症例情報」として，わが国における真珠腫治療の標準化をめざして，日本耳科学会用語委員会から提案された．弛緩部型真珠腫に対する分類として 2008 年に提案がなされ，2010 年に同一の分類コンセプトが緊張部型真珠腫にも拡大され，さらに二次性真珠腫と先天性真珠腫を加えた 2015 年版 [1] が耳科学会 HP 上にも掲載されている．

『中耳真珠腫進展度分類 2015』のポイント

- 中耳真珠腫の病態を弛緩部型真珠腫，緊張部型真珠腫，先天性真珠腫，二次性真珠腫に分類し，複合型や分類不能型については区別して取り扱う（❶）．
- 真珠腫進展度分類のコンセプトは，①中耳腔を前鼓室（P），鼓室（T），上鼓室（A），乳突腔（M）に区分すること（PTAM 区分）（❷），②真珠腫進展度を stage Ⅰ（真珠腫が初発区分に限局），stage Ⅱ（真珠腫が隣接区分に進展），stage Ⅲ（側頭骨内合併症を伴う），stage Ⅳ（頭蓋内合併症を伴う）とする，の 2 点である（❸）．この進展度分類は❶の 4 つの真珠腫病態に共通して適用される．

　❸の中耳真珠腫進展度分類は真珠腫治療に関する学術的な情報としてだけでなく，診療連携の際の情報共有や患者への手術説明など，さまざまな場面で活用されている．中耳真珠腫の病態分類は耳鏡（顕微鏡と内視鏡）検査で可能だが，真珠腫進展度の最終判定は手術所見に基づくので，手術記録が何よりも重要である．ただ，臨床現場では合併症の有無と耳鏡および CT・MRI 所見を総合して術前の進展度評価が行われ，手術の時期や術式選択の基本情報となる．なお，術式名称に関しては耳科学会用語委員会報告 2000 [2,3] を参照されたい．

弛緩部型真珠腫 stage Ⅰ 症例

症例 1：27 歳，男性．

主訴・現症：初診時の主訴は右耳閉感で，症状軽減のための鼻すすり癖があった．鼓膜所見（❹ a）では弛緩部陥凹を認めるが，入口部は狭く陥凹底は確認できない．緊張部はわずかに内陥しているが，聴力は正常であった．CT 所見（❹ b）では鼓室～乳突洞の含気は良好で，上鼓室に軟部組織陰影を認めないことより，鼻すすりをやめるよう指導して経過観察とした．

再診時：その 7 年後，34 歳時に右耳の掻痒感を訴え再診した際の鼓膜所見（❹ c）では，弛緩部

❶中耳真珠腫の病態分類

1) 弛緩部型真珠腫
　弛緩部の陥凹から生じた真珠腫
　上鼓室型真珠腫 attic cholesteatoma と同義.

2) 緊張部型真珠腫
　緊張部の陥凹から生じた真珠腫. 癒着型真珠腫, 後上部型真珠腫, 鼓室洞真珠腫などが含まれる.

3) 先天性真珠腫
　中耳腔内に先天的に発生する鼓膜・外耳道と連続性のない真珠腫. 鼓膜の穿孔や陥凹を伴う例は原則として含めない.

4) 二次性真珠腫
　緊張部に穿孔があり, その穿孔縁から二次的に鼓膜やツチ骨柄裏面に角化上皮が進展することにより生じた真珠腫. 慢性穿孔性中耳炎に伴う癒着病変や緊張部型・弛緩部型真珠腫, 鼓膜穿孔を伴う先天性真珠腫などが否定されることが必要となる.

5) 複合型・分類不能型
　弛緩部型と緊張部型真珠腫が複合または高度の炎症や骨破壊により弛緩部と緊張部の同定ができない例（複合型）や 1）～4）に分類が困難な例（分類不能型）は便宜的に, ここに含める.

（東野哲也ほか. Otol Jpn 2015[1] より）

❸中耳真珠腫進展度：基本分類

Stage Ⅰ：真珠腫が「初発区分」に限局する.
Stage Ⅱ：真珠腫が「初発区分」を超えて隣接区分に進展する.
Stage Ⅲ：側頭骨内合併症・随伴病態を伴う.

- 顔面神経麻痺 facial palsy（FP）
- 迷路瘻孔 labyrinthine fistula（LF）：大きく窪んだ瘻孔（母膜を内骨膜から容易に剥離できない状態）
- 高度内耳障害 labyrinthine disturbance（LD）：500, 1000, 2000Hz のうち 2 周波数以上の骨導閾値がスケールアウト
- 外耳道後壁の広汎な破壊 canal wall destruction（CW）：骨破壊の骨部外耳道前壁長の 1/2 程度を目安とする
- 鼓膜全面の癒着病変 adhesive otitis（AO）：鼓膜緊張部 3/4 象限以上の器質的な癒着を伴うもの
- 錐体部・頭蓋底の広範な破壊 petrous bone/skull base destruction（PB）

Stage Ⅳ：頭蓋内合併症を伴う.

化膿性髄膜炎, 硬膜外膿瘍, 硬膜下膿瘍, 脳膿瘍, 硬膜静脈洞血栓症など

（東野哲也ほか. Otol Jpn 2015[1] より）

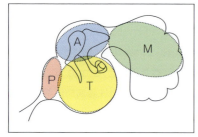

❷中耳腔の解剖学的区分（PTAM system）
P (protympanum)：前鼓室
T (tympanic cavity)：中・後鼓室
A (attic)：上鼓室
M (mastoid)：乳突洞・乳突蜂巣

（東野哲也ほか. Otol Jpn 2015[1] より）

陥凹がやや拡大し内部に真珠腫塊の蓄積を認め, 局所処置では除去不可能であった. その際の CT（❹ d）では乳突洞含気は保たれているものの, 上鼓室外側に軟部陰影が確認されキヌタ骨の融解を伴っていた.

解説　本症例は典型的な弛緩部型真珠腫の成長過程を示している. 弛緩部型の初期区分は上鼓室であり, 真珠腫（陥凹）嚢がここに限局している段階が stage Ⅰ である. 初診時のように, 陥凹上皮の自浄作用が保たれた状態を stage Ⅰa とし, 臨床的には上鼓室陥凹として取り扱われる. すべての例が真珠腫発症に至るわけではないので, これだけでは手術の適応にはならない. 再診時のように, 陥凹内に keratin debris が蓄積するようになれば, 骨破壊も進行することから, stage Ⅰb として手術適応となる.

　弛緩部型真珠腫 stage Ⅰ に対しては, 非乳突削開型鼓室形成術として経外耳道的上鼓室開放術（transcanal atticotomy）または乳突削開型鼓室形成術として外耳道後壁保存法が適応となる. 本症例では含気化した乳突蜂巣発育を認めるので, 乳突洞は含気腔として治癒させるべきである.

　経外耳道的上鼓室開放術においては乳突洞を開放しないが, 削除した上鼓室側壁は耳介軟骨などを用いて修復する（上鼓室側壁形成術）.

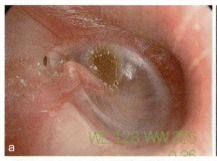
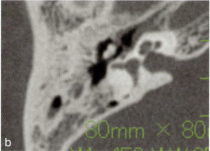

27歳（初診時）

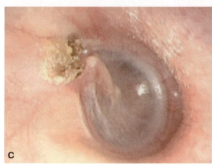
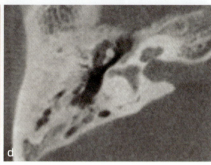

34歳（再診時）

❹症例1の初診時・再診時の耳鏡所見 (a, c)，軸位CT像 (b, d)

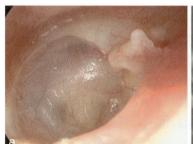
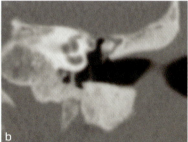
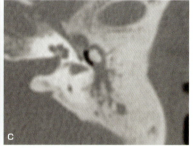

❺症例2の耳鏡所見 (a)，冠状断CT像 (b)，軸位CT像 (c)

外耳道後壁保存法は経乳突洞的に上鼓室にアクセスするが，乳突洞や蜂巣粘膜は可能な限り温存し，含気した耳管上陥凹腔に交通路をつけて術後の再陥凹予防策（前鼓室開放術）を講じておくことも重要である.

緊張部型真珠腫 stage Ⅱ症例

症例2：64歳，男性.
既往・現症：幼小児期に中耳炎の既往があり，そのころより左難聴があったが放置していた. 数か月前から左耳漏のため受診. 左鼓膜緊張部後半は岬角に癒着しツチ骨柄先端の吸収，キヌタ・アブミ骨関節構造は消失していた（❺a）. CTで陥凹腔がツチ・キヌタ骨の内側と顔面神経管のあいだを上鼓室に達しており（❺b），乳突洞はキヌタ骨体部の骨破壊を伴う軟部陰影で充満している（❺c）.

解説 緊張部後方の陥凹ポケットから生じた緊張部型真珠腫で，鼓室（T）〜上鼓室（A）〜乳突洞（M）に進展していることから，stage

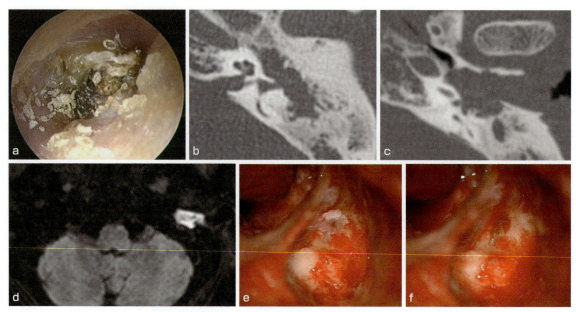

❻症例 3 の耳鏡所見 (a)，軸位 CT 像 (b, c)，MRI 像 (d)，術所見 (e, f)

ⅡTAM と表記される．乳突削開術の適応であるが，外耳道後壁骨の取り扱い方法の違いにより，大きく後壁保存型および後壁削除型鼓室形成術に分かれる．どちらを採用するかは，再形成真珠腫や遺残性真珠腫の頻度など，術者の経験則に委ねられているのが現状である．

　本症例に外耳道後壁保存型鼓室形成術を適用する場合は，鼓室後部の母膜処理のために後鼓室開放術の手技が不可欠である．また，癒着病変が強く岬角粘膜の欠損が広範囲になる場合には，鼓室内にシリコンシートを留置するなど，耳小骨連鎖再建を二期的に行う段階的鼓室形成術になることも術前同意として必要である．

　一方，外耳道削除型術式はさらに乳突開放型と乳突非開放型に分けられ，乳突非開放型は外耳道後壁再建術や乳突腔充填術などが併用される．後壁再建材料も硬組織，軟骨，軟組織など，施設間のバリエーションが大きいのが本術式の特徴といえる．本症例のように乳突洞が小さく蜂巣発育の悪い例では，乳突開放型（いわゆる open 法）が選択される場合もあるが，開放乳突腔障害の予防策として多少とも乳突削開腔の部分充填が施され

ることが多い．

　いずれにしても，削開乳突腔の処理法については乳突蜂巣発育の程度が術式選択に密に関係するので，真珠腫進展度分類 2015 には副分類として「乳突部の蜂巣発育程度と含気状態（MC 0-3）」を必要に応じて併記することになっている[1]．ちなみに，本症例は MC 1（乳突蜂巣が乳頭洞周囲に限局しているもの）に分類される．

緊張部型真珠腫 stage Ⅲ症例

症例 3：67 歳，男性．
既往・現症：20 歳ごろより左難聴を自覚していたが放置していた．2 週間前に左耳痛があり，近医耳鼻咽喉科で耳鏡検査中に激しいめまいを生じたため，公立病院を経て当科紹介受診となった．

　外耳道内は痂皮が充満していたが（❻a），めまい誘発のため除去困難であった．純音聴力検査は高音域を中心にした左骨導閾値上昇を伴う混合難聴を示したが，語音聴力は保たれていた．

　CT では鼓室から乳突洞まで軟部陰影が充満，前庭症状を裏づける外側半規管瘻孔を認め，顔面

神経管の破壊や外耳道前壁の骨侵食も伴っている．また，上鼓室の外側にツチ骨の一部と思われる骨陰影を認めることから（❻b，c），真珠腫が上鼓室内側から洞内に進展したことが示唆される．CTの軟部陰影の形状に一致した高信号がMRI拡散強調像で確認される（❻d）．

解説 CT所見から緊張部型真珠腫として矛盾しないが，MRI拡散強調像で真珠腫の画像診断が可能となっている．

手術所見では，鼓膜は全癒着し顔面神経は膝部から第2弯曲部まで広く露出していた．外側半規管瘻孔部は長円形に窪んでいることから半規管内骨膜と母膜の癒着が示唆され（❻e），このような場合は瘻孔部の母膜処理は手術の最終段階で行うべきである．

本症例のように内骨膜が保存できれば（❻f），術後の前庭・聴覚機能ともに温存されるが，外リンパの流出をきたした場合は半規管内腔を充填閉鎖するなど，内耳への侵襲的操作は避けられない．その意味で迷路瘻孔（LF）は鼓膜全面癒着（AO）とともにstage Ⅲ要件に含まれ，本例の進展度分類は緊張部型真珠腫stage Ⅲ AO，LFと表記され，従来の鼓室形成術による聴力成績が必ずしも良くないこと，迷路瘻孔の状況によっては感音難聴を生じる可能性があること，段階的鼓室形成術の必要性など，術前説明の際に提示する根拠となる．

将来の展望

病態が多彩かつ進行性を示す中耳真珠腫の治療法の標準化を進めるうえで，真珠腫治療にかかわる医療者が上述の病態分類とステージ分類を共有することの意義は大きい．術式選択や手術成績などの施設間比較の議論が適切になることだけでなく，この分類を使用した全国規模での真珠腫症例登録研究が展開しつつある．

本進展度分類がJapan Otological Societay（JOS）systemとして英文誌にも掲載され[4]，今後，世界的な規模で真珠腫治療の標準化に寄与することが期待されている．

（東野哲也）

引用文献 ··

1）東野哲也ほか．中耳真珠腫進展度分類2015改訂案．Otol Jpn 2015；25：845-50．
2）東野哲也ほか．伝音再建法の分類と名称について（2010）．Otol Jpn 2010；20：746-8．
3）東野哲也ほか．上鼓室・乳突腔病巣処理を伴う鼓室形成術の術式名称について（2010）．Otol Jpn 2010；20：749-50．
4）Tono T, et al. Staging and classification criteria for middle ear cholesteatoma proposed by the Japan Otological Society. Auris Nasus Larynx 2017；44：135-40．

シリーズ関連項目 ··
- 『耳鼻咽喉科の外来処置・外来小手術』「外耳道真珠腫，閉塞性角化症」p.35（小島博己）
- 『耳鼻咽喉科の外来処置・外来小手術』「鼓膜中耳肉芽切除術」p.101（細田泰男）

鼓室形成術

概要

　鼓室形成術（tympanoplasty）は，慢性中耳炎，真珠腫性中耳炎などさまざまな中耳疾患において，おのおのの病態に応じ，伝音再建や乳突削開術などと組み合わせて施行される術式である．歴史的には，中耳炎の頭蓋内合併症に対する感染制御を目的として，1873 年に Schwartze が乳突単削開術（simple mastoidectomy）を施行したのを皮切りに，中耳根治手術（radical mastoidectomy）などが考案された．1952 年に，Wullstein が現在の鼓室形成術の原法を発表した．

　その後もさまざまな術式名称が混在したため，日本では 1973 年にオトマイクロサージェリー研究会と旧臨床耳科学会が「中耳炎とその後遺症に対する手術法の分類と名称」を提案した．2000年には日本耳科学会から術式，伝音再建法，術後聴力判定基準に関して提案がされ，2010 年に「上鼓室・乳突腔病巣処理を伴う鼓室形成術の術式名称について」[1]「伝音再建法の分類と名称について」[2]「伝音再建後の術後聴力成績判定基準」[3] として改訂された．

　代表的な 4 つの鼓室形成術を❶に，主に使用すると思われるⅢ型・Ⅳ型の耳小骨再建法（伝音再建法）を❷に示す．

鼓室形成術の要点

- 鼓室形成術は大きく乳突非削開型と乳突削開型に分類され，乳突削開型は外耳道後壁の処理に応じて①外耳道後壁保存型，②外耳道後壁削除・乳突非削開型，③外耳道後壁削除・乳突削開型の3つに分類される．
- 耳小骨再建法はⅠ型からⅣ型に大別され，意図的に再建を行わない場合は wo（without ossiculoplasty）と表記する．
- Ⅲ型，Ⅳ型については，残存耳小骨と鼓膜のあいだにコルメラを立てる c（columella），残存耳小骨のあいだに再建材料を挿入する i（interposition），キヌタ骨を元の位置に戻す r（reposition）に分類される．Wullstein の原法が用いられた場合には o（original）と表記する．Ⅲi とⅣi では再建材料をツチ骨に連結する -M とキヌタ骨に連結する -Ⅰと細分して表記する．
- 術後聴力成績判定基準（❸）は 1 年以上経過観察したもので判定することが望ましく，①気骨導差 15 dB 以内，②聴力改善 15 dB 以上，③聴力レベル 30 dB 以内のいずれか 1 つ以上を満たすものを成功例とする．平均聴力レベルの算出法には 0.5，1，2 kHz の 3 分法を採用するが，4周波数平均を採用する場合にはこれに 3kHz もしくは 2 kHz と 4 kHz の平均値を加える．
- アブミ骨手術に関しても表記方法が記されている．

　日本では早くから各施設間での選択術式や成績判定の比較検討を行えるよう提案されてきたものの，いまだに国際的に統一された術式名称や耳小骨再建法は存在しないため，国内と海外での表記の違い，聴力成績判定において比較する際には注意を要する．

　典型的な症例での施行術式について以下に述べる．

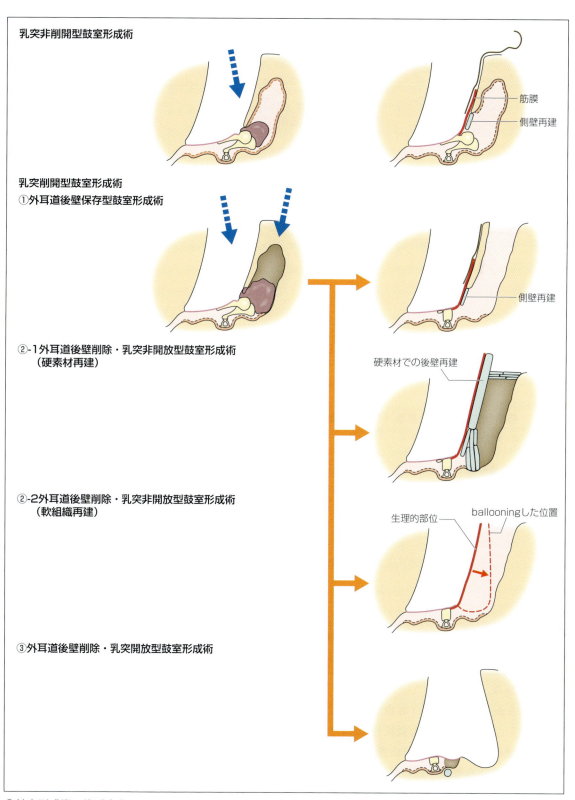

乳突非削開型鼓室形成術

筋膜
側壁再建

乳突削開型鼓室形成術
①外耳道後壁保存型鼓室形成術

側壁再建

②-1外耳道後壁削除・乳突非開放型鼓室形成術
（硬素材再建）

硬素材での後壁再建

②-2外耳道後壁削除・乳突非開放型鼓室形成術
（軟組織再建）

生理的部位　　ballooningした位置

③外耳道後壁削除・乳突開放型鼓室形成術

❶鼓室形成術の術式名称とシェーマ

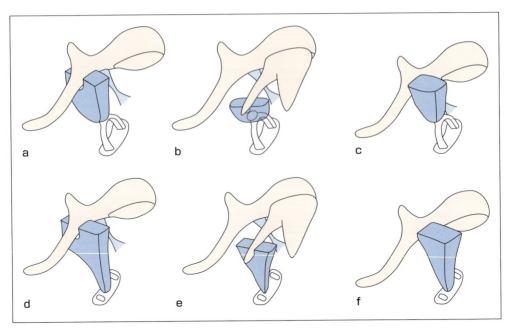

❷伝音再建法のシェーマ
a：Ⅲi-M，b：Ⅲi-Ⅰ，c：Ⅲc，d：Ⅳi-M，e：Ⅳi-Ⅰ，f：Ⅳc.

❸聴力成績の判定と基準（1年以上経過観察したものが望ましい）

a　日本耳科学会判定基準
（3分法，術前骨導使用）

気骨導差 15 dB 以内	○○（○%）
聴力改善 15 dB 以上	○○（○%）
聴力レベル 30 dB 以内	○○（○%）
上記いずれかに該当（成功例）	○○（○%）

b　術後気骨導差（術後骨導を使用，4周波数平均
を採用する場合は使用した周波数を明記）

気骨導差	術後
〜10 dB	○○（○%）
11〜20 dB	○○（○%）
21〜30 dB	○○（○%）
31 dB〜	○○（○%）

（日本耳科学会用語委員会．伝音再建後の術後聴力成績判定基準（2010）[3] より）

弛緩部型真珠腫に対して鼓室形成術を施行した一例

症例1：28歳，女性.

現症：約3か月前より耳痛・耳出血を認めたため近医受診した．鼓膜所見で右鼓膜弛緩部に付着する痂皮を認めた（❹a）．聴力検査上では27.5 dBの気骨導差を伴う難聴を認めた（4分法：3 kHz使用）（❹b）．術前側頭骨CTで鼓膜弛緩部に一致する軟部濃度陰影と耳小骨と scutum（上鼓室外側壁）の骨破壊像を認めた（❹c）．

治療：耳後部切開での外耳道後壁保存型鼓室形成術Ⅲc（軟骨）側壁再建を施行した．術後診断は弛緩部型真珠腫 Stage 1b A MC2a S0 となった．

経過：術後1年目の聴力検査では15.0 dBまで改善（気骨導差5.0 dB）し，聴力改善成功例となった．術後4年の経過でとくに再発を認めない．

耳小骨奇形疑いに対して鼓室形成術を施行した一例

症例2：10歳，女子.

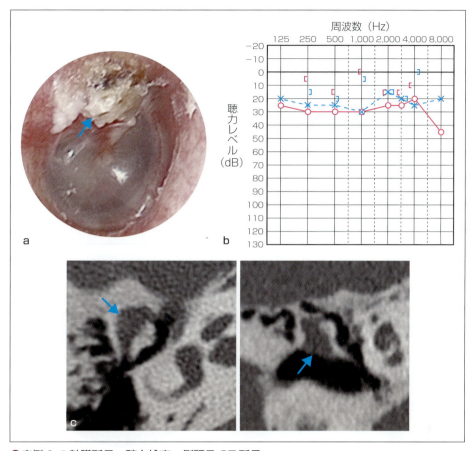

❹症例 1 の鼓膜所見，聴力検査，側頭骨 CT 所見
a：初診時鼓膜所見．弛緩部に debris を認める（矢印）．
b：初診時純音聴力検査．
c：側頭骨 CT 所見（左：水平断，右：冠状断）．矢印では，上鼓室に軟部濃度陰影と耳小骨の骨破
　壊像，scutum の鈍化像を認める．

現症：就学前健診から右の難聴を指摘されていた
が，治療法がないと言われていた．今回聴力改善
手術の適応がないかどうかのセカンドオピニオン
目的で受診した．鼓膜所見は正常で（❺a），聴
力検査では右 100 dB と重度難聴であったが，骨
導閾値は正常範囲内であった（❺b）．CT 検査
を施行した際には，軽度の滲出液とアブミ骨の偏
位を認めた（❺c）．数回検査を行ったが，骨導
閾値は同様の結果であった．
治療：耳小骨奇形を疑い，内視鏡下で鼓室形成術
を施行した．鼓室内を観察したところ，キヌタア
ブミ関節は正常に保たれていたが，アブミ骨両脚
が骨折して偏位していた（❺d）．アブミ骨を摘

出後に耳介軟骨で耳小骨再建を施行した．施行術
式は乳突非削開型鼓室形成術Ⅳi‐Ⅰ（軟骨）とな
った．
　改めて問診をしたところ，3 歳ごろに耳かき外
傷の既往があることが判明したため，耳かき外傷
に伴うアブミ骨両脚の単独骨折症例と診断した．
経過：術後 1 年で 18.8 dB までの聴力改善を認め，
聴力改善成功例となった．

解説　症例 1 は中耳真珠腫症例で，症例 2 は耳
小骨離断症例であった．
　近年，CT や MRI など画像機器の進歩に伴い，
以前と比較するとより正確な術前診断と病変の評

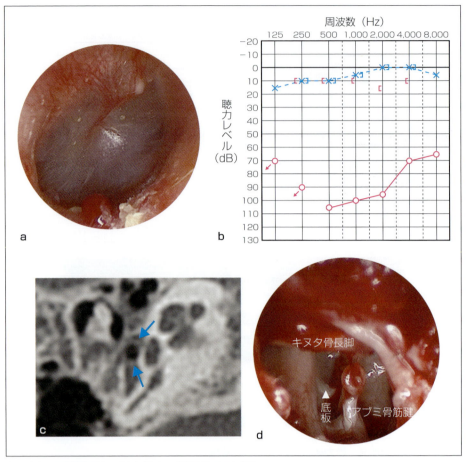

❺症例2の鼓膜所見, 聴力検査, 側頭骨CT所見

a：初診時鼓膜所見. 鼓膜所見は正常.
b：初診時純音聴力検査.
c：側頭骨CT所見. 滲出液に加えてアブミ骨脚の偏位を認めた（矢印）.
d：アブミ骨両脚が骨折し, 後方へ偏位していた（キヌタアブミ関節離断後）.

価が行えるようになってきた.

中耳真珠腫では, 中耳真珠腫進展度分類2015改訂案[4]から術前にどのような術式を施行するべきか, 耳小骨奇形や耳小骨離断症例ではどのような耳小骨再建法を行うべきかなどについて, 術前にシミュレーションやカンファレンスを行うことが大切であるといえる. 加えて, 症例が蓄積してきた段階で, 術後聴力成績を検討することで, 他施設との比較を行い, より良い治療方法を模索することが2010年に改訂された3案の活用法であるともいえる.

現状の問題点, 将来への課題

これまでに鼓室形成術の術式名称に関してはある程度のコンセンサスが得られているものの, 外耳道後壁の再建方法においては乳突腔充填やsoft wall technique, 多彩な再建資材が存在することなどを考えた場合, 今後さらなる分類案が必要となる可能性があると思われる.

また, 耳小骨再建法でも同様にさまざまな再建資材が存在していること, cartilage tympanoplastyなどの比較的新しい手技についての分類案については今後の検討課題であると考えられる.

その他，経外耳道的内視鏡下耳科手術（transcanal endoscopic ear surgery：TEES）や内視鏡併用での手術などにおける使用器材に関して，今後どのように表記するべきか，さらには国際標準化に向けて欧米諸国との調整を行うことが今後の課題であると思われる．

（小森　学，小島博己）

引用文献 ....

1) 日本耳科学会用語委員会．上鼓室・乳突腔病巣処理を伴う鼓室形成術の術式名称について（2010）．
http://www.otology.gr.jp/guideline/img/attic2010.pdf
2) 日本耳科学会用語委員会．伝音再建法の分類と名称について（2010）．
http://www.otology.gr.jp/guideline/img/ossicular_chain2010.pdf
3) 日本耳科学会用語委員会．伝音再建後の術後聴力成績判定基準（2010）．
http://www.otology.gr.jp/guideline/img/mastoid2010.pdf
4) 日本耳科学会用語委員会．中耳真珠腫進展度分類2015改訂案．Oto Jpn 2015；25：845-50.
http://www.otology.gr.jp/guideline/img/chole2015.pdf

シリーズ関連項目 ....

• 『耳鼻咽喉科の外来処置・外来小手術』「鼓膜穿孔閉鎖術」p.86（浦野正美）
• 『耳鼻咽喉科の外来処置・外来小手術』「鼓膜形成術（接着法）」p.93（田邉牧人）

好酸球性中耳炎

概要

　好酸球性中耳炎は主に気管支喘息に合併する難治性中耳炎である．非常に粘稠な黄色の中耳貯留液を有し，鼓膜に穿孔がない場合は滲出性中耳炎，鼓膜に永久穿孔が生じれば慢性穿孔性中耳炎の病態を呈する．アトピー素因の有無にかかわらず，この中耳貯留液や中耳粘膜には多数の好酸球の浸潤をみることから，Tomioka ら[1]はこの中耳炎を好酸球性中耳炎と名づけ報告した．症例が集積され，その臨床的特徴が明らかになり，一般臨床でも遭遇する機会が増えてきた．2011 年，好酸球性中耳炎の診断基準[2]が発表され，国内外の臨床の場で用いられている．

診断基準と治療のポイント

- 診断基準は大項目と小項目から成る（❶）．
- 大項目は「好酸球優位な中耳貯留液が存在する滲出液中耳炎 / 慢性中耳炎」である．診断のための細胞診あるいは組織診で貯留液から好酸球を証明する必要がある．
- 小項目は膠状貯留液，治療抵抗性，気管支喘息の合併，鼻茸の合併の 4 項目であるため，臨床像を正確に把握する必要がある．
- 確実例は大項目を満たし，かつ小項目 4 項目のうち 2 項目以上を満たすものとする．
- きわめて似た臨床像を呈する好酸球性多発血管炎性肉芽腫症（eosinophilic granulomatosis with polyangitis：EGPA）や好酸球増多症候群（hypereosinophilic syndrome：HES）は除外する．
- EGPA を合併した中耳炎は，ANCA 関連血管炎性中耳炎（otitis media with ANCA-associated vasculitis：OMAAV）と診断される．OMAAV の診断基準を参照されたい（p.31 参照）．
- 治療は長期管理療法，急性増悪時，コントロール不良例に分けられる．
- 長期管理療法では副腎皮質ステロイド（主にトリアムシノロン）の鼓室内注入を基礎治療とする．

❶好酸球性中耳炎の診断基準

大項目	好酸球優位な中耳貯留液が存在する滲出液中耳炎 / 慢性中耳炎
小項目	1）膠状の中耳貯留液 2）中耳炎に対する従来の治療に抵抗 3）気管支喘息の合併 4）鼻茸の合併

確実例：大項目＋小項目 2 つ以上
除外例：好酸球性多発血管炎性肉芽腫症（EGPA）
　　　　好酸球増多症候群（HES）

(Iino Y, et al. Auris Nasus Larynx 2011[2] をもとに作成)

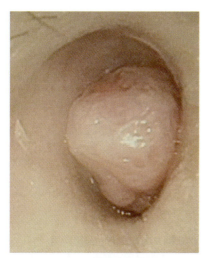

❷症例1の初診時右鼓膜所見
外耳道に充満する肉芽が認められる.

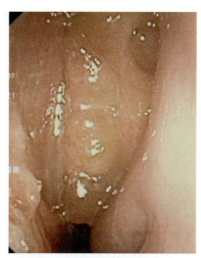

❸症例1の初診時左鼻内所見
中鼻道に多発性鼻茸が認められる.

上記の好酸球性中耳炎の診断基準は，これまで妥当な診断基準として評価されてきた．ほとんどの症例はこの診断基準で診断可能であり，すみやかに治療を開始することができる．典型例を提示するとともに，注意すべき症例もあるため以下に解説する.

典型例：診断基準をすべて満たした例

症例1：49歳，男性.

既往・現症：23歳時に気管支喘息（NSAIDs不耐症）と診断され，近年は吸入ステロイドでコントロールされている．30歳時に慢性副鼻腔炎の診断で両側内視鏡下鼻内副鼻腔手術（ESS）を受ける．39歳時から中耳炎を反復，治療を受けていたが，右耳の聴力低下と持続する耳漏のため当科紹介となる.

右耳は外耳道まで突出した肉芽が認められ，粘性耳漏を伴っていた（❷）．左鼓膜は正常．両側鼻内は鼻茸組織が充満し，粘膿性鼻汁が認められた（❸）.

血液検査では白血球数 5,750/μL（好酸球2.9%）．CRP（−），IgE 164 IU/mL，RAST すべて陰性，MPO-ANCA，PR3-ANCA 陰性．外耳道に突出した肉芽と貯留液の病理組織検査では好

❹好酸球性中耳炎に対する治療

長期管理療法	1）副腎皮質ステロイドの鼓室内投与 （基本：トリアムシノロン，軽症例： デキサメタゾン，ベタメタゾン） 2）副腎皮質ステロイド鼻噴霧薬 3）ロイコトリエン受容体拮抗薬 4）抗菌薬（細菌感染合併時）
急性増悪時	1）副腎皮質ステロイド全身投与 2）抗菌薬（感染合併時）
コントロール不良例	1）経口副腎皮質ステロイド（適宜） 2）オマリズマブ（抗 IgE 抗体療法） 3）メポリズマブ（抗 IL-5 抗体療法）

酸球の浸潤が認められた．耳漏の細菌検査では *Staphylococcus aureus* が検出された．側頭骨 CTでは両側とも乳突蜂巣の発育は良好．右耳はまったく含気を認めず，左耳は含気あり．純音聴力検査では，右耳は中等度伝音難聴，左耳は正常であった.

診断：診断基準の大項目と小項目4項目のすべてを満たしたため，好酸球性中耳炎確実例と診断した.

治療：高度の肉芽増生を伴う重症例であり，難聴の訴えも強いことから，筆者らが提唱する急性増悪時の治療（❹）に準じて治療を開始した．耳後部と耳内に局所麻酔薬を注射後，外耳道から中耳

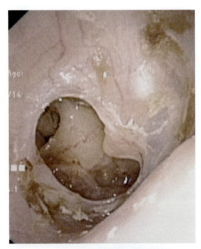

❺症例1の治療6週間後右鼓膜所見
肉芽が消退し，鼓膜穿孔が明らかとなった．

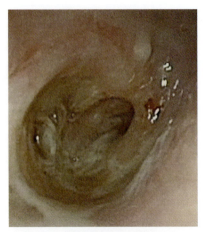

❻症例2の初診時右鼓膜所見
中鼓室粘膜はやや腫脹し，粘膿性耳漏が認められる．

内の肉芽組織をできるだけ鉗除した．さらに抗菌薬（ニューキノロン系）の投与とプレドニゾロン（PSL）30 mg からの漸減療法を6週間行った．また2週に1度トリアムシノロンの鼓室内投与を行ったところ，治療開始6週後には鼓室内の粘膜病変は著明に改善し，耳漏もほぼ停止した（❺）．現在も定期的に通院，トリアムシノロンの鼓室内投与を中心とした治療を継続している．

解説 本症例は大項目と小項目すべてを満たした．また非ステロイド系抗炎症薬（NSAIDs）のみならず，ほかの薬剤アレルギーも有するNSAIDs不耐症合併例であった．気管支喘息症例における好酸球性中耳炎の合併率に関して詳細な検討はなされていない．しかしNSAIDs不耐症患者においては，好酸球性副鼻腔炎のみならず好酸球性中耳炎の合併率が高いといわれている．

本症例は高度の肉芽性病変を呈した．このような肉芽が生じる機序は不明であるが，細菌感染の関与が大きいと思われる．また高度の中耳粘膜病変を有する場合は，❹に示した急性増悪時の治療が適応となるが，薬剤の鼓室内投与のスペースをつくるためにも肉芽の鉗除が必要となる．肉芽の鉗除と同時に抗菌薬，副腎皮質ステロイドの投与を行い，粘膜病変が改善して中鼓室にスペースが

できたら，トリアムシノロンの鼓室内投与も同時に加える．

軽症例：気管支喘息の合併がない好酸球性中耳炎

症例2：20歳，男性．

既往・現症：5歳時に扁桃腺摘出術・アデノイド切除術を受けた．また小児喘息と診断されたが，現在は症状もなく治療も受けていない．通年性アレルギー性鼻炎あり，症状増悪時に治療している．5歳時にインフルエンザに罹患後右急性中耳炎と診断され，その後頻回に耳漏が出るようになった．近医に通院していたが，聴力低下が進行したため当科紹介となった．

右鼓膜に中穿孔あり，粘膿性耳漏が認められる．中鼓室粘膜は浮腫状に肥厚していた（❻）．左鼓膜は正常．鼻粘膜はやや浮腫状で粘性鼻汁を認めるが鼻茸はない．

血液検査では，白血球数 7,400/μL（好酸球7.0％）．RAST ハウスダスト，ダニ陽性．貯留液の病理組織検査では好中球と好酸球（約10％）の浸潤が認められた．耳漏の細菌検査では *Staphylococcus caprae* が検出された．側頭骨CTでは両側とも乳突蜂巣の発育は良好だが右耳はま

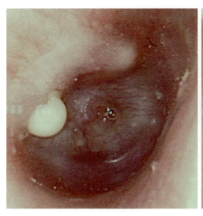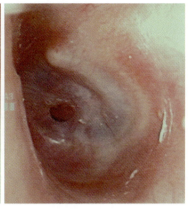

❼症例3の初診時両側鼓膜所見
両側鼓膜には小穿孔があり，中鼓室粘膜はやや肥厚，膿性耳漏が認められる．

ったく含気を認めず，左耳は含気あり．また両側上顎洞，篩骨洞にごく軽度の粘膜肥厚を認めた．純音聴力検査では右耳は軽度伝音難聴，左耳は正常であった．

診断：細菌感染を伴っていたため，好中球優位ではあったが好酸球が認められたので大項目を満たすと判断した．また小項目2項目（治療の抵抗性，粘性耳漏）を満たしたため好酸球性中耳炎と診断した．

治療：PSL 10 mg とニューキノロン系抗菌薬の投与を10日間行ったところ，耳漏は停止し，その後3か月間耳漏の再発はない．

解説 本症例は小児喘息の既往があるものの，その後治療を行わなくともまったく症状がないため，気管支喘息の合併は現在のところないと判断した．好酸球性中耳炎は通常成人発症型の気管支喘息を伴う．吸入ステロイドのみでコントロールが良好なものから，PSL などの副腎皮質ステロイドを持続的あるいは増悪時に内服せざるをえないものなど，気管支喘息の重症度はさまざまである．総じて中等症から重症の気管支喘息患者が多い．EOM study group の統計では，90％の症例に気管支喘息の合併が認められた[2]．

気管支喘息を伴わない好酸球性中耳炎症例では保存的治療によく反応し，気管支喘息合併例に比べそれほど難治ではない．本症例も10日間のPSL と抗菌薬の投与で長期間の耳漏の停止をみ

ていることから，かなり軽症の好酸球性中耳炎と考える．

また本症例は20歳と若年である．筆者らの138例の臨床統計[2]では，初診時年齢分布は19〜77歳，平均50.5歳であり，中高年以上が多くを占める．今後，本症例がどのような経過をたどるか，成人型の気管支喘息を発症するのか注意深い経過観察が必要である．

好酸球性中耳炎治療中に EGPA を発症した例

症例3：34歳，女性．

既往・現症：28歳時橋本病，29歳時気管支喘息と診断され，これまで治療．33歳時膜性腎症と診断され経過観察中．

31歳時に慢性副鼻腔炎で左 ESS を受けた．術後軽度の難聴を自覚．その後左耳痛，両耳の耳閉感，耳漏出現．好酸球性中耳炎と診断され，治療を受けていた．3か月後，右顔面神経麻痺が生じたため，右鼓室内生検，再度両側 ESS 施行．中耳粘膜の病理組織診断は好酸球浸潤を伴う非特異的炎症性変化であった．2年間種々の治療を行っていたが，両側耳漏が停止しないため当科紹介となった．

初診時，両側鼓膜に小穿孔あり，膿性耳漏と中鼓室に肉芽が認められた（❼）．鼻内所見では，ESS 後であり中鼻道は開大しており，洞粘

膜は浮腫状であった．血液検査所見では白血球数 7,230/μL（好酸球 15%），CRP 0.13，IgE 2,640 IU/mL，RAST ダニ，ハウスダスト，イヌ，ヨモギ，カンジダ，ペニシリウム陽性．PR3-ANCA 陰性，MPO-ANCA 5.8 U/mL．耳漏の細菌検査ではメチシリン耐性黄色ブドウ球菌（MRSA）とカンジダが検出された．耳漏の細胞診検査では好酸球と好中球が検出された．純音聴力検査では右耳は中等度混合難聴，左耳は軽度伝音難聴を示した．

診断：好酸球性中耳炎の診断基準の大項目と小項目 3 項目（治療の抵抗性，喘息の合併，鼻茸の合併）を満たすため，確実例といえる．しかし MPO-ANCA が陽性であり，OMAAV および EGPA の診断基準も満たしたため除外診断に該当すると考えられた．

治療：気管支喘息を治療していた病院にて，EGPA として免疫抑制薬であるシクロホスファミドと PSL の投与を開始した．EGPA の治療ガイドラインに従って，現在も PSL を減量しながら治療中である．

解説　EGPA は重症気管支喘息の約 3% に合併するとされる[3]．重症喘息に加え，好酸球性副鼻腔炎が先行し，著明な末梢血好酸球増多と全身諸臓器の好酸球炎症と血管炎症状（臓器虚血）で発症する．本症例は厚生省難治性血管炎分科会の診断基準，および American College of Rheumatology（ACR）の両方の診断基準を満たした．MPO-ANCA の陽性率は 30 ～ 40% といわれており，陽性例と陰性例の臨床像には差があるとされる．すなわち陽性例では腎障害，紫斑，末梢神経障害が多く，陰性例では心障害，肺病変が多いと報告されている[4]．EGPA での PR3-ANCA 陽性例は日本ではほとんど検出されていない．

本症例以外にも筆者は好酸球性中耳炎，好酸球性副鼻腔炎として治療中に，単神経炎などを生じ，EGPA と診断した症例を数例経験している．これらの症例はすべて好酸球性中耳炎の診断基準を満たした症例で，下腿のしびれや浮腫が発症の契機であったものが多い．よって好酸球性副鼻腔炎・中耳炎の患者に対しては EGPA の発症を常に念頭におき，血液検査の実施あるいは血管炎による症状を把握する必要がある．

問題点・留意点

■ 感染を伴っている場合

大項目の好酸球の証明に関しては，中耳貯留液のスメアによる細胞診よりは，貯留液をそのままホルマリンで固定し病理診断を行ったほうが診断的な価値がある．すなわち好酸球の出現程度や脱顆粒の状況が把握でき，有益な情報が得られる．細菌感染を伴う場合は貯留液の粘性も減じ，好中球の浸潤も多く認められる．感受性のある抗菌薬を投与し，細菌感染をコントロール後，貯留液がにかわ状になってから再検する．

■ 骨導閾値の上昇

初期は伝音難聴であるが，経過中に混合難聴を呈してくる．以前から好酸球性中耳炎では骨導閾値の上昇をみる症例があり，時には聾となることが報告されている．EOM study group の統計では，骨導閾値上昇をみたものは 47% を占め，そのうち 6% が聾となっている[2]．好酸球性中耳炎症例の聴力型は高音障害型が多い．

閾値上昇の危険因子は細菌感染耳と高度の中耳粘膜病変である[5]．骨導閾値上昇をきたす原因は不明であるが，高音域から障害される点や前述した臨床的特徴から，内耳窓を介して好酸球炎症あるいは細菌感染による炎症産物が内耳に到達した結果生じるものと考えられる．

■ 重症化の危険因子

❹に示したような治療を行っていても，コントロールができず，治療に難渋する症例がある．

筆者ら[6]は，長期に治療を行った好酸球性中耳炎症例の重症度をスコア化し，種々の臨床因子との多変量解析を試みた．その結果，重症化因子として有意差が得られたのは，気管支喘息の罹病期間と BMI（body mass index）であった．また副鼻腔炎の CT スコア（Lund-Mackay score）は負の相関が得られた．さらに NSAIDs 不耐症

合併例も重症度と相関する傾向が認められた. このような因子を有する症例は十分注意して治療する必要がある.

■ EGPA の発症

症例3の解説に述べたように，EGPA の発症を念頭におき，適時，好酸球数や ANCA の測定，症状の把握を行うべきである.

（飯野ゆき子）

引用文献 ⋯⋯⋯⋯⋯⋯⋯⋯⋯⋯⋯⋯⋯⋯⋯⋯

1）Tomioka S, et al. Intractable otitis media in patients with bronchial asthma（eosinophilic otitis media）. In：Sanna M, editor. Cholesteatoma and Mastoid Surgery. Rome：CIC Edizioni Internazionali；1997. p. 851-3.

2）Iino Y, et al. Diagnostic criteria of eosinophilic otitis media：A newly recognized middle ear disease. Auris Nasus Larynx 2011；38：456-61.

3）谷口正実ほか．好酸球性多発血管炎性肉芽腫症．アレルギーの臨床 2016；36：1335-9.

4）中山久徳，猪熊茂子．アレルギー性肉芽腫性血管炎. 治療学 1999；33：181-5.

5）Iino Y, et al. Bone conduction hearing level in patients with eosinophilic otitis media associated with bronchial asthma. Otol Neurotol 2008；29：949-52.

6）Kanazawa H, et al. Risk factors associated with severity of eosinophilic otitis media. Auris Nasus Larynx 2014；41：513-7.

シリーズ関連項目 ⋯⋯⋯⋯⋯⋯⋯⋯⋯⋯⋯⋯⋯

• 『耳鼻咽喉科イノベーション』「好酸球性中耳炎の診療 update」p.10（高畑淳子，松原　篤）

ANCA 関連血管炎性中耳炎

概要

　ANCA 関連血管炎（ANCA associated vasculitis：AAV）のガイドラインは現在 2014 年版が使用されており[1]，2017 年 2 月に改訂版が出版された．AAV は，中耳炎が初発となることもあるが[2]，中耳に限局した AAV は，厚生労働省難治性血管炎に関する調査研究班による多発血管炎性肉芽腫症（granulomatosis with polyangiitis：GPA），好酸球性多発血管炎性肉芽腫症（eosinophilic granulomatosis with polyangiitis：EGPA），顕微鏡的多発血管炎（microscopic polyangiitis：MPA）の診断基準に合致しないことが多く，診断が難しい．また，AAV に伴う中耳炎は共通した臨床像を呈することから，"ANCA 関連血管炎性中耳炎（otitis media with ANCA-associated vasculitis：OMAAV）" とよばれるようになった．

　OMAAV のガイドラインはまだ策定されていないが，日本耳科学会では ANCA 関連血管炎性中耳炎全国調査ワーキンググループ（OMAAV-WG）による全国調査の結果をもとに，OMAAV 診断基準を提唱し（❶），2016 年には診療の手引きを発刊している[3]．

OMAAV 診療の手引きのポイント

　全国調査により集積された 297 症例による OMAAV の特徴は次のとおりである．
①抗菌薬または鼓膜換気チューブが奏効しない難治性中耳炎で，進行性の感音難聴が続発する．
② MPO-ANCA 陽性が 60%，PR3-ANCA 陽性が 20%，両 ANCA 陰性例も 20%に認める．
③顔面神経麻痺を 40%，肥厚性硬膜炎を 30%に合併する．
④肺病変を 40%，腎病変を 30%に合併する．
⑤くも膜下出血による死亡例もみられる．

　診断は，診断基準（❶）によるが，中耳に限局するような早期の OMAAV では血管炎などの特徴的な病理所見が得られず，ANCA 陰性例もあるため診断が困難なこともありうる．また，診断がつかず治療できないでいると，中耳以外の新たな病変の出現をみたり，不可逆的な感音難聴に進展したり，肥厚性硬膜炎からのくも膜下出血をきたしたりする．そのため，鑑別を要する好酸球性中耳炎，コレステリン肉芽腫，結核性中耳炎，中耳腫瘍，頭蓋底骨髄炎，AAV 以外の自己免疫性疾患を除外し，ステロイドによる診断的治療を試みることが推奨されている．

　治療については，AAV のガイドライン[1] に従うが，顔面神経麻痺や感音難聴などの内耳障害をきたした場合は，Bell 麻痺や突発性難聴の治療に準じてステロイド大量投与を行うこともあり，この限りではない．また，聾耳は治療しても回復しないことが報告されており[4]，聾に進行するまでに治療を開始することが必要である．

　聴力の予後としては，顔面神経麻痺，肥厚性硬膜炎合併症例やステロイド単独治療例では不良である[5]．よって，OMAAV 診療の手引きでは，ステロイドに免疫抑制薬を併用することが推奨されている[3]．また，OMAAV の生命予後不良因子として，顔面神経麻痺，肥厚性硬膜炎，MPO-ANCA および PR3-ANCA 両陰性，疾患再燃があげられている[5]．

❶ ANCA 関連血管炎性中耳炎診断基準（2015 年）

以下の A），B），C）の全てが該当する場合 OMAAV と診断する
A）臨床経過（以下の 2 項目のうち，1 項目以上が該当）
　1．抗菌薬または鼓膜換気チューブが奏効しない中耳炎
　2．進行する骨導閾値の上昇
B）所見（以下 4 項目のうち，1 項目以上が該当）
　1．既に ANCA 関連血管炎と診断されている．
　2．血清 PR3-ANCA または血清 MPO-ANCA が陽性．
　3．生検組織で血管炎として矛盾のない所見（①②のいずれか）がみられる．
　　①巨細胞を伴う壊死性肉芽腫性炎
　　②小・細動脈の壊死性血管炎
　4．参考となる所見，合併症または続発症（①〜⑤のうち 1 項目以上が該当）
　　①耳以外の上気道病変，強膜炎，肺病変，腎病変
　　②顔面神経麻痺
　　③肥厚性硬膜炎
　　④多発性単神経炎
　　⑤副腎皮質ステロイド（プレドニゾロン換算で 0.5 〜 1mg/kg）の投与で症状・所見が改善し，中止すると再燃する．
C）鑑別疾患（下記の疾患が否定される）
　　①結核性中耳炎
　　②コレステリン肉芽腫
　　③好酸球性中耳炎
　　④腫瘍性疾患（癌，炎症性線維芽細胞腫など）
　　⑤真珠腫性中耳炎
　　⑥悪性外耳道炎，頭蓋底骨髄炎
　　⑦ANCA 関連血管炎以外の自己免疫疾患による中耳炎及び内耳炎

（日本耳科学会 ANCA 関連血管炎性中耳炎全国調査ワーキンググループ．ANCA 関連血管炎性中耳炎（OMAAV）診療の手引き．金原出版；2016[3] より）

滲出性中耳炎により初発し，MPO-ANCA 陽性で主症状は難聴のみの例

症例 1：80 歳，女性．

主訴：難聴．

現病歴：これまで聴力は両耳とも不自由はなかったが，急に左難聴を自覚した．7 月に近医耳鼻咽喉科を初診し，滲出性中耳炎の診断にて，左耳に鼓膜チューブを留置していた．その後，両聴力の悪化を認め，精査加療目的に 12 月当科を紹介され受診した．

既往歴：高血圧．

初診時現症・検査所見：右耳に補聴器を装用していたが，会話はほぼ成り立たなかった．右鼓膜は軽度混濁しており，左鼓膜には鼓膜チューブを認めた．鼻内にはごく軽度の痂皮付着を認めたが，ほかの耳鼻咽喉科領域に異常所見を認めなかった．純音聴力検査では左は高度感音難聴，右はスケールアウトであった（**❷ a**）．脳 MRI で小脳橋角部に腫瘍性病変を認めず，両側乳突蜂巣に液体貯留を認めた．血液検査では白血球 6,530/μL，赤沈 33 mm/時，CRP 1.95 mg/dL と軽度の炎症反応を認めた．PR3-ANCA は陰性で，MPO-ANCA は 123 IU/mL と陽性であった．胸腹部 CT にて異常所見は認められなかった．尿所見に異常はなく，腎機能も良好であった．

治療経過：翌年 1 月 7 日入院とし，OMAAV としてプレドニゾロン（PSL）30 mg/日，シクロホスファミド（CY）25 mg/日投与とし寛解導入した．聴力は，治療 2 週間後には左で軽度改善した（**❷ b**）．治療 3 か月後にはさらに左聴力が改善し（**❷ c**），MPO-ANCA も陰転化した．補聴器装用効果も認め，会話も成立するようになった．突発性難聴・聴力回復の判定基準で，右不変，左回復であった．以後再燃を認めていない．

解説　本症例は，感音難聴を伴う MPO-ANCA 陽性の滲出性中耳炎型 OMAAV により初発し，難聴が進行した．主症状は難聴のみで側頭骨に限局した OMAAV である．本症例は，既存の GPA，EGPA，MPA の診断基準では診断されないが，現行の OMAAV 診断基準では，耳症状のみでも MPO-ANCA 陽性で他疾患が鑑別されれば診断される．

本症例は，免疫抑制薬を加えた治療により左難聴は改善したが，初診時にすでにスケールアウトであった右耳は治療に反応しなかった．原因不明の進行する難聴では，その原因検索の一つとして，ANCA など OMAAV の精査が必要である．スケールアウトまで進行してしまうと治療に反応しないので，それまでに治療を開始する必要がある．

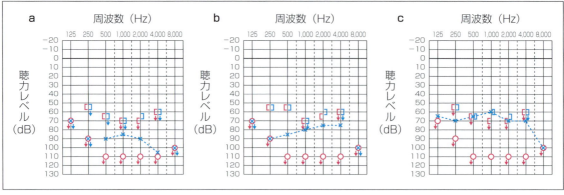

❷症例1のオージオグラム経過
a：初診時，b：治療2週間後，c：治療3か月後.

滲出性中耳炎で初発し，PR3-ANCA陽性で鼻咽喉頭病変，皮膚病変，肺病変，多発性単神経炎に進展した例

症例2：45歳，女性.

主訴：鼻閉.

現病歴：秋ごろから，右耳閉感，咳を認めたため，12月に近医耳鼻咽喉科を受診した．職業がキャビンアテンダントであり，航空性中耳炎も疑われ保存的に加療されていた．翌年1月から，鼻汁，鼻内に痂皮を認め，改善しないため3月に当科を初診した.

初診時所見：右鼓膜は，滲出性中耳炎様の所見を認め（❸a），左鼓膜は正常であった．純音聴力検査では，4分法で右51.3 dBの混合難聴，左22.5 dBの軽度感音難聴を認めた（❹a）．鼻内所見は，左右鼻内にごくわずかに痂皮を認めた（❸c）．鼻単純X線検査では，副鼻腔に陰影は認めなかった．ほかに，耳鼻咽喉科領域に異常は認めなかった.

臨床経過：初診時，右滲出性中耳炎に対し，鼓膜チューブを挿入した．鼻の痂皮は軽度のため，軟膏，鼻処置にて経過をみることとした．4月に38.5℃の発熱，呼吸苦，全身の関節痛，左鼠径部に紫斑が出現し，精査加療目的に当院膠原病内科に入院となった．入院時，当科を再診した.

鼓膜所見は，右鼓膜チューブは脱落しており，血管拡張を伴った滲出性中耳炎様所見が再燃していた（❸b）．左鼓膜は正常であった．右鼓膜に再度鼓膜チューブを留置した．鼻内所見では，鼻内の痂皮はやや厚くなり範囲が拡大していた（❸d）．PR3-ANCAを測定したところ，269 IU/mLと高値を示し，肺CTにて，両肺野に結節性病変を認めた（❺）．鼻中隔粘膜，肺結節性病変，左鼠径部紫斑より生検を行ったところ，鼻中隔粘膜，肺結節性病変は非特異的炎症性肉芽であったが，左鼠径部紫斑にフィブリノイド壊死を伴う血管炎と肉芽腫病変を認め，GPAの診断となった.

膠原病内科にてPSL 20 mg/日で治療開始となった．治療開始後，耳所見は即座に改善し，5月初旬には，聴力も左右差がなくなっていた（❹b）．しかし，鼻腔の痂皮は徐々に増加し膠状となった（❸e）．また，咽頭痛もきたし，咽頭後壁に広範囲の肉芽を形成する潰瘍を認めた．5月中旬には，鼻中隔穿孔となり（❸f），外見上は鞍鼻となった．また，両手指のしびれも認め，多発性単神経炎も併発した.

PSL 20 mg/日では治療効果不十分と考え，メチルプレドニゾロン（mPSL）1,000 mg/日，3日間のパルス療法を施行後，PSL 60 mg/日から漸減し，CY大量静注療法（IVCY）750 mg/日を月1回も併用とした．ステロイド増量後は，鼻内の痂皮も減少し，9月には鼻中隔穿孔部以外の鼻内の痂皮，肺結節は消失し，咽頭後壁も正常化した.

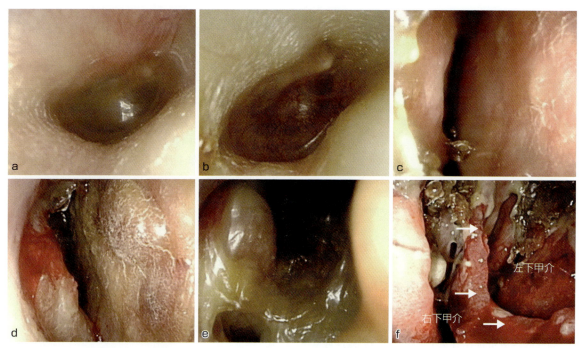

❸症例2の中耳・鼻腔所見の経過

a：初診時の右鼓膜所見．中耳炎様所見を認めた．

b：PR3-ANCA 陽性判明時の右鼓膜所見．血管拡張を伴う滲出性中耳炎様所見となっていた．

c，d：初診時右鼻腔所見では，薄い軽度の痂皮のみであったが（c），PR3-ANCA 陽性判明時には，右鼻内の痂皮は薄いものの範囲が拡大した（d）．

e：PSL 20 mg/日にて治療開始するも，鼻腔の痂皮は徐々に増加し，厚い膠状の痂皮が鼻腔全体に広がった（右鼻腔所見）．

f：初診から2か月後には，鼻中隔穿孔（矢印）となった．

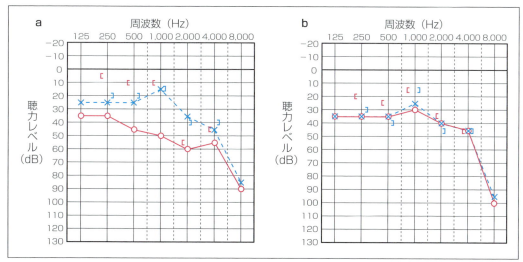

❹症例2のオージオグラム経過

a：初診時，純音聴力検査では，4分法で右51.3 dB の混合難聴，左22.5 dB の軽度感音難聴を認めた．2,000 Hz のみに軽度の感音成分の低下を認めていた．

b：治療後，聴力はすみやかに改善し，5月初旬には，聴力も左右差がなくなっていた．

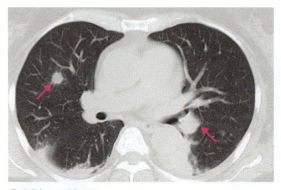

⑤症例2の肺CT
PR3-ANCA陽性判明時には，両側に肺結節性病変（矢印）を認め，胸水も貯留していた．

解説 本症例は，滲出性中耳炎で初発し，PR3-ANCA陽性で鼻咽喉頭病変，皮膚病変，肺病変，多発性単神経炎に進展した症例である．

初診時に滲出性中耳炎と診断したが，後に発熱，肺病変などの新病変が出現した．そのときの精査にてPR3-ANCA陽性が判明した．初診時の滲出性中耳炎がOMAAVの初発症状であったと思われる．初診時の純音聴力検査で2,000 Hzのみに軽度の感音成分の低下を認めており，真に滲出性中耳炎とはいえない所見であった．また，初診時に鼻内に軽度ではあったが痂皮を認めていた．初診時にANCAなどを精査していれば，早期治療開始となり，新病変の出現を抑えられた可能性がある．

このように，初診時には耳症状のみで疑わなければ診断が難しい症例が存在する．難治性中耳炎で経過が長ければ疑うこともできるが，本症例のように滲出性中耳炎型のOMAAVはその初期には疑いにくい．ただ，本症例のように経過を追うと他病変が出現したり，感音成分の低下をみたりして，精査され診断されることがある．

難治性中耳炎で初発し，全経過でPR3-ANCA，MPO-ANCAともに陰性であったが，経過中に肥厚性硬膜炎を併発し，その病理組織検査でGPAと確定診断された例[6]

症例3：64歳，女性．

主訴：両耳漏，両難聴．

現病歴：200X年1月より両難聴，耳漏を自覚し，近医耳鼻咽喉科にて両滲出性中耳炎の診断で鼓膜切開，鼓膜チューブ留置などの加療を受けたが改善しなかった．種々の抗菌薬およびPSL内服にも反応なく，感音難聴も進行し精査加療目的で当科紹介入院となった．

初診時現症・検査所見：両鼓膜は肥厚し，鼓膜チューブが留置されており，少量の耳漏を認めた．ほかの耳鼻咽喉科領域に異常所見を認めなかった．

純音聴力検査では両混合難聴を呈していた．側頭骨CTで左鼓室，乳突洞は軟部組織陰影で充満していた．血液検査では白血球10,160/μL，赤沈85 mm/時，CRP 36.0 mg/dLであった．PR3-ANCA・MPO-ANCAは陰性であった．胸部X線と胸腹部CTにて異常所見は認められなかった．尿所見に異常なく，腎機能も正常であった．鼓室内の肉芽性病変を生検したが，炎症性細胞浸潤と壊死を伴った非特異的肉芽組織であり，血管炎，巨細胞浸潤は認められなかった．

治療経過：GPAを疑い，診断的治療の目的でPSL 40 mg，CY 25 mgを投与したところ，投与約2週間で耳漏は消失し，側頭骨の軟部組織陰影もすみやかに改善した．

200X年6月，PSL 20 mg，CY 25 mgの時点で退院し，外来で経過観察とした．経過良好のためCYは200X＋1年2月で中止した．

同年4月に左顔面神経麻痺を発症したがPSLを30 mgに増量したところすみやかに改善した．

同年9月に再び左顔面神経麻痺を発症したが，PSLの増量で改善した．この時点で頭部MRIを施行したが，明らかな異常所見は認められず，耳所見の悪化も認められなかった．

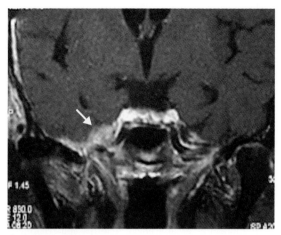

❻症例3の脳MRI
T1強調造影MRI冠状断にて，小脳テントを中心に右側頭部にかけて硬膜の肥厚（矢印）を認めている．

同年11月には左顔面神経麻痺と回転性めまいが出現したが，この際もPSLの増量（60 mgより漸減）で改善した．

200X＋2年1月になり構音障害，嚥下障害，味覚障害，意識消失発作が出現した．舌の右方偏位，右カーテン徴候，左顔面神経麻痺が認められた．頭部MRIを施行したところ，右Meckel腔から右頸静脈孔を中心として右茎乳突孔を含む硬膜肥厚が認められた（❻）．よって本症状は，肥厚した硬膜の圧迫による顔面神経，舌咽神経，迷走神経，舌下神経麻痺の症状と判断した．腫瘍性病変の否定と確定診断のため脳外科にて硬膜の生検を施行したところ，巨細胞の浸潤を伴ったGPAに特徴的な組織像が得られ，GPAの確実例の診断に至った．

解説 本症例は全経過でANCAは陰性であったが，肥厚性硬膜炎の組織像からGPAに特徴的な所見が得られ，GPAの確実例の診断に至った．よって，初診時の難治性中耳炎は，OMAAVであったことが裏づけられた症例であった．

また，本症例は，初診時の保存血清を用いて異なるANCA測定キットにて検討したところ，MPO-ANCA陽性と判明した症例である．

ANCA陰性例では，異なる検出方法を用いることにより陽性となることがあり，初診時に血清を保存することが，のちの診断につながる可能性がある．

OMAAVの診断における留意点

OMAAVでは，ANCA抗体陰性症例が約20％にみられ，初診時にANCA陰性であっても本疾患を否定することができない[5]．OMAAV診療の手引きでは，ANCA陰性で病理学的に診断できない症例であっても，診断基準（❶）のA）臨床経過が該当し，C）鑑別疾患が否定される場合には，B）所見4．参考となる所見，合併症または続発症の5項目に留意して，副腎皮質ステロイドを中心とした診断的治療を開始することが望ましいとされている[3]．また経過中には，顔面神経麻痺あるいは肥厚性硬膜炎，その他全身症状の出現がないかを十分に注意する必要がある．

OMAAVでは，通常の内耳炎や突発性難聴と異なり，比較的短期間の副腎皮質ステロイド投与では一過性に改善するが，容易に再燃する．OMAAVと診断されたならば，副腎皮質ステロイドと免疫抑制薬を併用した寛解導入療法を開始することを考慮すべきである．

また，ANCA陰性例では，治療前の血清を保存しておき，のちに異なる検査を用いて診断が確定される可能性がある．経過が長い疾患であり，今後新たな疾患マーカーが判明する場合もあるので，診断不能例では治療前の血清の保存が診断に有用と思われる．

OMAAVの死亡例には，肥厚性硬膜炎を伴っていた．したがって肥厚性硬膜炎の早期診断が不可欠であり，経過中に強い頭痛を訴える場合にはガドリニウム造影MRIによって硬膜肥厚の有無を確認することが重要である．

治療では，原則的にステロイドと免疫抑制薬の併用が推奨される．経過も長く，再燃例も多いため，これら治療薬の休薬は難しい症例が少なくない．よって，ステロイドと免疫抑制薬の長期服用

による副作用の出現には注意が必要である.

　また，従来の治療が無効な場合や，副作用が重度の場合の寛解導入療法として，リツキシマブがAAVでは検討されている．OMAAVでもより有効で，安全な治療法の確立が望まれる．また，聾まで進行した例では，人工内耳の選択もある．OMAAVにおけるその適応，時期についても今後症例を重ね，検討していく必要がある.

　現在，OMAAV-WGでは「診療の手引き」の妥当性評価のため，現行の手引きに沿った症例を集積し，前向き研究を行うことになっている.

　OMAAVを見逃さないためには，耳だけ診ていても診断はできず，耳以外の病変に留意する必要がある．また，早期例や非典型例では，病理検査，血液検査の結果がいずれも非特異的なものとなり診断に難渋することも少なくない．とくに原因不明の難治性中耳炎では，OMAAVを念頭において検査を進め，慎重に経過を観察することが，診断に不可欠であると思われる.

（岸部　幹，原渕保明）

引用文献

1) 厚生労働省難治性疾患克服研究事業. ANCA関連血管炎の診療ガイドライン（2014年改訂版）. 2014.
2) Harabuchi Y, et al. Clinical manifestations of granulomatosis with polyangiitis（Wegener's granulomatosis）in the upper respiratory tract seen by otolaryngologists in Japan. Clin Exp Nephrol 2013；17：663-6.
3) 日本耳科学会ANCA関連血管炎性中耳炎全国調査ワーキンググループ. ANCA関連血管炎性中耳炎（OMAAV）診療の手引き. 東京：金原出版；2016.
4) Yoshida N, et al. Reversible cochlear function with ANCA-associated vasculitis initially diagnosed by otologic symptoms. Otol Neurotol 2014；35：114-20.
5) Harabuchi Y, et al. Clinical features and treatment outcomes of otitis media with antineutrophil cytoplasmic antibody（ANCA）-associated vasculitis（OMAAV）：A retrospective analysis of 235 patients from a nationwide survey in Japan. Mod Rheumatol 2017；27：87-94.
6) 岸部　幹，原渕保明. ANCA関連血管炎 臓器別にみた最近の話題. Wegener肉芽腫症における上気道病変　上気道限局型症例をどう扱うか. 医学のあゆみ 2011；236：771-6.

シリーズ関連項目

• 『耳鼻咽喉科イノベーション』「ANCA関連血管炎性中耳炎（OMAAV）」p.13（吉田尚弘）

耳管開放症

概要

耳管開放症は症状が変化しやすく，受診時に症状がないことも多いため，一部の典型例を除けば診断が困難な疾患である[1]．そのため，まれな疾患とされ，いまだにすべての耳鼻咽喉科医が共通の基盤に立って病態ならびに治療効果を論じにくいという問題があった．この状況を打破するために，いくつかの診断基準案作成の試みがなされたが[2]，2012年に日本耳科学会から初めて『耳管開放症診断基準案2012』が公式に提案された．2016年に一部改訂され，『耳管開放症診断基準案2016』となった．

本診断基準案は，耳管機能検査装置を所有していない一般臨床医でも耳管開放症の診断を行うことができるように工夫されているが，耳管機能検査装置の使用により，さらに診断精度は向上する『耳管開放症診断基準案2016』および『耳管機能検査マニュアル2016』は，いずれも日本耳科学会HPからダウンロードできる）．

ガイドラインのポイント

■ ガイドライン

確実例：1＋2＋3
疑い例：1＋（2 or 3）
1．自覚症状がある
　　自声強聴，耳閉感，呼吸音聴取の1つ以上
2．耳管閉塞処置（AまたはB）で症状が明らかに改善する
　　A．臥位・前屈位などへの体位変化
　　B．耳管咽頭口閉塞処置（綿棒，ジェルなど）
3．開放耳管の他覚的所見がある（以下の1つ以上）
　　A．鼓膜の呼吸性動揺
　　B．鼻咽腔圧に同期した外耳道圧変動
　　C．音響法にて①提示音圧100 dB未満 または②開放プラトー型

■ ポイント

全般について

● 付随するアルゴリズム（❶）を参考に診断を進めるとよい．診察時に症状があるかどうかが重要だが，ガイドラインの文章にはない診察の流れを示している．

● 耳管開放症は数回の診察後に初めて診断が確定できることもある．例：初診時は疑い例（1＋2）．再診時に3が追加されて確実例（1＋2＋3）．

● 「疑い例」と診断した場合には，上半規管裂隙症候群，外リンパ瘻，脳脊髄液減少症などを除外することが望ましい．これらの疾患でも体位によって症状変化が起こりうるためである．

2項について

● 耳管開放症は，受診時に症状がないことも多いため診断が容易でない．しかし，耳症状があるときに診察できれば，開放した耳管を閉塞することで，その耳症状が消失するはずである．この所見

がなければ耳管開放症は否定される.

● 前屈位または仰臥位への体位変化（2A）も耳管閉塞処置の一つといえる．ただし，一部の開放耳管では，仰臥位でも耳管が閉鎖しない（2A 陰性）症例がある（数%）．この場合，2B を確認することができれば，2 項陽性と診断できる（❷）．

● 2A は問診で行えるため，受診時に症状がない患者でも，問診から判定可能である．耳症状が明らかに軽減すると患者が述べた場合を 2A 陽性とし，答えがあいまいな場合は不明とするが，耳症状が受診時にみられる患者では，診察椅子を実際に倒して確認するとよい.

3 項について

● 鼓膜の呼吸性動揺の確認は座位で行い，内視鏡または顕微鏡を用いる．検側の鼻孔での深呼吸を指示し，その間，口は閉じ，他側の鼻孔は指で閉鎖する.

● 鼓膜が内陥している場合や，鼻すすりにより耳管ロックがある場合には，自己通気（耳抜き）や低圧での耳管カテーテル通気を行い，鼓膜内陥を解除してから検査すると陽性所見が得られやすい.

● 3B は耳管機能検査装置の TTAG モードやインピーダンスオージオメータの SR モード（音刺激なし）を利用して検査できる（❸）．3C は音響法（❹）による.

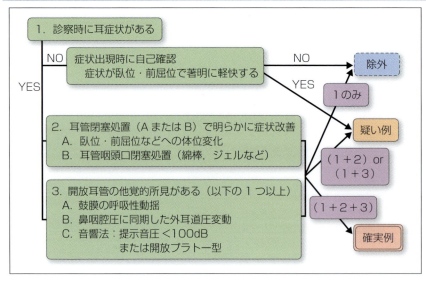

❶耳管開放症診断基準案 2016（アルゴリズム）（日本耳科学会）

確実例

症例 1：46 歳，女性.

現症：数か月前から，左耳に自分の声が響くようになったため受診した.

診察結果：受診時にも自声強聴の症状があった．臥位で症状は軽減する（2A）とのことだった．内視鏡で左鼓膜を観察しながら，口と右鼻孔を閉じて左鼻孔から強制鼻呼吸をさせると，左鼓膜後方が呼吸に一致して動揺した（3A）．耳管機能検査を行うと TTAG 法では呼吸に一致して鼻咽腔圧と外耳道圧が同期して変化する所見（3B）が認められ，音響法の提示音圧は 93 dB と低下（3C）を認めた.

診断：耳管開放症確実例（1＋2A＋3A,B,C）と診断できる.

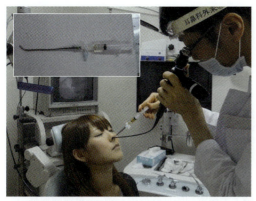

❷耳管咽頭口閉塞処置（診断基準案 2 項 B）の一施行例

対側鼻咽腔に挿入したファイバースコープで観察しながら，通気カテーテル（挿図参照）経由にジェルを耳管咽頭口に塗布している.

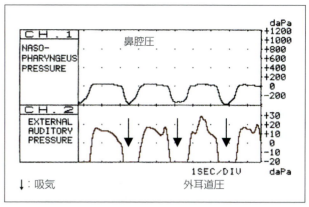

❸鼻咽腔圧に同期した外耳道圧変動（TTAG 法）＝診断基準案 3 項 B

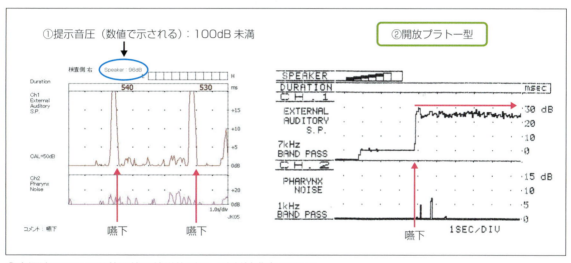

❹音響法における開放耳管の他覚的所見＝診断基準案 3 項 C

解説　問診と鼓膜観察のみで診断が確定した典型的症例である．診断に耳管機能検査装置は必須ではないが，提示音圧の低下程度や TTAG の振幅率によって開放耳管の太さを推定することができることがわかっている.

疑い例

症例 2：62 歳，男性.

現症：以前から，時々右耳の耳閉感を感じること

があった．3 か月前から耳閉感が悪化し，自声強聴や呼吸音聴取も出現し，これらはほぼ毎日数時間みられた．症状は前屈してお辞儀の姿勢をとると軽くなった.

診察結果：受診時には症状がなかった．鼓膜は正常．口を閉じ左鼻孔を閉鎖した状態で，右鼻孔からの強制鼻深呼吸を行わせたが，右鼓膜の動揺は認めなかった．耳管機能検査を行ったが，音響法の提示音圧は 110 dB，TTAG 法では鼻咽腔圧の変動に一致する外耳道圧の変動は検出されず，開

放耳管の所見は得られなかった.

診断：受診時に症状はないが，問診で前屈すると症状が軽減するとのことなので，耳管開放症疑い例（1＋2A）となる.

解説　症例2のにように受診時に症状がないことは多く，耳管開放症の診断を困難にしている. 耳管開放症疑い例として保存的治療を開始し，再来時に，症状の有無を改めて問診し，再度，鼓膜の呼吸性動揺の観察や耳管機能検査などによって，開放耳管の他覚的所見の収集に努め，陽性所見が得られれば，耳管開放症確実例とする.

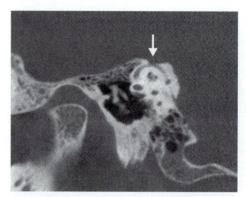

❺**上半規管裂隙症候群の一例——耳管開放症「疑い例」の鑑別疾患**
側頭骨CTにおける上半規管の骨欠損（矢印）.

上半規管裂隙症候群例

症例3：65歳，男性.

現症：数年前から右耳に自声強聴と耳閉感がある. 呼吸音聴取はない. 臥位をとると症状は軽くなる. 耳鼻咽喉科を受診したところ，耳管開放症と診断された. その後，治療を受けたが効果がみられない.

診察結果：受診時に症状があったにもかかわらず，鼓膜に呼吸性動揺はみられず，音響法の提示音圧は120 dBであり，TTAGでは深呼吸，鼻すすりともに外耳道圧の変動はみられなかった. 耳管開放症疑い例（1＋2A）に相当したが，開放耳管の他覚的所見が得られず，CTを撮影したところ上半規管に骨欠損がみられた（❺）.

診断：耳管開放症疑い例（1＋2A）→上半規管裂隙症候群[3].

解説　耳管開放症「疑い例」には，上半規管裂隙症候群，外リンパ瘻，脳脊髄液減少症などが含まれる可能性がある.

上半規管裂隙症候群[3]ではめまい・平衡障害，Tullio現象，瘻孔症状，前庭誘発筋電位（VEMP）振幅増大，低音部の骨導閾値低下，などがみられるとされるが，必ずしもこれらを呈さない症例もあり，「疑い例」には積極的に側頭骨CTを撮影してみるべきである.

体位を変えても症状が変化しない耳管開放症確実例

症例4：48歳，女性.

現症：6か月前から左耳に自声強聴，呼吸音聴取がある. 症状は常にあり，体位変化での改善を認めない.

診察結果：内視鏡下に観察すると呼吸に一致して鼓膜全体が動揺していた. 診察椅子を平らにして患者を仰臥位とし再度鼓膜を観察したが，呼吸性動揺が認められた. 座位に戻して，耳管カテーテル経由で保湿ゼリーを耳管咽頭口に充填したところ（❷），症状は消失し，鼓膜の動揺も停止した.

診断：耳管開放症確実例（1＋2B＋3A）.

解説　耳管開放症では，前屈または仰臥位をとると症状が軽快する. これは，翼突静脈叢や翼突筋周囲の静脈怒張によって耳管腔が前方より圧迫されるためである. しかし，本例のように，仰臥位でも耳管が閉鎖しない開放耳管が一部（耳管開放症の数％）にある. この場合には，体位変化ではなく，耳管咽頭口を直接閉塞して症状の改善が確認できれば耳管開放症と診断できる. 耳管咽頭口の直接閉塞には綿棒，保湿ジェルなどを用いることができる.

もし，これらの耳管閉塞処置によっても耳症状が改善しない場合（1＋3）には，症状の主たる責

任部位は耳管以外（たとえば内耳障害など）で，開放耳管は合併しているだけと解釈する．したがって，試験的耳管咽頭口閉塞処置が，鑑別診断ならびに治療法を考えるうえで重要である．

感音難聴に伴う自声強聴例

症例5：73歳，男性．

現症：最近，自分の声や周囲の音が両耳に響くようになった．体位変化による症状の軽減は認めない．

診察結果：受診時にも症状を訴えていたが，両鼓膜に呼吸性動揺は認められなかった．音響法，TTAG法ともに開放耳管の所見は得られなかった．聴力検査で両側約45 dBの高音漸傾型の感音難聴を認めた．

診断：診断基準（1のみ）→耳管開放症は否定的．

解説 受診時に症状はあったが，開放耳管の他覚的所見，体位変化での症状改善はなく，耳管開放症は否定的である．

一般に，耳管開放症では外界音よりも自声などの内部音を不快と訴えるが，内耳障害では外部音の響きを併せて訴えることが多い．

鼻すすり型耳管開放症例

症例6：18歳，女性．

現症：小学校時代から滲出性中耳炎で治療を受け，耳の違和感を治すために鼻すすり癖があったが，最近は鼻すすりをしても効果が持続せず，耳の違和感が消失しないことが多くなった．

診察結果：両鼓膜は陥凹し低音域を中心に約25 dBの軽度難聴を呈していたが，貯留液はなかった．Valsalva法を行わせると鼓膜は正常位置となったが，自分の声，外界音が響くなどの不快感を訴えた．この時点で，鼓膜を観察すると呼吸性動揺が観察された．前屈位で症状は消失した．

診断：耳管開放症確実例（1＋2A＋3A）．

解説 いわゆる鼻すすり型耳管開放症[1]である．滲出性中耳炎のなかの一定の割合に開放耳管あるいは閉鎖不全耳管がみられ，10歳を過ぎても治癒の遷延する例でみられることが多い．

このような例では，鼻すすり直後の耳管がロックした状態で検査しても，鼓膜の呼吸性動揺はみられず，耳管機能検査装置でも陽性所見が得られない．Valsalva法またはカテーテル法で耳管通気を行って，鼓膜の内陥を解除してから検査して初めて開放耳管の所見が得られる．

その他の検査法と『耳管開放症診断基準案2016』の位置づけ

耳管通気を得意とする医師は，開放耳管の検出にこれを用いることができるし，オトスコープ（ゴム管）による聴診（**6**）[4]も有用な簡易診断法となりうる．しかし，いずれも定性的診断法であるため，診断基準案に組み込むことは困難である．

これらの手技を用いた所見から耳管開放症を疑った場合には，診断基準案に則り，「鼓膜の呼吸性動揺の観察」「症状の体位での軽減」などの調査を追加し，「確実例」「疑い例」などと診断すればよい．

その他，座位CTは開放耳管の検出にきわめて有用であるが，いまだ一部施設のみへの普及にとどまるため，今回の診断基準案2016には盛り込まれていない．

診断後の治療法（筆者の場合）

確実例または疑い例と診断した症例に対して治療を開始する[5]．

①発症から長期経過，②症状が毎日持続などを重症例と位置づけるが，重症例でも，直ちに手術を行うわけではなく，保存治療から開始する．

疾患について十分な説明を行い，患者を安心させる．体重減少が是正可能であれば，その重要性を説明し，長時間の立位，脱水を避け，水分補給

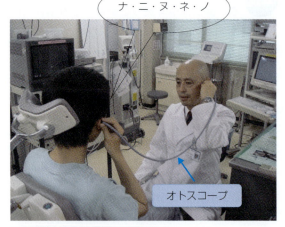

ナ・ニ・ヌ・ネ・ノ

オトスコープ

❻『耳管開放症診断基準案 2016』に入っていない
定性的検査法の一例──聴診

患者に「ナ行」などの発声をさせ，患側外耳道に挿入し
たオトスコープ（ゴム管）を介して漏れてくる音声を検
者の耳で聞く（異常に大きな音声が聞こえる場合に陽性
と判定）

（小林俊光．実戦的耳鼻咽喉科検査法．中山書店；
2012[4]）より）

を励行するように指導する．保存治療は生食点鼻，
漢方薬（補中益気湯など）を行っている．また，
局所処置として保湿ジェルによる耳管咽頭口閉塞
を行うことがある．治療的診断の意味もあり，手
術療法の前には必須といえる．

　難治の場合には手術療法（経鼓膜換気チューブ，
耳管ピン）を考慮する．とくに鼻すすり型耳管開
放症[1]では換気チューブ留置が有効な場合が多
い[6]とされる．われわれはレーザーで鼓膜穿孔

を作成し，短期間のみ維持することで鼻すすりか
ら離脱できる症例を経験しており，チューブ留置
の前段階に試みている．耳管ピン手術は重症例の
みに行い，252 耳の統計では約 80% の症例で有
効性が認められた[7]．

（小林俊光）

引用文献 ●●●●●●●●●●●●●●●●●●●●●●●●●●●●●●

1) 小林俊光．耳管開放症の新しい考え方．日耳鼻 2010；
113：706-9.
2) 菊地俊晶ほか．耳管開放症診断基準（案）の提唱．
Otol Jpn 2009；19：643-8.
3) 鈴木光也．Superior canal dehiscence syndrome（上半
規管裂隙症候群）．小林俊光ほか編．耳鼻咽喉科イノ
ベーション．ENT 臨床フロンテイア Next．東京；中
山書店；2016．p.48-50.
4) 小林俊光．実戦的耳管機能検査法──鼓膜形成術前の耳
管機能検査．小林俊光編．実戦的耳鼻咽喉科検査法．
ENT 臨床フロンテイア．東京：中山書店；2012．
p.54-9.
5) 小林俊光．耳管開放症の診断・治療アルゴリズム．小
林俊光ほか編．耳鼻咽喉科イノベーション．ENT 臨
床フロンテイア Next．東京：中山書店；2016．p.45-
7.
6) Endo S, et al. The effect of ventilation tube insertion
or trans-tympanic silicone plug insertion on a patulous
Eustachian tube. Acta Otolaryngol 2016；136：551-5.
7) Kikuchi T, et al. Effectiveness of Kobayashi plug for
252 ears with chronic patulous Eustachian tube. Acta
Otolaryngol 2016；26：1-6.

シリーズ関連項目 ●●●●●●●●●●●●●●●●●●●●●●●●●●

• 『実戦的耳鼻咽喉科検査方法』「実戦的耳管機能検査法──
鼓膜形成術前の耳管機能評価」p.54（小林俊光）
• 『耳鼻咽喉科の外来処置・外来小手術』「耳管処置──耳管
疾患の概念の変遷に伴う耳管通気法と耳管開放症」
p.54（山口展正）

突発性難聴

概要

　感音難聴の多くではいまだ有効な治療法は確立されていないが，発症早期の急性感音難聴は完治しうる感音難聴であり，耳鼻咽喉科の日常臨床の最前線ではその鑑別診断はきわめて重要である[1]．

　急性感音難聴とは，ある日突然，または2〜3日のあいだに生じる感音難聴の総称であり，その代表的疾患が突発性難聴（sudden sensorineural hearing loss）である．突発性難聴ではとくに早期診断・治療が重要であるが，内耳病態の確定的な診断法がない現状では，その鑑別診断は必ずしも容易ではなく，診断基準をもとに診断を進めて鑑別疾患を除外する必要がある．

　近年，さまざまな疾患で診療ガイドラインが作成され，標準治療の指標となっているが，原因不明であり，鑑別診断が難しく，治療可能な期間が限られている突発性難聴では診断・治療のエビデンスが得られにくいことから，その診療ガイドライン作成は難しいといわれている．

突発性難聴の疾患概念と診断基準

　突発性難聴は1944年のDe Kleynによる "Sudden complete or partial loss of function of the octavus-system in apparently normal persons." と題した論文で初めて報告された[1]．それから半世紀以上が過ぎ，本邦でも厚生省の特定疾患調査研究班（現，厚生労働省難治性聴覚障害に関する研究班）が組織され継続的に研究がなされてきたが，その病態はいまだ不明であり，特効的治療法も確立されていない．

　しかし，急性高度難聴調査研究班による約10年ごとの疫学調査では，突発性難聴の罹患率は10万人あたり30人と10年前に比べて約1.5倍に増加しており[2]，また国際的にも『New England Journal of Medicine』に突発性難聴の総説が掲載されるなど，国内外でその疾患概念が認識されるようになっている[3]．

　突然，難聴を生じ，患者がそのとき何をしていたかを明言できる場合，その難聴を突発難聴とよぶが，さまざまな原因による突発難聴のうち，内耳に起因しかつ原因が明らかではないものを突発性難聴とよぶ．したがって，突発性難聴は原因の明らかな疾患を除外して診断される症候群ととらえるべきであるが，これまでの臨床的・基礎的研究によりいくつかの原因が考えられており，現時点では循環障害とウイルス感染が最も有力な2大病因として支持されている．

　最近，突発性難聴罹患直後に他病死した症例の側頭骨病理が報告され，外有毛細胞および支持細胞の浮腫と空胞形成を伴う腫脹を認め，これらの所見が循環障害やウイルス感染による変化とは異なると考えられることから，NF-κBを含めた細胞内ストレス制御機構の異常亢進が突発性難聴の病態であるとする新しい説も提唱されている[1]．

　突発性難聴の診断基準としては最近，厚生労働省難治性聴覚障害に関する研究班によって改訂された基準（❶）が用いられている[4]．欧米では隣接する3周波数の聴力レベルがそれぞれ30 dBHL以上の難聴が72時間以内に生じたとする基準が一般的であり，国際的な基準に合わせるようにわが国の診断基準も改訂された．しかし，臨床的には数値にとらわれずに対応すべきであり，治療成績を比較検討する際には参考にすべきである．

❶突発性難聴：診断基準（厚生省特定疾患突発性難聴調査研究班，1973年作成；厚生労働省難治性聴覚障害に関する研究班，2015年改訂）

主症状
1．突然発症
2．高度感音難聴
3．原因不明

参考事項
1．難聴（純音聴力検査での隣り合う3周波数で各30dB以上の難聴が72時間以内に生じた）
　（1）急性低音障害型感音難聴と診断される例を除外する
　（2）他覚的聴力検査またはそれに相当する検査で機能性難聴を除外する
　（3）文字どおり即時的な難聴，または朝，目が覚めて気づくような難聴が多いが，数日をかけて悪化する例もある
　（4）難聴の改善・悪化の繰り返しはない
　（5）一側性の場合が多いが，両側性に同時罹患する例もある
2．耳鳴
　難聴の発生と前後して耳鳴を生ずることがある
3．めまい，および吐気・嘔吐
　難聴の発生と前後してめまい，および吐気・嘔吐を伴うことがあるが，めまい発作を繰り返すことはない
4．第8脳神経以外に顕著な神経症状を伴うことはない

診断の基準：主症状の全事項をみたすもの

（小川　郁，宇佐美真一．Auddiology Japan 2015[4]より）

❷突発性難聴：重症度分類（厚生省特定疾患急性高度難聴調査研究班会議，1998年作成；厚生労働省特定疾患急性高度難聴調査研究班，2012年改訂）

重症度	初診時聴力レベル
Grade 1	40dB 未満
Grade 2	40dB 以上，60dB 未満
Grade 3	60dB 以上，90dB 未満
Grade 4	90dB 以上

注1　聴力は0.25kHz，0.5kHz，1kHz，2kHz，4kHzの5周波数の閾値の平均とする.
注2　この分類は発症後2週間までの症例に適用する.
注3　初診時めまいのあるものではaを，ないものではbを付けて区分する（例：Grade 3a，Grade 4b）.
（厚生省特定疾患急性高度難聴調査研究班報告書．1984[5]より）

❸突発性難聴：聴力回復の判定基準（厚生省特定疾患急性高度難聴調査研究班会議，1984年作成）

治癒（全治）
　1．0.25kHz，0.5kHz，1kHz，2kHz，4kHzの聴力レベルが20dB以内に戻ったもの
　2．健側聴力が安定と考えられれば，患側がそれと同程度まで改善したとき

著明回復
　上記5周波数の算術平均が30dB以上改善したとき

回復（軽度回復）
　上記5周波数の算術平均が10～30dB改善したとき

不変（悪化を含む）
　上記5周波数の算術平均が10dB未満の改善のとき

（厚生省特定疾患急性高度難聴調査研究班報告書．1984[5]より）

また，突発性難聴の重症度分類と聴力回復の判定基準も厚生労働省特定疾患急性高度難聴調査研究班によって提唱されている（❷，❸）[5].

米国AAO-HNSによる突発性難聴の診断ガイドライン

2012年，米国AAO-HNS（American Academy of Otolaryngology-Head and Neck Surgery）に"Clinical practice guideline: Sudden hearing loss"と題する論文が発表された[6]．このガイドラインでは，2011年にNIDCD（National Institute on Deafness and Other Communication Disorders）によって作成された診断基準を用いている．すなわち，前述したように，①72時間以内に急性に発症した一側または両側耳の自覚的突発難聴で，②感音難聴を呈するものを突発性難聴と総称し，ⓐ蝸牛，蝸牛神経またはより中枢聴覚路の異常によるもので，ⓑ純音聴力検査での隣り合う3周波数で各30dB以上の難聴を呈するものとしている．わが国のガイドラインとほぼ同様であるが，蝸牛神経またはより中枢聴覚路の異常によるものも含んでいることが特徴である．

また，わが国での突発性難聴に相当するものを称する場合は"idiopathic sudden sensorineural hearing loss"という用語を用いるとしている．90％以上の"sudden sensorineural hearing loss"は原因不明であり，循環障害とウイルス感染，また

❹エビデンスに基づいた推奨項目と推奨度

	突発性難聴患者の診療	推奨度
診断	伝音難聴の鑑別（推奨項目 1）	Strong recommendation
	調整因子項目（推奨項目 2）	Recommendation
	CT（推奨項目 3）	Strong recommendation against
	聴覚検査（推奨項目 4）	Recommendation
	血液検査（推奨項目 5）	Strong recommendation against
	後迷路性難聴の鑑別（推奨項目 6）	Recommendation
診療方針の決定	患者教育（推奨項目 7）	Strong recommendation
治療	初期副腎皮質ステロイド（推奨項目 8）	Option
	高気圧酸素療法（推奨項目 9）	Option
	その他の薬物療法（推奨項目 10）	Recommendation against
	二次療法（推奨項目 11）	Recommendation
経過観察	治療結果の評価（推奨項目 12）	Recommendation
	リハビリテーション（推奨項目 13）	Strong recommendation

は複数の病因が合併したものとしている．米国での罹患率についても記載があり，10万人あたり5〜20人で，わが国の罹患率と比較してやや低率である．

本ガイドラインの目的としては，突発性難聴を診断，とくに治療する臨床医にエビデンスに基づいた推奨医療を提供することであり，個々の患者の治療や臨床判断に代わるものではないとしている．

本ガイドラインは，PubMed, EMBASE, CINAHL, Web of Science, CAB Abstracts, BIOSIS, Cochrane Library, HTA Database, そして HSTAT から抽出したガイドライン1編，151編の Systematic reviews（最終的には29編），339の無作為コントロールスタディ（最終的には136スタディ），突発性難聴の診断に関する958論文を PubMed で抽出，最終的には133論文をそれぞれ採用して作成したものである．エビデンスに基づいた推奨度としては，① Strong recommendation, ② Recommendation, ③ Option, ④ No recommendation に分類している．また，エビデンスレベルとしては，grade A, B, C, D, X の5レベルに分類している．

エビデンスに基づいた推奨項目（statements）としては13項目に分類して詳細を記載している

が，これらをまとめたものが❹である．詳細は原著を参考にされたい．

■ 伝音難聴の鑑別（推奨項目 1）

伝音難聴と感音難聴の鑑別は突発性難聴診療の基本であり，問診，鼓膜所見など臨床所見，音叉検査，そして聴力検査によって鑑別する．

ここで，あえて音叉検査を推奨項目としているのは，本ガイドラインが専門医を対象としたものではなく，一般診療医に対するガイドラインであることを示しており，わが国の医療環境とは若干異なるものと考えなければならない．

■ 調整因子項目（推奨項目 2）

推奨項目1で伝音難聴を鑑別したあとに突発性難聴かどうかを評価する因子として，①一側性か両側性か，②難聴は変動性か，③メニエール病に特徴的な低音障害型難聴か，④前庭障害の合併はあるか，⑤中枢性障害を示唆する症状，⑥眼振所見，中枢画像検査所見はあるか，⑦頭部外傷の合併はあるか，⑧最近の音響外傷の既往はあるか，⑨最近の眼症状の合併はあるか，などを確かめる．

■ CT（推奨項目 3）

突発性難聴の初期診断における頭部 CT の診断的意義はなく，コストと放射線被曝を考えて Strong recommendation against としている．中枢性障害の鑑別には MRI を行うべきであり，頭

部 CT はペースメーカー装用者や閉所恐怖症など，限られた対象で施行すべきである．

■ 聴覚検査（推奨項目4）

隣り合う3周波数で各30 dB以上の難聴の診断が基本であり，72時間以内に生じた新しい難聴であることを確かめなければならない．

急性難聴である可能性としては，①確実（以前に聴覚検査を受けている），②ほぼ確実（耳症状の既往がなく，問診で両側の聴力が正常であったと確認できる），③やや確実（以前から難聴はあったが，最近自覚的に難聴が増悪した），④不確実（臨床医の印象として以前から難聴があったが，その難聴の訴えがない）で評価する．

また，語音聴力検査，インピーダンスオージオメトリも必要に応じて Recommendation としている．

■ 血液検査（推奨項目5）

一般的な血液検査や尿検査などは Strong recommendation against である．明らかなウイルス感染の可能性や自己免疫難聴の可能性など，限定した症例で行うこともあるが，多くの症例ではその診断的意義は少ないとしている．

■ 後迷路性難聴の鑑別（推奨項目6）

突発性難聴の鑑別診断では後迷路性難聴の鑑別が必要であり，MRI，ABR などを行うことは Recommendation である．とくに突発性難聴の2.7〜10.2％が聴神経腫瘍による難聴であり，その鑑別は重要である．突発性難聴で MRI によって難聴と関連する異常が診断されることは7.0〜13.75％と比較的高率であり，MRI の重要性も指摘している．

MRI の問題は難聴と関連のない頭蓋内の異常が診断されることであり，患者の不安を煽らないような注意が必要である．

■ 患者教育（推奨項目7）

治療方針の決定における患者教育，インフォームドコンセントも重要な推奨項目である．とくに，治療方針の決定においては，①患者または患者家族を含めて決定すること，②すべての選択肢についてのリスクと利点の完全開示，③臨床医と患者

または患者家族が情報を共有すること，が基本であるとしている．

■ 初期副腎皮質ステロイド（推奨項目8）

初期副腎皮質ステロイド治療は Option である．

2006年と2009年に報告された Cochrane review でも，評価可能な臨床試験は2試験のみであり，1試験では経口副腎皮質ステロイドの効果は確認できず，1試験で対照群の改善率32％に比べて副腎皮質ステロイド群では61％の有意な効果があったと報告されているが，いずれも試験間の結果に開きがあり，不明としている．最近のメタアナリシスでも，対照群に比べて有意差は得られていない．これらの結果から，確立されていない効果と副腎皮質ステロイドの副作用を考えると，患者または患者家族を含めて適応を決定すべきであるとしている．

一方，鼓室内副腎皮質ステロイド注入療法についての唯一の多施設臨床試験では，経口副腎皮質ステロイドと鼓室内注入療法の効果には差はなく，やはり副作用などを考慮して選択すべきである．

以上の結果から，難聴の改善による QOL への影響は大きく，わずかな難聴改善の可能性であっても，Option として患者に提案すべきであるとしている．

■ 高気圧酸素療法（推奨項目9）

高気圧酸素療法も，発症後3か月以内の突発性難聴患者に提案できる Option である．

これまでの報告をまとめると，高気圧酸素療法は50〜60歳以上の高齢者に比べると若年者で有効率が高く，発症後3か月以内の初期療法がそれ以降に治療を行うよりも有効であり，軽度難聴よりも中等度〜高度難聴で効果が高く，その効果は結果の評価項目にも依存するとしている．

■ その他の薬物療法（推奨項目10）

その他の薬剤としては，抗凝固薬，血管拡張薬，血管作動薬そして抗酸化薬などが用いられているが，いずれも Recommendation against である．

これまでの無作為臨床試験で明らかな有効性が証明された薬剤はなく，エビデンスに基づいて推

奨はできないが，有効な薬剤がない突発性難聴の治療に際して，現時点ではこれ以上のコメントはできないと述べている．

■ 二次療法（推奨項目11）

二次療法としては，初期治療で難聴が残存した場合の鼓室内副腎皮質ステロイド注入療法である．鼓室内注入療法の問題点は，プラセボを用いた対照群を設定した臨床試験が困難であることであり，その効果も8〜100％ときわめて大きな差がある．しかし，いずれの報告でもある一定の効果は報告されており，ほかの二次療法がない現状では，患者の希望に応じて行うべきということでRecommendationとなっている．

■ 治療結果の評価（推奨項目12）

治療結果の評価は重要であり，診断後6か月は経過観察の聴覚検査を行うべきである．診断後3か月までで97％が聴力固定に至っており，診断後6か月で最終聴力の評価を行う．

治療効果は，①完全回復（発症前聴力の10dB以内まで回復），②部分回復（発症前聴力の50％以内まで回復），③不変（発症前聴力の50％以内まで回復しない）であり，わが国の判定基準と比べると③不変は厳しい判定となっている．

しかし，この判定基準にも2つの問題点があり，回復が統計学的に有意であっても，臨床的には有意ではない（患者の満足度につながらない）可能性と発症前の聴力が不明であることであり，将来的に検討する余地があるとしている．

■ リハビリテーション（推奨項目13）

治療結果が部分回復以下の場合は補聴器の推奨など，患者のQOLの改善のためのリハビリテーションはStrong recommendationである．最終的にはHHIAまたはHHIEなどの難聴によるハンディキャップ調査票を用いてQOLを調査してリハビリテーションの提案を行う．

突発性難聴の診断基準作成の問題点

現在，厚生労働省難治性聴覚障害に関する研究班を中心に，突発性難聴の診療ガイドラインまたは診療の手引きを作成中である．しかし，今回紹介した米国AAO-NHSによる突発性難聴の診断ガイドラインでもわかるように，とくにその治療に関してはエビデンスに基づいた推奨治療が少なく，臨床的な問題となっている．

本ガイドラインの目的にも記載されているように，限定的であっても突発性難聴を診断，とくに治療する臨床医にエビデンスに基づいた推奨医療を提供することであり，個々の患者の治療や臨床判断に代わるものではなく，最終的な診断，治療法の選択は臨床医と患者または患者家族の情報共有のもとで個々の患者に応じて決定すべきである．

わが国ではほとんどの突発性難聴は耳鼻咽喉科・頭頸部外科の専門医が担当することになり，米国の診断ガイドラインをそのまま適応するのには無理がある．わが国の医療環境に適した突発性難聴の診断ガイドラインが求められているといえる．

（小川　郁）

引用文献

1) 小川　郁．急性感音難聴の鑑別診断．耳喉頭頸 2010；82：19-24.
2) Teranishi M, et al. Thirty-year trends in sudden deafness from four nationwide epidemiological surveys in Japan. Acta Otolaryngol 2007；127：1259-65.
3) Rauch SD. Clinical practice：Idiopathic sudden sensorineural hearing loss. N Engl J Med 2008；359：833-40.
4) 小川　郁，宇佐美真一．急性高度難聴の診断基準改訂について．Auddiology Japan 2015；58：471-2.
5) 厚生省特定疾患急性高度難聴調査研究班報告書．1984.
6) Stackler RJ, et al. Clincal Practice Guideline: Sudden Hearing Loss. Otolaryngol-HNS 2012；146：S1-S35.

シリーズ関連項目

• 『急性難聴の鑑別とその対処』「ステロイド鼓室内注入療法について」p.240（欠畑誠治）
• 『耳鼻咽喉科イノベーション』「突発性難聴に対するステロイド鼓室内投与療法」p.67（鈴木秀明，大久保淳一，北村拓朗）

急性低音障害型感音難聴

概要

　急性低音障害型感音難聴は，急性あるいは突発性に蝸牛症状（耳閉塞感，耳鳴，難聴など）が発症する疾患のうち，障害が低音域に限定された感音難聴を呈する疾患である．発症頻度は人口10万人あたり40〜60人と，急性感音難聴をきたす疾患のなかで最も多い[1]．

　メニエール病と同様にグリセロールテスト陽性例が多いことから[2]，内リンパ水腫がその病態の一つと推測されているが，急性音響外傷や外リンパ瘻などにおいても同様の低音障害型難聴を呈することがあり，多くの場合原因は不明である．メニエール病（とくにめまいを伴わない蝸牛型メニエール病）の初期と急性低音障害型感音難聴の鑑別は難しく，またメニエール病へと移行する症例[2]もあることから，類似の原因の関与が示唆されている．

診療のポイント

● ガイドラインは未発表であるが，厚生労働省難治性聴覚障害に関する研究班により，診断基準（❶）[3]，重症度分類（❷）[3]，治療効果判定基準（❸）[3]が作成されており，この分類，基準に従って診断，重症度の評価，治療効果の判定を行う．

● 確実例，準確実例の相違点は，高音域の聴力障害の有無のみで「高音域3周波数（2kHz，4kHz，8Hz）の聴力レベルの合計が60dB以下」を満たさない場合は準確実例と診断する．なお，本疾患の診断基準に「疑い例」の分類は設けられていない．

● 基本的な治療方針：エビデンスレベルⅡ〜Ⅳa　推奨グレードC1

　本疾患は突発性難聴と同様に原因不明な急性感音難聴であること，病因として内リンパ水腫が想定されていること，などから，一般的に副腎皮質ステロイド，浸透圧利尿薬（イソソルビド），代謝賦活薬（ATP），ビタミン製剤などが用いられる．

　なお，急性低音障害型感音難聴の特徴として，①短期的には予後良好例が多い[1,2]，②長期的には反復，再発例が多い[2]，③長期間経過していても回復する例がみられる，④自然治癒例も少なくない[4]，などがあげられる．このような特徴から，投薬期間や効果の判定時期，最終的な聴力予後の判定をいつ行うかなど判定時期の決定が難しい．

　本疾患は厚生労働省急性高度難聴に関する調査研究班の疫学調査により，突発性難聴やメニエール病よりもはるかに発症頻度が高く[1]，日常臨床で扱うことの多い疾患である．❹，❺に示すように低音域に限局した特徴的な聴力像を呈し，診断基準の聴力レベルを参照すれば診断は容易である．疫学的な特徴として若年女性に好発するため，妊娠が疑われる例や妊娠中の女性患者に遭遇する

ことも多く，その対応には慎重を要する．

短期間で治癒した典型例

症例1：27歳，女性．

既往・現症：5日前より両側耳鳴を自覚し受診．両側の耳閉塞感，自声強聴，軽度のめまい感を伴うが難聴の自覚はない．鼓膜に陥凹などの所見は

❶診断基準

主症状
1. 急性あるいは突発性に耳症状（耳閉塞感，耳鳴，難聴など）が発症
2. 低音障害型感音難聴
3. めまいを伴わない
4. 原因不明

参考事項
1. 難聴（純音聴力検査による聴力レベル）
   ①低音域3周波数（0.125 kHz，0.25 kHz，0.5 kHz）の聴力レベルの合計が70 dB以上
   ②高音域3周波数（2 kHz，4 kHz，8 Hz）の聴力レベルの合計が60 dB以下
2. 蝸牛症状が反復する例がある
3. メニエール病に移行する例がある
4. 軽いめまい感を訴える例がある
5. 時に両側性の例がある

確実例：主症状のすべて，および難聴基準①，②をみたすもの
準確実例：主症状のすべて，および難聴基準①をみたし，かつ高音域3周波数の聴力レベルが健側と同程度のもの

(Sato H, et al. Acta Otolaryngol (Suppl) 2017；in press[3])

❷重症度分類

Grade 1	低音3周波数の合計が100 dB未満
Grade 2	低音3周波数の合計が100 dB以上，130 dB未満
Grade 3	低音3周波数の合計が130 dB以上，160 dB未満
Grade 4	低音3周波数の合計が160 dB以上

(Sato H, et al. Acta Otolaryngol (Suppl) 2017；in press[3])

❸治療効果判定基準

1. 治癒（全治）
   （1）低音3周波数（0.125 kHz，0.25 kHz，0.5 kHz）の聴力レベルが20 dB以内に戻ったもの
   （2）健側聴力が安定と考えられれば，患側がそれと同程度まで回復したもの

2. 改善
   低音3周波数の平均聴力レベルが10 dB以上回復し，かつ治癒に至らないもの

3. 不変
   低音3周波数の平均聴力レベルの改善が10 dB未満のもの

4. 悪化
   上記1，2，3以外のもの

(Sato H, et al. Acta Otolaryngol (Suppl) 2017；in press[3])

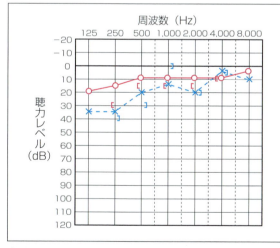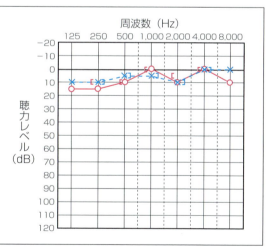

❹症例1の治療前後のオージオグラム
左：治療前，右：治療後.

なく，ティンパノグラムは正常（A型）で自発眼振は認められなかった.

診断：初診時の純音聴力検査では左低音域に限局した感音難聴を認め，低音3周波数の合計は70 dB以上，高音3周波数の合計は60 dB以下であったため，急性低音障害型感音難聴確実例と診断された.

治療：低分子デキストラン，ATP，ビタミン製

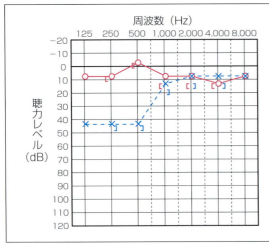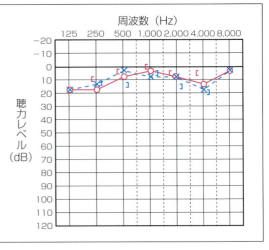

❺症例2の治療前後のオージオグラム
左：治療前・発症 61 病日，右：治療後・発症 119 病日.

剤にて治療したが症状が残存するため，6 日目より副腎皮質ステロイドを追加し，発症 17 病日に治癒した.

解説 本症例は若年女性に発症し，短期間で治癒した急性低音障害型感音難聴の典型例である. 当科で行っている突発性難聴の治療に準じて低分子デキストラン，ATP，ビタミン製剤の投与を行ったが，治癒に至らず副腎皮質ステロイドを追加し治癒した. 本疾患には誘因として睡眠不足や過労などのストレスを背景に有する例が多いが，この症例では直前の感冒のみでこのようなストレスは認められなかった. また，未婚で妊娠の可能性がないことから副腎皮質ステロイドを追加したが，妊娠の可能性がある若年女性への投与には慎重を要する.

治癒まで長期を要した例

症例2：69 歳，女性.
既往・現症：発症後に近医にて副腎皮質ステロイド，プロスタグランジン，イソソルビド，ケタス®，ATP，ビタミン製剤などの投与を受けたが，聴力の改善がみられないため発症後 61 病日に当科を受診した. 主訴は左耳閉塞感で難聴，耳鳴，聴

覚過敏，自声強聴，めまい感の訴えはない. 鼓膜に陥凹などの所見はなく，ティンパノグラムは正常（A 型）で自発眼振は認められなかった. また，既往歴や合併症はなく，発症の誘因となるような病歴も認めない.
診断：高齢であるが高音部に加齢による閾値上昇はなく，高音 3 周波数の合計は 60 dB 以下で，低音 3 周波数の合計も 135 dB と診断基準を満たし急性低音障害型感音難聴確実例と診断された.
治療：前医で副腎皮質ステロイドはすでに投与されており無効であったため，ATP とビタミン製剤のみ投与した. 投薬中にも聴力の変動を認めたが，発症後 119 病日に治癒した.

解説 本症例は治癒まで 4 か月を要し，投薬中に聴力の変動がありグリセロールテストも陽性であったことから蝸牛型メニエール病と推定された. また投薬中にも聴力は変動しているため，投薬による治癒ではなく自然治癒したものと考えられる.

治療薬として用いられる薬剤と予後

内リンパ水腫に対する治療としての効果を期待して，浸透圧利尿薬を投与するのが一般的である.

また，突発性難聴に準じてステロイド薬を用いることも多い．

副腎皮質ステロイドについては無効とする報告，有効とする報告，必要性は少ないとする報告などさまざまである[4]．また有効とする報告のなかでも，大量投与が有効とするもの，標準量のほうが効果が高いとするものの両者がみられる．さらにプレドニゾロンのようなミネラルコルチコイド活性を有するステロイドを大量投与すると聴力は一時的に悪化するという報告もある．副腎皮質ステロイド単剤と偽薬による無作為比較試験はないため，有効性についてのエビデンスは得られていないが，副腎皮質ステロイドは突発性難聴に準じた治療薬として頻用される．

これらの投薬で早期に聴力が回復する症例の予後は一般に良好であるが，発作的に症状を反復することや，進行性に難聴が悪化することもあり，経過の観察には注意が必要である．とくにめまい発作を繰り返す場合にはメニエール病との鑑別が重要となる．改善の乏しい例では長期の療養が必要となり，患者の精神的負担が大きい．また，補聴器を装用しても正常聴力にはならないため，QOLの低下は免れない．

メニエール病との鑑別

急性低音障害型感音難聴は病態として内リンパ水腫が想定されており，その一部は典型的なメニエール病に移行することから，診断基準でメニエール病と本疾患は重複する部分がある．

本疾患の反復例，再発例はメニエール病非定型例（蝸牛型）に該当する[5]．初発例でめまいがなければメニエール病は否定され，急性低音障害型感音難聴の診断となる．一方，めまい，眼振が確認されれば急性低音障害型感音難聴は否定され，メニエール病疑い（初発例）あるいはメニエール病（再発例）の診断となる．

性差，好発年齢

多くの報告で若年女性に多いことが判明しており[1, 2, 4]，性差は男女比で1：2〜3.0である．好発年齢は30歳代とするものが多い[1, 4]．メニエール病も急性低音障害型感音難聴と同様に女性に多く，共通する疫学的な特徴を有するが，メニエール病の発症年齢は平均51.4歳と急性低音障害型感音難聴に比べ高い[5]．

妊娠中の女性患者への対応

急性低音障害型感音難聴は突発性難聴と異なり若年の女性に多くみられる疾患であり，性差を考慮した対応も必要となる．

急性低音障害型感音難聴には突発性難聴などの原因不明の内耳疾患と同様に，現状ではエビデンスレベルの高い有効な薬物療法はない．したがって妊娠が疑われる例や妊婦には，胎児に対する安全性の高い薬剤を選択する必要があり，ステロイドの使用を避ける，あるいは無投薬という選択肢も考慮する．

また，本疾患に対するステロイドの有効性についても現時点でエビデンスがないため，糖尿病などの基礎疾患や胃潰瘍などの既往歴を有する例においても，全身投与を避けるか，ほかの薬剤で対処すべきである．

3T-MRIによる画像診断

3T-MRIの導入により内リンパ水腫の画像診断が可能となった．生理食塩水で希釈したガドリニウム（Gd）を経鼓膜的に鼓室内に注入し，正円窓膜を介して外リンパ腔が造影されるのを3T-MRIで撮影する方法で，内リンパ水腫の画像評価が可能となった[1]．急性低音障害型感音難聴反復例においてもメニエール病と同様な内リンパ水腫を認められることが報告されている[2]．

（佐藤宏昭）

引用文献 ....

1）川島慶之ほか．神奈川県と岩手県における急性低音障害型感音難聴の疫学調査（厚生労働省急性高度難聴に関する調査研究）．Audiology Japan 2006；49：373-80.

2）Yamasoba T, et al. Acute low-tone sensorineural hearing loss without vertigo. Arch Otolaryngol Head Neck Surg 1994；120：532-5.

3）Sato H, et al. Epidemiological survey of acute low-tone sensorineural hearing loss. Acta Otolaryngol (Suppl) 2017；in press

4）佐藤宏昭．急性低音障害型感音難聴をめぐる諸問題．Audiology Japan 2010；53：241-50.

5）厚生労働省難治性疾患克服研究事業／前庭機能異常に関する調査研究班（2008 〜 2010 年度）編．メニエール病診療ガイドライン 2011 年版．東京：金原出版；2011.

参考文献 ....

1. Nakashima T, et al. Visualization of endolymphatic hydrops in patients with Meniere's disease. Laryngoscope 2007；117：415-20.

2. Shimono M, et al. Endolymphatic hydrops revealed by magnetic resonance imaging in patients with acute low-tone sensorineural hearing loss. Otol Neurotol 2013；34：1241-6.

シリーズ関連項目 ....

• 『急性難聴の鑑別とその対処』「病歴から診断する」p.6（小川　郁）

• 『急性難聴の鑑別とその対処』「準確実例の診断と最も重要な鑑別診断」p.6（阿部　隆）

外リンパ瘻

概要

　外リンパ瘻は，内耳リンパ腔と周辺臓器のあいだに瘻孔が生じ，内耳の生理機能が障害されて，めまい，耳鳴，難聴などが生じる疾患である．瘻孔は蝸牛窓，前庭窓，microfissure，骨折部，炎症などによる骨迷路破壊部，奇形などに生じる．瘻孔から外リンパが漏出すると症状が悪化・変動する．

　外リンパ瘻の症状はきわめて多彩であり確定診断は容易でない．従来の外リンパ瘻診断基準では，確実例は「内視鏡検査もしくは手術（試験的鼓室開放術）により蝸牛窓，前庭窓のいずれかまたは両者より外リンパあるいは髄液の漏出を確認できたもの．または瘻孔を確認できたもの」とされていた．しかし実際に内耳窓の瘻孔を確認できることは少なく，内耳窓からの液体の流出の確認（実際には液体の貯留）により外リンパ瘻と診断していることが多かった．そのうえ陥凹した構造をもつ内耳窓窩には周囲から組織液，滲出液などが流入し貯留するため，内耳からの流出液が貯留しているか否かを判別することは困難である．

　そこで，新しい診断基準での確実例は，「瘻孔が確認できたもの，もしくは外リンパ特異的蛋白が検出されたもの」となった[1]（❶）．瘻孔を明らかに確認できる場合としてはアブミ骨外傷，真珠腫による半規管瘻孔，アブミ骨底板の奇形などがある．一方，外リンパ特異的蛋白として診断性能が報告されているものに，cochlin-tomoprotein（CTP）があり，生化学的検査が臨床応用されている[2]．

　CTPは外リンパ発現特異性が高い蛋白である．しかしCTPは新規の診断マーカー，さらに検体となる中耳洗浄液も今まで臨床検査には用いられなかった新規生体材料であり，中耳洗浄液に未知の疑陽性因子・疑陰性因子が存在する可能性がある．そのため外リンパ瘻の診断には，CTP検査の陰性陽性の判定結果のみならず，臨床所見が重要となることを下記の症例で示した．今後，臨床症状，検査所見を含めたスコアリングシステムの作成が望まれる．

診断基準（案）のポイント

- 新しい診断基準（案）での確実例は，「瘻孔が確認できたもの，もしくは外リンパ特異的蛋白が検出されたもの」となった．
- 発症の誘因により，カテゴリー1〜4まで分類されている（❷）．カテゴリー1は頭部外傷，中耳・内耳疾患による外リンパ瘻であり国際的に認められている．カテゴリー2〜4は，英語で表現すれば，いわゆるwindow type PLFで，国によって，また術者によっていまだ異論があるカテゴリーである．
- 難聴，耳鳴，耳閉塞感の経過は急性，進行性，変動性，再発性などであり，聴覚異常を訴えずめまい・平衡障害が主訴の場合がある．

❶外リンパ瘻診断基準（案）（厚生労働省難治性聴覚障害に関する調査研究班，2016 年改訂）

A．臨床症状
　下記項目の外リンパ瘻の原因や誘因があり，難聴，耳鳴，耳閉塞感，めまい，平衡障害が生じたもの
1）中耳および内耳疾患（外傷，真珠腫，腫瘍，奇形，半規管裂隙症候群など）の既往または合併，中耳または内耳手術など
2）外因性の圧外傷（爆風，ダイビング，飛行機搭乗など）
3）内因性の圧外傷（鼻かみ，くしゃみ，重量物運搬，力みなど）

B．検査所見
1）顕微鏡検査・内視鏡検査
　顕微鏡，内視鏡などにより中耳と内耳の間に瘻孔を確認できたもの．瘻孔は蝸牛窓，前庭窓，骨折部，microfissure，奇形，炎症などによる骨迷路破壊部に生じる．
2）生化学的検査
　中耳から外リンパ特異的蛋白が検出できたもの．

C．参考
1）外リンパ特異的蛋白 cochlin-tomoprotein（CTP）の検出法
　シリンジで中耳に 0.3 mL の生理食塩水を入れ，3 回出し入れし，中耳洗浄液を回収する．
　ポリクローナル抗体による ELISA 法で蛋白を検出する．カットオフ値は以下の通りである．
　　　CTP ≧ 0.8 ng/mL が陽性
　　　0.8 ng/mL ＞ CTP ≧ 0.4 ng/mL が疑陽性
　　　0.4 ng/mL ＞ CTP が陰性
2）明らかな原因，誘因が無い例（idiopathic）がある
3）下記の症候や検査所見が認められる場合がある
　①「水が流れるような耳鳴」または「水が流れる感じ」がある
　②発症時にパチッなどという膜が破れるような「pop 音」を伴う
　③外耳，中耳の加圧または減圧でめまいを訴える，または眼振を認める
　④画像上，迷路気腫，骨迷路の瘻孔など外リンパ瘻を示唆する所見を認める
　⑤難聴，耳鳴，耳閉塞感の経過は急性，進行性，変動性，再発性などである
　⑥聴覚異常を訴えずめまい・平衡障害が主訴の場合がある

D．鑑別除外診断
　他の原因が明らかな難聴，めまい疾患（ウイルス性難聴，遺伝性難聴，聴神経腫瘍など）

E．外リンパ瘻の診断
　• A．臨床症状のみを認める場合は疑い例とする
　• A．臨床症状があり，さらに B．検査所見のうちいずれかを認めれば確実例とする

（平成 28 年度厚生労働科学研究費補助金難治性疾患等政策研究事業（難治性疾患政策研究事業）分担研究報告書．2016[1] より）

❷外リンパ瘻カテゴリー分類

カテゴリー 1	外傷，中耳・内耳疾患（真珠腫，腫瘍，奇形，半規管裂隙など），中耳，内耳手術など
カテゴリー 2	外因性の圧外傷，すなわち，爆風，ダイビング，飛行機搭乗など（antecedent events of external origin）
カテゴリー 3	内因性の圧外傷，すなわち，鼻かみ，くしゃみ，重量物運搬，力みなど（antecedent events of internal origin）
カテゴリー 4	明らかな原因，誘因が無いもの（idiopathic）

発症誘因によりカテゴリー 1 〜 4 まで分類されている．
（平成 28 年度厚生労働科学研究費補助金難治性疾患等政策研究事業（難治性疾患政策研究事業）分担研究報告書．2016[1] より）

まず外リンパ瘻の生化学的診断マーカーである
CTP について解説する．Ikezono らは，CTP が
外リンパ特異的に発現している蛋白であることを
示し，2009 年にこれが外リンパ漏出の生化学的
診断マーカーとなりうることを報告した[3]．これ
により，これまで術者が顕微鏡，内視鏡などによ
り目視で主観的に確認していた瘻孔や外リンパ漏
出の有無を，客観的かつ侵襲も少なく検査できる
ようになった．

筆者らは，2012 年 4 月から受託検査会社エス
アールエルと共同で高感度 ELISA による CTP
検査を開始し，2015 年度は全国約 170 病院で検
査が可能になっている．本検査は通常の外注検査
ではなく「医師主導多施設共同研究」として実施
しており，埼玉医科大学がすべての検査費用を負
担し実施している．

CTP は新規診断マーカーであり，中耳洗浄液
における陽性・陰性のカットオフの設定は容易で
はない．現在のところ❶に記載した数値が診断基
準となっているが，今後も引き続き検討していく
予定である．

なお，CTP が陽性の場合は外リンパ漏出があ
るといえるが，陰性の場合には間欠的漏出，漏出
が軽度で少量，自然治癒，などの可能性があり，
外リンパ瘻を否定しえない．

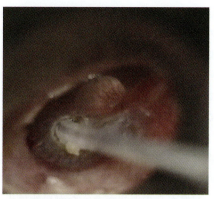

❸中耳洗浄液回収方法
レーザーで鼓膜切開したのち，生理食塩水
0.3 mL で中耳内を洗浄し回収する．

CTP 検査

■ 手技と注意点

手順
①鼓膜切開を行う．
②1 mL シリンジに血管内留置針のような軟性針
　を装着する．
③鼓膜切開部から生理食塩水を中耳に 0.3 mL 注
　入したのち，この液体を回収し，さらに 2 回程
　度出し入れして漏出外リンパ液を生理食塩水に
　補足・回収する（❸）．

注意点
- 最低 0.1 mL の中耳洗浄液を回収するようにす
　る．実際には 0.05 mL でも検査は可能であるが，

再検査にも対応できる量が望ましい．
- 鼓室に血液がなるべく混入しないように注意す
　る．基礎研究では血液中の CTP は検出感度以
　下であるため，混入しても問題はないと考えら
　れるが，筆者らは，レーザー鼓膜切開を施行し，
　出血しないような処置をしている．
- 検査感度を向上させるために，極力洗浄液が希
　釈されないようにする．まれに中耳腔，中耳蜂
　巣が大きい症例では，0.3 mL の生理食塩水で
　は中耳蜂巣腔に液体が入り込み回収できないこ
　とがある．このような場合には，さらに
　0.1 mL を追加注入することで意外に回収が容
　易になる．総量 0.4 mL の生理食塩水を利用し
　た場合には，カットオフ値を換算して陽性・陰
　性を判定することができるが，判定は参考値と
　なる．
- 実際に過去に経験した「誤った検査方法」の例
　として，「0.3 mL の生理食塩水を 3 回使用し，
　合計 0.9 mL のサンプルを提出」，「0.3 mL の生
　理食塩水を 2 回使用し破棄，再度の 0.3 mL で
　中耳を洗浄し提出」などがある．中耳洗浄液と
　いう呼称となっているが，「最初に注入した生
　理食塩水 0.3 mL のみを使用しこれを出し入れ
　することで中耳に流出した外リンパを捕捉し検
　体とする」ことが目的であることにとくに注意
　されたい．
- 血球やデブリの除去のために，シリンジを直立

させ数時間静置，もしくは遠心器で遠心分離したのち，上清を採取してサンプルチューブに入れ凍結保存する．常温で放置しても問題はないが，凍結保存すれば採取後ある程度時間が経過してもCTPをより安定的に測定できる．

結果の解釈

CTPが陽性の場合，瘻孔および外リンパ漏出が存在することを示している．CTPが陰性の場合，外リンパ瘻以外の疾患である場合以外に，①外リンパ瘻からの漏出があったが自然停止した，②漏出が間欠的もしくは微量漏出であった可能性があり，外リンパ瘻を強く疑う場合には，複数回CTP検査を行うことも必要である．

■ 意義

以前は手術的に確認して外リンパ漏出の有無を判断していたが，総量が150 μLしかない外リンパの漏出を確認できるか否か議論があった．その意味で，外リンパ特異的蛋白CTPを用いた客観的かつ低侵襲な生化学的診断法の意義は高い．

CTPは凍結融解などでも変性しにくい安定した蛋白であり，種々の条件下においても生化学的客観診断が可能である．

くしゃみ後に発症した外リンパ瘻確実例（カテゴリー3）

症例1：67歳，女性．
現病歴：強くくしゃみをしたのち左難聴を自覚し，近医耳鼻咽喉科から紹介され発症5日目に当科を受診した．めまいはなく，pop音・流水様耳鳴の自覚もなかった．

初診時所見：両側鼓膜正常，純音聴力検査で左気導83 dB（5周波平均聴力），注視眼振検査・頭位眼振検査で眼振を認めなかった．瘻孔検査で眼振・めまいを認めなかった．側頭骨CTで迷路気腫などの異常所見を認めなかった．

治療・経過：病歴から外リンパ瘻を疑い，難聴が高度であったため発症12日目に左内耳窓閉鎖術を施行した．術中，瘻孔や外リンパ液の漏出は認めなかった．術中採取した中耳洗浄液のCTPは

1.09 ng/mLで陽性だった．術後純音聴力検査で38 dBまで改善した．

解説 くしゃみは内因性の圧外傷であり，カテゴリー3に分類される．誘因が明確であり，聴力検査の結果と合わせて外リンパ瘻を疑った．

内耳窓閉鎖術は前庭症状の改善には効果があると考えられているが，聴力改善への効果は確実ではないと考えられている．本症例はめまい，眼振を認めなかったが，難聴が高度であり改善傾向も認めなかったため，早期に手術を施行し聴力改善が得られた．以前から早期の内耳窓閉鎖術は聴力改善に効果があると報告されているが，生化学的検査で外リンパ瘻と診断された本症例でも，これまでの報告を支持する結果であった．

交通外傷後に発症した外リンパ瘻疑い例（カテゴリー1）

症例2：47歳，女性．
現病歴：交通外傷で右側頭部を受傷した3日後に右難聴，浮動感を自覚し，発症13日目に近医耳鼻咽喉科を受診した．投薬を受けたが症状が悪化したため，発症64日目に当科を受診した．まっすぐ立てない，下のものを拾うことが難しいと訴えた．pop音なし，流水様耳鳴なし．

初診時所見：両側鼓膜正常，純音聴力検査で右気導37dB，注視眼振検査では眼振を認めず，頭位眼振検査では左向き水平回旋混合性眼振を認めた．瘻孔検査では眼振，めまいの悪化を認めず，側頭骨CTでも骨折，迷路気腫を認めなかった．

治療・経過：頭部外傷後の発症であり，外リンパ瘻を疑い発症99日目に右内耳窓閉鎖術を施行した．術中瘻孔や外リンパ液の漏出は認めなかった．

手術翌日からめまいの自覚は改善し，術後2か月で眼振消失，純音聴力検査も平均23 dBまで改善した．術前・術中に採取した中耳洗浄液のCTPは2回とも陰性だった．

頭部外傷後であり，カテゴリー1に分類される．

発症後2か月以上経過しても症状が持続し，眼振も認めたため手術を施行した．術中に瘻孔を認めず，CTP検査も陰性だったため，診断基準では外リンパ瘻疑い例となるが，手術治療は有効で術後めまい・眼振は消失し聴力も改善した．

CTP検査は陰性であったが，これは外リンパ漏出が間欠的であったり，ごく少量であったため検出されなかった可能性がある．外リンパ瘻を強く疑う場合は，外リンパ漏出の有無をより確実に判定するため複数回検査を行うこともある．

誘因なくめまいを発症した外リンパ瘻確実例（カテゴリー4）

症例3：57歳，男性．
現病歴：起床時に突然のふらつきを自覚し，臥位で症状改善，歩行時にまっすぐ歩けない状態だった．他院脳神経外科，神経内科での精査では異常なかった．精査目的で発症2か月後に当科を受診した．
初診時所見：両側鼓膜正常，純音聴力検査では両側正常，注視眼振・頭位眼振検査で眼振を認めず，圧迫眼振検査でもめまいの悪化，眼振を認めなかった．側頭骨CTで異常を認めなかった．DHIは58点，VSS-sfは15点だった．
治療・経過：両耳のCTP検査を施行したところ，右耳で陽性（CTP 1.56 ng/mL）だった．右外リンパ瘻と診断し，発症5か月後に右内耳窓閉鎖術を施行した．術中瘻孔や外リンパ液の漏出は認めなかった．

術直後はめまいの明らかな改善は認めなかったが，手術数か月後で徐々に改善し，1年程度でめまいはほぼ消失し，DHI，VSS-sfとも0点になった．

解説 本症例は難聴を認めず，めまいのみを自覚した外リンパ瘻確実例である．海外では外リンパ瘻は前庭症状をきたす疾患と考えられており，難聴がなくても外リンパ瘻を疑う必要がある．また蝸牛症状を欠く症例では患側が不明なため，CTP検査は両耳で施行する必要がある．

このように発症の誘因がないめまい症例は外リンパ瘻を疑いにくく，診断を確定したければ両耳の手術が必要となる症例であったが，CTP検査により低侵襲で診断することが可能になった．

診断・治療

外リンパ瘻の症状は，突発性・変動性・進行性の難聴，めまいであるが，その症状は漏出の程度により経過中にも変動する．結果として多彩な臨床徴候を示すため，経過中のある時期の症状のみから確定診断を行うことは困難である．

従来のゴールドスタンダードは術者が顕微鏡，内視鏡などで目視により外リンパ漏出の有無を確認することであったが，診断のためには手術的侵襲が加わることや，明瞭な噴出・瘻孔がない限り，あいまいな所見を頼りにしなければならなかった．一方CTP検査は，外リンパ瘻を低侵襲で生化学的に診断することが可能であり，全国調査の結果では外リンパ瘻を疑った症例の約20％でCTP検査が陽性だった[4]．この結果は，難聴，めまいを自覚する症例の20％が外リンパ瘻であることを意味するものではなく，臨床所見により主治医が外リンパ瘻を否定できないと判断し検査した症例が母集団となっており，そこには選択バイアスが存在する．

しかし症例1のように発症誘因以外は突発性難聴と鑑別が困難であったり，症例3のように誘因がないめまい症例は，たとえ外リンパ瘻を疑っても診断が確定しないまま手術をすることが躊躇される場合，CTP検査が診断の一助となる．実際には検査結果が出る前に手術を行う場合も多いが，症例2，3のように症状が遷延している症例では，CTP検査を行うことが推奨される．もちろん，症例2のようにCTP検査が陰性であっても，内耳窓閉鎖術により症状が改善する症例もあり，CTP検査が陰性であることが外リンパ瘻を

否定するものではないことには留意する必要がある.

新しい内耳窓閉鎖術—RWR

　最近,内耳窓閉鎖術の新しい方法が報告された.従来の方法では,再手術時に充填した結合組織や筋膜が移動・消失している症例も報告され,われわれも同様な症例を経験している.そこで,閉鎖材料の移動・消失を防ぎ,再発を防ぐためにより強固に内耳窓を塞ぐround window reinforcement（RWR）という術式が報告され[5],筆者らも最近は軟骨を用いたRWRを施行している（❹）.

　外リンパ瘻の診断基準は作成されたが,治療に関するエビデンスは少ない.CTP検査の全国調査の結果などをもとに,今後は保存的加療の期間,手術適応,手術方法などについて検討結果を報告したい.

（池園哲郎,松田　帆）

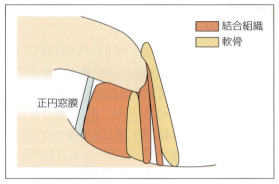

❹ RWR の模式図
正円窓窩に結合組織,軟骨を留置し,さらに結合組織,軟骨で全体を覆う.

凡例：結合組織／軟骨／正円窓膜

引用文献

1) 平成28年度厚生労働科学研究費補助金難治性疾患等政策研究事業（難治性疾患政策研究事業）分担研究報告書. 2016.
2) Ikezono T, et al. The performance of cochlin-tomoprotein detection test in the diagnosis of perilymphatic fistula. Audiol Neurootol 2010；15：168-74.
3) Ikezono T, et al. Cochlin-tomoprotein（CTP）, a novel perilymph specific protein and a potential marker for the diagnosis of perilymphatic fistula. Audiol Neurootol 2009；14：338-44.
4) Deveze A, et al. The diagnosis and treatment for perilymphatic fistula. In：Donnelly N, Lloyd SKW, editors. Advances in Hearing Rehabilitaion. Basel：Karger；2017. in press.
5) Wackym A, et al. Otic capsule dehiscence syndrome：Superior semicircular canal dehiscence syndrome with no radiographically visible dehiscence. Ear Nose Throat J 2015；94：8-24.

シリーズ関連項目

- 『めまいを見分ける・治療する』「外リンパ瘻によるめまいの特徴と手術治療の効果」p.169（池園哲郎）
- 『耳鼻咽喉科イノベーション』「迷路気腫」p.51（日高浩史）

新生児聴覚スクリーニング

概要

新生児期に存在する難聴はおよそ 1,000 人の出生につき 1 人の割合といわれ，頻度の高い神経系疾患の一つである．

新生児期の難聴は放置することによってその後の言語発達に影響を与えることが知られているので，早期に発見して早期に療育的な対応を行うことが推奨されている．このため，生後すぐに出生児全数を対象とした聴覚スクリーニング（universal newborn hearing screening：UNHS）を行うことが望ましい．また，UNHS は早期療育につながってはじめてその効力を発揮するため[1]，療育開始までを含んだシステム（early hearing detection & intervention：EHDI）として考える必要がある．

日本耳鼻咽喉科学会が作成した『新生児聴覚スクリーニングマニュアル』は，分娩取扱施設や新生児科等において，実際に聴覚スクリーニングを行い，その結果を説明する立場の職員が使用することを想定して，日本耳鼻咽喉科学会福祉医療・乳幼児委員会によって作成された．

マニュアルのポイント

● 検査の説明・実施と結果説明に際して留意されるべきことが記載されており，耳鼻咽喉科医が扱うべき問題としての精密検査上の問題や，その後の療育に関する問題は必ずしも中心的には扱われていない．

● 本邦自治体ごとに新生児聴覚スクリーニングの実施基準（てびき等）は作成されているが，これも同様にスクリーニングそのものについての決まりとなっていることが多い．早期診断については地域別に診断が可能な施設のリストが日本耳鼻咽喉科学会のホームページで公開[2]されているため，実臨床上の直近の問題としては，こうした専門的診療が可能な施設へと遅滞なくつなげることが重要である．

● 国外のガイドラインとして総合的な対策の詳細を述べているのは，Joint Committee of Infant Hearing（JCIH）screening による Year 2007 position statement であり，この内容は現在 HP から全文ダウンロード可能である[3]．すでに公開から 10 年以上を経ているが，UNHS と EHDI にかかわる概念と対策が包括的に取り上げられている．

生後 3 日目と 5 日目の聴覚スクリーニングで要検査となった例

症例 1：妊娠 40 週，3,150 g で出生した男児．生後 3 日目と 5 日目の自動 ABR（聴性脳幹反応）による聴覚スクリーニングでいずれも要再検査となり，生後 7 日目に紹介受診となる．

同日に実施した ABR では 90 dBnHL の刺激音で V 波を認めず，DPOAE（歪成分耳音響放射）無反応，BOA（聴性行動反応聴力検査）でも音に対する反応が確認できなかった．以上の結果より高度難聴の存在が推定されたため，聴覚障害を専門に扱う児童発達支援センターに紹介のうえ，聴力の確定と補聴器装用を目標としたフォローア

ップを開始した.

COR（条件詮索反応聴力検査）などでの聴性行動を確認したうえで，生後3か月から両耳の補聴器装用を開始した．補聴器装用によって，70 dBnHL のワーブルトーンに対する聴性行動が確認できるようになり，本格的な聴能言語指導を開始することとなった.

解説 いわゆる 1-3-6 rule（生後1か月以内に全新生児の聴力をスクリーニングして，3か月以内に聴力の確定を行い，6か月以内に療育開始すること）が，EHDI の原則である．すなわち，スクリーニングの実施のみでは EHDI には不十分であり，その後の療育にいかに迅速につなげるかが，耳鼻咽喉科医としては最も重要なポイントとなる.

その一方で，現実的には各病院での ABR を含めた専門的な精密聴力検査の予約には日数がかかることはしばしば起こりうる．その間の家族は難聴「疑い」という不安定な状態におかれることとなる．家族にとって，聴覚スクリーニングでのリファーという結果から実際の診断が下されるまでの期間は心理的に非常に苦しいことはすでに多くの言説がみられるため，実際にその問題を回避するためにさまざまな取り組みが行われている.

①スクリーニングから精密検査を迅速に実施するように効率的な予約システムとする.

②スクリーニング結果を1か月健診のときまで伏せておき，その後なるべくすみやかに精密検査を実施できるよう手配する.

③保健師などの担当者が訪問指導を行って心理的なサポートを行う.

などの配慮がそれぞれの自治体ごとに行われているため，個々の地域でのルールを確認されたい.

精密聴力検査では，

①当初は BOA，発達の様相に応じて VRA（視覚強化式聴力検査）や COR などの聴性行動を必ず確認しながら，

②ABR ないしは ASSR（聴性定常反応）などによる他覚的な聴力の評価を行う．ことにクリッ

クを刺激音とした ABR での評価では低音域の聴力が困難であるため，低音域の他覚的聴力検査も実施する必要がある.

③同時に OAE（耳音響放射）による評価を行う．ABR で難聴が認められた児でも 10% 程度にはOAE で反応を認めることがあり（auditory neuropathy spectrum disease：ANSD），予後などの推測に有益なためである.

④ティンパノメトリーを行って中耳貯留液の評価を行う際には，一般的に用いられることが多い226 Hz のプローブ音では，外耳道が柔らかい新生児では中耳貯留液があっても圧変化を起こして正確な測定が困難になるといわれる．このため 1,000 Hz プローブ音を用いた検査がより信頼性が高い.

こうした聴覚医学的検査を優先的に行いながら，遅発性・進行性難聴のリスクの有無について注意を払うことも，医学的には大切なポイントである.

難聴が確定診断された場合には，すみやかに療育施設へと紹介して，

①定期的な聴力と発達のモニタリングおよび補聴機器の手配

②各種の聴能言語指導や認知発達トレーニングを受けるように手配する.

必要な場合には，

③障害認定などの福祉サービスの使用

④聞こえの仕組みや，難聴，聾文化などについての情報提供

などが行われる．このため，地域のどこの施設で，どのような医療的・行政的・教育的サービスが提供可能かという情報について事前に確認しておく必要がある.

この 1-3-6 rule は本来努力目標であるが，可能であればこのスケジュールよりも迅速にスケジュールを進めることが望ましい．また逆に重複する障害などのためにしばしばスケジュールどおりに実施することが困難な場合もあり，そのときにはより長い時間をかけて対処する必要があることも事実である．しかし，できる限り迅速に対処す

ることによって家族の不安を軽減し，かつより効率的な療育をめざすという目標は忘れられてはならない．

NICU 入院中に両側リファーを指摘されるが，手術のため専門病院転院時に連絡されず，フォローアップから脱落した例

症例2：切迫早産のため，それまでフォローアップを受けていた分娩施設であるA病院から，総合病院であるB病院へと緊急搬送となり，B病院でそのまま分娩となる．産後は高度なチアノーゼと呼吸困難症状のためNICU管理となり，その時点で新生児横隔膜ヘルニアによる新生児遷延性肺高血圧症が指摘される．このため，直ちに専門病院であるC病院でECMOを行ったうえで手術を受けた．

B病院のNICU入院中に自動ABRで両側リファーが指摘されているが，その事実は現在の主治医がいるC病院へは連絡されず，フォローアップから脱落，精密聴力検査を受けることなく1年近くが経過している．

解説 米国の研究では，EHDIプログラムの34.9%がフォローアップ期間中に追跡不能（Loss To Follow-up：LTF）になっていることが報告されている[4]．本邦ではこれほど高頻度となっているとは思えず，たとえば岡山県の保健福祉制度のもとでは，フォローアップ後の「要精密検査」例は全数管理されフォローアップを受けている．

しかし，毎年1〜2例程度は本症例のように各種の疾患を合併して聴覚のスクリーニングと介入が著しく遅れたり，里帰り分娩や転居の過程で住所不明のまま書類上追跡不能となったりする場合（Lost due To Documentation：LTD）がある．こうした事例をいかに減らすかということは現在も困難な問題であり，①自治体による全数把握の努力，②自治体保健師などとの協力による訪問指導，③児童発達支援センターなどを中心とした定

点でのサービスを組み合わせて対応する必要がある．

スクリーニング結果の全数把握は，スクリーニングの精度管理のためにも必要である．経験的には，新生児聴覚スクリーニングを始めたばかりの施設では，当初どうしてもリファー率が高くなる傾向にあるが，高い偽陽性は母親の不安を高めるため，決して好ましいことではない．施設ごと，スクリーニング機器ごとのリファー率を追跡することによって，より効率的で安心な，質の高い聴覚スクリーニングをめざすべきである．

JCIHでは，スクリーニング効率の達成するべき目安として，①生後1か月（早期産の場合には，修正月齢1か月）までに全体の95%の新生児がスクリーニングを完了する，②全体の4%未満の新生児がスクリーニング後の包括的聴覚医学的検査の対象となる，ことを提唱している．聴力の精密検査に対しては，①スクリーニングでリファーとなった児のうち，90%が生後3か月までに聴覚医学的評価を実施されている，②補聴器装用を必要とする新生児のうち，95%が聴覚医学的診断を受けてから1か月以内に補聴器装用が開始されている，ことをあげている．本邦の場合，「里帰り分娩」の習慣がスクリーニング時の混乱の原因となることがあり，行政による追跡が困難になる場合が多い．

外来での聴覚スクリーニングを行うことによって，①聴覚スクリーニングが実施されていない地域で分娩した場合に対応する，②助産施設等，機器が整備されていない施設で分娩した場合に対応する，などの導入も検討されるべきである．

聴覚スクリーニングで両側軽度難聴の推定のもと補聴器装用を進められたが両親が拒否，数年後ことばの遅れを主訴に受診した例

症例3：新生児聴覚スクリーニングでリファーとなり，直ちに精密検査医療機関での各種聴力検査を受けて，平均聴力が40 dBnHL程度の両側軽度

難聴が存在するものと推定された．このため近隣の療育施設に紹介され，補聴器装用を勧められたが，両親は「この子は聞こえている」と言って譲らず，そのまま療育を拒否してその後連絡がなかった．数年後，小学校1年生になってから，ことばの遅れを主訴に当院初診となる．

両側の中等度混合難聴を認め，側頭骨CTを実施して中耳・内耳の奇形を認めた．実は母親にも同様の難聴があり，病歴聴取からは本人，母親ともに生後すぐに側頸嚢胞の手術を受けていることがわかった．画像，病歴からbranchio-oto-renal（BOR）症候群と診断．現在は補聴器装用を行って言語指導を受けている．

解説 本症例のような療育拒否例での進行性難聴はまさに不幸な転帰であるが，実際には経過中の難聴の進行はしばしば経験される．仮に新生児聴覚スクリーニングがパスであったり，軽度や一側難聴であったとしても，進行性感音難聴の可能性が懸念される場合には，進行性・遅発性難聴を念頭において聴力のフォローアップが必要である．とくにこうした聴力のフォローアップが必要な対象としては❶の場合がある

逆に，Down症児などに代表されるような中枢発達の遅れがある場合には，当初のABRによる評価よりも，より良い結果になる場合もあるため，フォローアップには注意が必要である．

本症例のもう一つの問題は，フォローアップと療育を家族が拒否したために生じる脱落である．家族の意思とはいえ，児本人の不利益をもたらさないためにも粘り強いフォローアップと対話が必要になる場合がまれならず存在する．こうした取りこぼしをなくすためにも，医療・教育（療育）・行政のネットワークが必要であろう．

❶聴力のフォローアップが必要な場合

- 保護者が難聴・ことばの遅れなどに心配がある場合
- 小児期からの難聴の家族歴がある場合
- NICUで5日以上の治療歴がある場合，あるいはextracorporeal membrane oxygenation（ECMO）の治療歴，耳毒性薬物（アミノグリコシド系抗菌薬や化学療法薬など）の使用歴，ループ利尿薬の使用歴，交換輸血を考慮するほどの高ビリルビン血症などのいずれかがあった場合
- 先天性サイトメガロウイルス感染症などの子宮内感染症
- 外耳や側頭骨の奇形などの頭頸部奇形
- 前額部の白髪など，既知の症候群性難聴のstigmataがみられる場合
- 神経線維腫症や大理石骨病，あるいはUsher症候群やWaardenburg症候群，BOR症候群，Alport症候群，Pendred症候群，Jervell and Lange-Nielsen症候群など，既知の症候群性難聴の一部に相当する症候がある場合
- Hunter症候群や，その他の神経筋疾患（Friedreich運動失調症やCharcot-Marie-Tooth病など）で難聴を伴う可能性のある徴候を示す場合
- 髄膜炎やムンプスなどのように難聴を起こしうる感染症
- 頭部外傷，とくに入院加療が必要な側頭骨骨折
- 難聴の遺伝子診断を受け，*SLC26A4*変異などの既知の進行性難聴のリスク因子を有する場合

聴覚スクリーニングで一側性リファーとなり，その後受診した総合病院の対応に家族が不安・不満をもった例

症例4：妊娠40週2日で出生．出生時体重3,120g，出生時のアプガースコアは8/10点．生後2日で行われた聴覚スクリーニングでは両側リファーであったが，5日目の段階では右パス，左リファーであった．

その後，近隣の総合病院であるA病院耳鼻咽喉科を紹介受診となり，生後1か月の時点でASSRを実施した．その結果，右耳は平均10dBnHLで反応がみられ，左耳はスケールアウトであった．その病院では片耳のみの難聴であり，次回聴力検査のために受診するのは3歳と指示されたが，家族はこの対応に強い不安と不満を口にしてセカンドオピニオンを受けることを主張した．このため，生後6か月で検査結果を持参したうえで当院を紹介受診となる．

当院で実施したMRIでは，左耳内耳道に蝸牛神経が確認できなかった．

解説 一側性のリファーはさまざまな問題があるため慎重な対応が必要である．①経過中に聴力が両側とも正常化する場合が多いため，結果的に母親の不安を不必要にあおってしまう大きな因子となることがある．しかし，②まれにはフォローアップ中に両側感音難聴を呈することがあり，重要なフォローアップ対象であるともいえる．また，③一側のみの難聴では通常言語発達の遅れを呈さないために，医療者からは「軽い」説明だけを受けてフォローアップのみとされることが多いが，保護者・家族はリファーとなった時点で強い心理的衝撃を受けていることが多いので，見捨てられたように感じて，本症例の経過で示したような強い情緒的な反応を呈することがある．保護者の理解の状況を確認しつつ，一側性難聴についての丁寧な説明が必要になる．

（福島邦博）

引用文献

1) Kasai N, et al. Effects of early identification and intervention on language development in Japanese children with prelingual severe to profound hearing impairment. Ann Otol Rhinol Laryngol Suppl 2012；202：16-20.
2) 日本耳鼻咽喉科学会．お子様の難聴に関する情報．http://www.jibika.or.jp/citizens/nanchou.html
3) American Academy of Pediatrics.Year 2007 Position Statement：Principles and Guidelines for Early Hearing Detection and Intervention Programs. http://pediatrics.aappublications.org/content/pediatrics/120/4/898.full.pdf
4) Center for Disease Control and Prevention（2013）. Summary of 2011 national CDC EHDI data. Retrieved October 23, 2013, from www.cdc.gov/ncbddd/hearingloss/2011-data/2011_ehdi_hsfs_summary_a.pdf.

シリーズ関連項目

- 『子どもを診る 高齢者を診る』「先天性高度感音難聴—胎生期感染症」p.87（浅沼　聡）
- 『子どもを診る 高齢者を診る』「先天性高度感音難聴—内耳奇形」p.95（岸本逸平，内藤　泰）

遺伝性難聴

概要

　先天性難聴は新出生児 1,000 人に 1〜2 人に認められる頻度の高い先天性疾患である．先天性難聴あるいは小児期発症の難聴の 60〜70% に遺伝子が関与することが推測されており，原因検索には遺伝子診断が重要となる．しかし，多くの遺伝子が難聴という同じ表現型を呈するため，臨床症状のみから原因遺伝子を推定することは困難であり，原因遺伝子を同定するためには遺伝学的検査が必要である．

　わが国では 2012 年 4 月の保険点数改訂により，日本人難聴患者に高頻度で認められる 13 遺伝子 46 変異をインベーダー法により網羅的にスクリーニングする検査が「遺伝学的検査（先天性難聴）」として保険収載され，日常の診断ツールとして利用可能となった．2015 年 8 月には検査法が次世代シークエンス法とインベーダー法の併用となり，解析対象が 19 遺伝子 154 変異に大幅に増加し診断率が約 10%向上した[1]．また，2015 年 7 月から「若年発症型両側性感音難聴」が指定難病として追加され，難聴の遺伝子診断の重要性がさらに増している．このような背景のもと診療のよりどころになる難聴の遺伝子診療の手引きとして，2016 年に日本聴覚医学会（先天性難聴遺伝子診断に関するアドホック委員会）および厚生労働省研究班（遺伝性難聴および外耳，中耳，内耳奇形に関する調査研究班，難治性聴覚障害に関する調査研究班）が中心となり『遺伝性難聴の診療の手引き』が出版された[2]．

手引きのポイント

　近年の遺伝子解析技術の発達により，従来原因不明であった遺伝性難聴の原因解明が進み，多くの原因遺伝子とその変異が報告されるようになってきた．

　難聴の遺伝子診断の難しさは，100 種類以上の遺伝子が難聴という症状にかかわっていることにある．それぞれの原因遺伝子ごとに臨床像が異なることが知られており，原因遺伝子を同定することにより，難聴の程度，進行性や合併症の予測，おのおのに適した個別化治療や予防について有用な情報が得られる．

　また難聴の遺伝子診断については，日本聴覚医学会から「難聴遺伝子診断に関する提言」（2013 年 3 月）が出され，遺伝学的検査の実施に際しては，「難聴のカウンセリング」と「遺伝カウンセリング」がともに実施できることが望ましいと提言されている．実際に耳鼻咽喉科に受診する先天性難聴の患者の大部分は，難聴の原因検索目的で遺伝子診断が行われることが多い．このようなケースでは原因を知りたいという希望が強く，遺伝学的検査による正確な診断および日本人患者で報告されている科学的エビデンスをもとに，聴力の予後，治療，療育などについてわかりやすく説明することが重要である．

遺伝学的検査の解釈と遺伝カウンセリングのポイント

■ 変異が病的変異か否かの解釈

シーケンス技術の進歩により多数の塩基置換（variant）が見いだされるようになり，そのvariantが病的変異であるのか，単なる多型であるのかという解釈が難しくなりつつある．ナンセンス変異やフレームシフト変異の場合は短い不完全なタンパク質ができてしまう，あるいはタンパク質の合成が起こらないことから，難聴の原因となっている可能性が高いと考えられるが，ミスセンス変異の場合は変異タンパク質の機能を解析することが困難であるため，病的変異であるか否かの予測がつきにくい．

種の保全性，構造変化などから，機能に及ぼす影響を予測する種々の予測プログラムが開発されており，それを参考に病原性の判断を行うことになる．また，家系解析を行い難聴者のみに見いだされるかどうかの確認が必要である．これに加えて，過去に病的変異として報告があるかどうかも参考となる．

最近ACMG（American College of Medical Genetic）から，検出された変異を評価するためのガイドラインが出された[3]．ガイドラインでは，「variant」という用語に① pathogenic，② likely pathogenic，③ uncertain significance，④ likely benign，⑤ benign という接頭語をつけて用いることを推奨している．

わが国の保険診療として行われている遺伝学的検査では，数多いvariantのうち，臨床的意義の明らかな19遺伝子154変異のスクリーニングが行われ，各施設に結果返却されている．

典型例：*GJB2*遺伝子変異が見いだされた例

症例1：1歳，男児.

現症・検査：新生児聴覚スクリーニングで難聴を指摘され受診．ABR，ASSRにより高度難聴を疑われ補聴器を装用．原因検索のためCT検査，遺伝学的検査を施行．遺伝学的検査の結果，*GJB2*遺伝子にc.235delC変異およびc.299-300delAT変異の2つのフレームシフト変異が見いだされた．父親はc.235delC変異をもつアレルを1本持ち（ヘテロ接合体），母親はc.299-300delAT変異をもつアレルを1本持ち（ヘテロ接合体），それぞれキャリア（保因者）になっていることが確認された（❶a）．

処置，経過：補聴器を装用し経過をみたが発語はみられず，補聴器装用閾値でも50〜60 dB前後であったため，1歳時に人工内耳埋め込み術を行い，

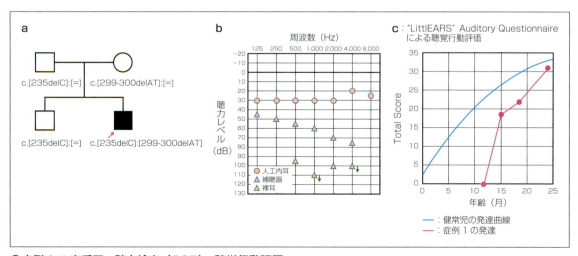

❶症例1の家系図，聴力検査（COR），聴覚行動評価

現在ハビリテーション中である．難聴以外の症候はない，側頭骨 CT では内耳奇形等は認めない．

家族歴：両親は正常聴力，兄は難聴なし．

解説 本症例で見いだされた変異は，①両方ともフレームシフト変異であること，②両親がそれぞれヘテロ接合体で変異を有していること，③過去に報告があることから，pathogenic variant として解釈，難聴の原因として解釈して問題ない症例である．

難聴のメカニズム，予後，随伴症状

GJB2 遺伝子は細胞間の結合様式の一つであるギャップ結合を構成するタンパクであるコネキシン 26 をコードする遺伝子である．コネキシン 26 は蝸牛内のラセン靱帯や Limbus の線維細胞，コルチ器支持細胞に豊富に発現している．これらの細胞はギャップ結合を介して，イオンを受け渡しすることによりカリウムイオンのリサイクルを行っていることが推測されている．

難聴は中等度〜重度までさまざまであるが，難聴が回復することはない．また，過去の報告では明らかな進行性は認められない．ほとんどの症例が難聴のみを呈するが，まれに常染色体優性遺伝形式をとり皮膚症状を伴うこともある．

治療法の選択

正常な言語発達のためには，補聴器，人工内耳を用いて言語習得に必要な閾値に入れることが目標となる．症例 1 の患児は①両側 100 dB 前後の重度難聴を呈し，6 か月間補聴器装用で経過をみていたが，補聴器装用 COR で 50〜60 dB 程度の聴力しか得られず 1 年経過しても発語がみられないこと（❶b, c），②遺伝子検索で GJB2 の変異が原因であることが明らかになり難聴の回復は見込めないこと，③内耳に原因がある場合人工内耳の成績が良いことが報告されていることを考慮し，人工内耳を選択した．その結果，人工内耳装用閾値は言語習得に必要な閾値を得ることができ，聴性行動の著明な改善を認めた（❶b, c）．

2014 年 1 月にわが国の小児人工内耳の適応基準が改訂され，手術の低年齢化，両耳装用に加え，遺伝子診断が適応基準に追加された．人工内耳の効果には年齢をはじめ多くの因子が関与しているが，原因が内耳に存在することが明らかとなれば，人工内耳の効果が期待できること，また高度の難聴を引き起こす難聴遺伝子変異が同定された場合，難聴児の成長を待っても難聴は改善しないことなど，遺伝子診断は人工内耳の適応や効果予測にも重要な因子であることが明らかになっている．

遺伝に関連した説明

常染色体劣性遺伝形式の説明：親に難聴がなくても遺伝子が関与していることを説明する．難聴では約 70% が常染色体劣性遺伝形式をとり，むしろ親が健聴者の場合のほうが多い．

次子の再発率：子どもには両親のアレルのそれぞれ 1 アレルを受け継ぐため，症例 1 の患児のように 1/4 の確率で両親の変異アレルを 2 本受け継ぎ難聴が出現する．

次世代の再発率：症例 1 の本人については，相手が GJB2 遺伝子変異による難聴であれば次世代の再発率は 100% だが，その確率は低い（1/10,000）．相手が保因者である場合は 1% の確率で難聴児が生まれる（保因者頻度 1/50 × 1/2）．相手が保因者でない場合は 0% である（確率 49/50）．したがって，おおよそ 1% の確率で難聴児が生まれることになるが，通常の難聴児が生まれる確率 0.1〜0.5% と比べ，大きな差があるわけではない．

症例 1 の兄については，2/3（本人が保因者である確率）× 1/50（相手が保因者である確率）× 1/4 = 1/300 で，どの人でも 1/1,000 であることを考えると，次世代が難聴になる確率が格段に高くなるわけではない．子どもが成長し希望すれば詳しく説明することにし，大まかには「心配ない」と説明することが重要である．

保因者への説明：誰でも数種類の遺伝性疾患の保因者になっており，調べていないだけで決して珍しいことではない．GJB2 遺伝子変異の保因者は約 1/50 で，クラスに 1 人いることなどを例にとり，珍しいことではないと説明する．したがって誰の責任でもないし，あのとき何が悪かったからとか，あのときこうしていればということではないと説

明する.

非典型例：*SLC26A4* 遺伝子変異をヘテロ接合体でもつ難聴例

症例2：7か月，男児．新生児聴覚スクリーニングで難聴を指摘され受診．ABR，ASSR により高度難聴を疑われ補聴器を装用．原因検索のためCT による画像検査，遺伝学的検査を施行．遺伝学的検査の結果，*SLC26A4* 遺伝子に p.H723R 変異がヘテロ接合体で見いだされた（**②**）．家系内に本人以外の難聴者はいない．

解説　ヘテロ接合体で見いだされる例の解釈：
SLC26A4 遺伝子変異による難聴は常染色体劣性遺伝形式をとるため，確定診断のためには変異アレルを2つ持つことが必要である．現在健康保険で行われている遺伝学的検査では，*SLC26A4* 遺伝子のエクソン領域をシーケンスし，過去に報告のある（臨床的な意義が明らかな）変異が返却されている．したがって，可能性として以下の解釈が必要である．

① 過去に報告のない（まだ臨床的意義が明らかでない）新規変異がある．

② 遺伝子のプロモーター領域や非翻訳領域にもう一つ変異がある．

③ long deletion がもう一つのアレルで起こっている．

④ *SLC26A4* 遺伝子の転写量を調節する別の因子などに変異がある．

これらの可能性については現在研究ベースで検索が行われているが，解釈には高度な専門的知識が必要である．現在，筆者らの施設では共同研究ベースでこのような症例の解析を行っている．

臨床情報が参考になる：*SLC26A4* 遺伝子は，① 前庭水管拡大を伴う非症候群性難聴，② 感音難聴に甲状腺腫を伴う Pendred 症候群の2つの疾患の原因遺伝子である．しかし，実際にはこの2つの疾患は連続的なスペクトラムをもつ同一の疾患であり，前庭水管拡大はほぼ全例に認められるの

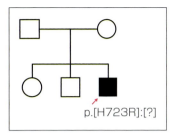

②症例2の家系図

に対し，甲状腺腫を伴う割合はおおよそ30％程度である．

多くの場合，甲状腺腫の発症は思春期以降であるため，小児期においては前庭水管拡大を伴う感音難聴という表現型である症例が多い．したがって，症例2では前庭水管拡大を伴うか否かが重要な情報となる．*SLC26A4* 遺伝子のヘテロ接合体変異が検出された症例に前庭水管拡大が見いだされた場合には，*SLC26A4* 遺伝子が原因となっている可能性が高く，前述の4つの可能性が考えられる．逆に前庭水管拡大が見いだされなかった場合，単なる保因者である可能性が高く，原因は別にある可能性が高い．

このように臨床症状が参考になる場合は，このほかに *POU3F4* 遺伝子変異による難聴（内耳奇形を伴う），*OTOF* 遺伝子変異による難聴（OAEの反応がみられる auditory neuropathy）などがある．また，症候群性難聴の場合には難聴のほかにさまざまな症候を伴うので，それらの臨床症状を参考に原因遺伝子を検索する．

非典型例：ミトコンドリア 1555A>G 変異と *CDH23* 遺伝子変異を併せ持つ難聴例

症例3：45歳，女性．先天性の難聴があり補聴器を装用．現在は読話併用でコミュニケーションをとっている．原因検索のため CT による画像検査，遺伝学的検査を施行．遺伝学的検査の結果，*CDH23* 遺伝子に R1417W 変異がホモ接合体で見いだされた．また同時にミトコンドリア遺伝子 m.1555A>G 変異が見いだされた（**③ a**）．家系

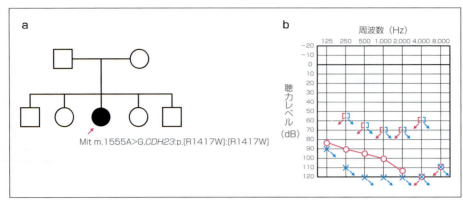

❸症例 3 の家系図と聴力検査

Mit m.1555A>G,*CDH23*:p.[R1417W]:[R1417W]

内に本人以外の難聴者はいない.

解説 **複数の遺伝子変異が見いだされた場合の解釈**:次世代シーケンサーの導入に伴い,検出される変異の数が多くなっている.その結果,複数の遺伝子変異が見いだされる症例が増えてきている.複数の原因遺伝子変異が認められる症例の多くは,①疾患の発症に関連する遺伝子変異に加え,異なる遺伝子の変異を保因者として有する場合であるが,②ともに難聴を引き起こす遺伝子変異の例もある(❸a)[1).また③ Usher 症候群では異なる遺伝子の変異が組み合わさることで発症する(digenic inheritance)症例があることも報告されている.

症例 3 では *CDH23* 遺伝子変異による難聴の表現型である先天性難聴を呈することから,*CDH23* 遺伝子変異の関与がより強いことが推測されるが,難聴の進行のスピードなどが異なる可能性もあることを念頭に経過をみることが求められる.

まとめ

難聴の遺伝学的検査が公的保険で実施できるのは世界でわが国が初めてである.また次世代シーケンサーが公的保険の検査に組み入れられるのも世界初の試みである.

難聴の遺伝子診断は日常臨床でアクセス可能な医療技術になったが,遺伝子診断の実施に際しては遺伝子医療の専門家である臨床遺伝専門医との連携が不可欠である.診療の手引きをもとに結果の解釈を行い,個々の症例の治療の方向性をつけていくことが求められる.また,詳細な具体例やケーススタディに関しては,参考書,ケーススタディ集などを参照することも必要である[4, 5).

(宇佐美真一)

引用文献

1) Mori K, et al. Social health insurance-based simultaneous screening for 154 mutations in 19 deafness genes efficiently identified causative mutations in Japanese hearing loss patients. PLoS One 2016;11:e0162230.
2) 日本聴覚医学会編.遺伝性難聴の診療の手引き 2016 年版.東京:金原出版;2016.
3) Richards S, at el. ACMG Laboratory Quality Assurance Committee. Standards and guidelines for the interpretation of sequence variants:A joint consensus recommendation of the American College of Medical Genetics and Genomics and the Association for Molecular Pathology. Genet Med 2015;17:405-24.
4) 宇佐美真一編.きこえと遺伝子―難聴の遺伝子診断とその社会的貢献.改訂第 2 版.東京:金原出版;2015.
5) 宇佐美真一編.きこえと遺伝子 2 ―難聴の遺伝子診断ケーススタディ集.東京:金原出版;2012.

シリーズ関連項目
• 『子どもを診る 高齢者を診る』「先天性高度感音難聴―遺伝性難聴」p.78(工 穣,宇佐美真一)
• 『子どもを診る 高齢者を診る』「先天性高度感音難聴―内耳奇形」p.95(岸本逸平,内藤 泰)
• 『子どもを診る 高齢者を診る』「重複障害」p.105(内山 勉)

耳鳴症

概要

　1982 年に発足した「耳鳴研究会」により『標準耳鳴検査法 1984』が作成・公表され，1993年に一部修正され『標準耳鳴検査法 1993』として日本聴覚医学会編『聴覚検査の実際』に記載され，耳鳴りの診断と治療に用いられ，臨床の場において広く活用されてきた．しかし，バンドノイズ，ホワイトノイズ，対側耳で検査した場合の具体的な表記方法の記載はなかったため，具体的な表記法が日本聴覚医学会難聴対策委員会で作成され[1]，日本聴覚医学会編『聴覚検査の実際』（改訂第 4 版）に収載された[2]．

　一方，「耳鳴研究会」はその後に改称された「耳鳴りと難聴の研究会」，「耳鳴り・難聴カンファランス」に引き継がれ，2015 年に「耳鳴・難聴研究会」と名称を変更し，第 1 回研究会世話人会において「耳鳴診療ガイドライン」の作成が提案された．2016 年日本医療研究開発機構（AMED）の研究開発課題（小川　郁代表）に採択され，現在，以下の内容で 2018 年の完成をめざして研究を継続中である．

診療ガイドライン（案）の要点

　耳鳴診療のガイドラインを制定し，耳鳴診療の提言を行う．耳鳴検査法は 1993 年に制定されて以降改訂されていないが，その後，耳鳴診療に関するエビデンスが蓄積されてきた．この経緯を含めて以下の 5 点の提言を行う．

- 集積したエビデンスを示す．過去の耳鳴に関する論文を集積し，必要な論文を抽出する．アメリカ，ドイツの診療ガイドラインを参考にするが，日本の医療に沿うよう配慮する．Minds 診療ガイドライン作成マニュアルの手順に従い，クリニカルクエスチョンを設定し，システマティックレビューを行い推奨グレードのレベルを評価する．
- 耳鳴検査法に質問票を組み込むことで診療方針を決める．耳鳴検査法を改訂し，耳鳴診療のアルゴリズムを作成する．
- 耳鳴に対する指示的カウンセリング（耳鳴を気にしなくするための考え，耳鳴と精神症状との関連）．耳鳴の機序を患者に説明し，教育するための指示的カウンセリング法を決める．
- 耳鳴の治療として，最もエビデンスの高い治療としての音響療法の普及を目的とする．国内外の音響療法の効果に関するエビデンスを集積する．
- 耳鳴質問票（Tinnitus Handicap Inventory）の検査確立（バリデーション）．耳鳴質問票は耳鳴の気になりやすさの指標であり，治療効果の判定に有用である．国際的に用いられており，和訳もされているが，翻訳の信頼性と妥当性は検証されていない．そのためバックトランスレーション（訳し戻し法）を行い，誤訳の有無について検討し妥当性を確立する．

海外における耳鳴診療ガイドラインの現況と耳鳴ガイドライン作成研究班の活動

　米国聴覚学会，英国聴覚学会による言語聴覚士を対象としたガイドライン[3,4]，英国保健省によるかかりつけ医，言語聴覚士，専門医の耳鳴診療における役割分担を規定したガイドライン[5]，米国，ドイツで耳鼻咽喉科医を対象として作成された診療ガイドライン[6,7]などがある．言語聴覚士を対象としたガイドラインでは，耳鼻咽喉科医を対象としたガイドラインに比べ，診察（clinical examination）の記載が少ないが，いずれも基本的な項目は①診断，②評価，③治療があげられており，それぞれのガイドラインに著しい相違点はない．

　現在，AMEDの研究班で作成中のガイドラインにおいても，これらの項目を含めた目次を予定している．以下にその概要を記載する．

> Ⅰ-1　総論（疾患概念，病態）
> Ⅰ-2　診断基準，重症度分類，治療効果判定基準
> Ⅰ-3　耳鳴検査
> Ⅱ　各論：耳鳴をきたす疾患の概要
> Ⅱ　各論：診断の流れ（含むアルゴリズム）
> Ⅱ　各論：治療（エビデンスレベル・推奨グレードを記載）
>
> CQ（クリニカルクエスチョン）として疫学，予後，診断，治療などを取り上げる．

疾患概念，病態

　耳鳴は拍動性耳鳴と非拍動性耳鳴に大別されるが，現在作成中の耳鳴診療ガイドラインは慢性非拍動性耳鳴を主な対象とし，他覚的耳鳴が大半を占める拍動性耳鳴については付記するにとどめる予定である．

　病態には現在世界各国で広く行われている音響療法の原理となるJastreboff[8]が提唱した耳鳴神経生理モデルについて解説する．このモデルの理論を要約すると，内耳の障害がきっかけとなって，脳内で音の調節障害が生じ，本来小さいはずの耳鳴（ラウドネスは通常20 dB以内）が増幅されて聞こえ，これが大脳辺縁系を刺激し，不安，恐怖，いらだちなどを感じ，さらに自律神経系を刺激して緊張，動悸，冷汗，不眠など交感神経症状を生じ，皮質下・大脳辺縁系・自律神経系で悪循環のサイクルを形成し慢性化するというものである．

診断基準，重症度分類，治療効果判定基準

■ 急性・慢性の診断基準

　急性，慢性の定義は傷病名や国によっても異なる．慢性耳鳴の定義に関しても同様で，ドイツのガイドライン[7]では「3か月以上持続」となっているのに対して，米国では「6か月以上持続」と明記されている[6]．また，耳鳴診療ガイドラインではないが，カナダ退役軍人省（Veterans Affairs Canada）の給付基準[9]には，慢性耳鳴の定義として「少なくとも6か月以上持続」と記載されている．

　米国の診療ガイドラインで「6か月以上持続」とした理由は，約50%の中等度〜重度の耳鳴は5年後には自然に改善しており，改善例の43%は完全消失していたというコホート研究の結果[10]や，持続6か月未満の急性耳鳴は28%が自然に改善したとの報告[11]などが根拠となっている．

　耳鳴診療ガイドライン作成研究班でも，3か月とするか6か月とするかについて議論されたが，日本では急性，慢性を3か月で区別するのが一般的なことから，ドイツの診療ガイドラインと同様に「3か月以上持続」とすることになった．

■ 重症度分類

　重症度分類は耳鳴質問票と耳鳴評価尺度にて行うが，耳鳴質問票にはTinnitus Handicap Questionnaire（THQ），Tinnitus Handicap Inventory（THI），Tinnitus Functional Index（TFI），Tinnitus Reaction Questionnaire（TRQ）などさまざまな質問票があり，評価尺度にもVerbal Rating Scale（VRS），Numeric Rating Scale（NRS），Visual Analogue Scale（VAS）など複数の評価尺度が使われてきた．

重症度分類には，国内のみならず海外においても最も頻用されている[12] THI を中心に，ほかの質問票も併記する予定である．THI については和訳された質問票が多くの施設で用いられているが，バリデーションがなされていないため，耳鳴診療ガイドライン作成研究班でバックトランスレーションを行い，検証作業を進めているところである．

■ 治療効果判定基準

『聴覚検査の実際』（改訂第 4 版）の耳鳴検査の章には，自覚的表現の検査として『標準耳鳴検査法 1993』をもとに a〜i まで 9 項目の問診が記載されている．これらの問診項目は，たとえば「f. 耳鳴の大きさ」では（1）とても小さい，（2）小さい，（3）中くらい，（4）大きい，（5）とても大きい，から該当する表現を選ばせる形式になっており，これは VRS といえる．耳鳴診療ガイドラインでは，この評価尺度を中心に NRS，VAS についても付記する予定である．

AAO-HNS の診療ガイドライン[3] や『標準耳鳴検査法 1993』には記載がないが[2]，British Society of Audiology のガイドライン[4]，英国保健省の Good Practice Guide[5, 12] には不安・抑うつに対する質問票を推奨している．具体的には State-trait Anxiety Inventory（STAI），Self-rating Depression Score（SDS），Hospital Anxiety & Depression Scale（HADS）などであるが，前 2 者はそれぞれ「不安」「抑うつ」状態の評価に用いられるのに対し，HADS は「不安＋抑圧」の両者を同時に評価できる点が便利である．

ドイツの診療ガイドライン[7] にこのような質問票の記載はないが，心因性あるいは精神医学的な併存症が疑われる場合は心療内科，精神科，臨床心理士などの専門家に委ねるべきとの記述がなされている．耳鳴診療ガイドライン作成委員会の討議の結果，不安・抑うつに対する質問票の記載は診断基準の問診の項目として記載する方針とした．

聴覚検査

耳鳴研究会において『標準耳鳴検査法 1984』が定められてから耳鳴検査としてピッチ・マッチ検査，ラウドネス・バランス検査，遮蔽検査が行われるようになった．その後，若干の修正を加えた『標準耳鳴検査法 1993』に改訂されたが，基本的な検査手順は変わっていない．これらの耳鳴検査の英文表記は tinnitus pitch matching, tinnitus loudness matching, minimal masking となり，海外のガイドラインでは audiological examination ないし audiological assessment のカテゴリーに分類されている[3, 4, 6]．

耳鳴の聴覚検査には純音聴力検査に加え，上記の耳鳴検査を含めるが，純音聴力検査については基本的には octave frequency とするが，米国のガイドラインのように「難聴のある場合は mid-octave frequency の測定も望ましい」と注記するか否か未定である．

耳鳴の治療

米国，ドイツいずれの診療ガイドラインにおいても推奨（recommendation）となっているのは，認知行動療法のみである．ただし，認知行動療法は耳鼻咽喉科医が単独で行える治療ではないため，ガイドラインに含めるか否かは未定である．

音響療法は米国の診療ガイドラインで唯一オプションとして扱われており，今回のガイドライン作成においても治療の中心に取り上げる予定である．

（佐藤宏昭）

引用文献
1）内藤 泰ほか．難聴対策委員会報告—耳鳴ピッチ・マッチ検査とラウドネス・バランス検査の表記法について．Audiology Japan 2016；59：246-9.
2）小川 郁ほか．耳鳴検査．日本聴覚医学会編．聴覚検査の実際（改訂第 4 版）．東京：南山堂；2017．p.164-70.
3）American Academy of Audiology. Audiologic Guidelines for the Diagnosis and Management of

Tinnitus Patients. Audiology Today 2001 ; 13 : 2.

4) British Society of Audiology Good Practice Guidance for the management of children with tinnitus. Kentish R, et al. Tinnitus in children : Practice Guidance. 2016. p.1-39.

5) National Health Service. Department of Health. Provision of Services for Adults with Tinnitus : A Good Practice Guide. London : Central Office of Information ; 2009.

6) Tunkel DE, et al. Clinical practice guideline : Tinnitus. Otolaryngol Head Neck Surg 2014 ; 151 (2 Suppl) : S1-40.

7) Zenner HP, et al. Zur interdisziplinäen S3-Leitlinie für die Therapie des chronisch-idiopathischen Tinnitus. HNO 2015 ; 63 : 419-27.

8) Jastreboff PJ. Phantom auditory perception (tinnitus) : Mechanisms of generation and perception. Nerosci Res 1990 ; 8 : 221-54.

9) Veterans Affairs Canada. Tinnitus. Entitlement Eligibility Guidelines. 2006.

10) Nondahl DM, et al. Prevalence and 5-year incidence of tinnitus among older adults : The epidemiology of hearing loss study. J Am Acad Audiol 2002 ; 13 : 323-31.

11) Nyenhuis N, et al. Efficacy of minimal contact interventions for acute tinnitus : A randomized controlled study. Cogn Behav Ther 2013 ; 42 : 127-38.

12) Hoare DJ, et al. Management of tinnitus in English NHS audiology departments : An evaluation of current practice. J Eval Clin Pract 2012 ; 18 : 326-34.

シリーズ関連項目 ••

- 『実戦的耳鼻咽喉科検査法』「実戦的耳鳴検査法」p.106（柘植勇人）
- 『子どもを診る 高齢者を診る』「老人性難聴・耳鳴」p.265（内田育恵，杉浦彩子，植田広海）
- 『耳鼻咽喉科イノベーション』「他覚的耳鳴の治療法としての耳小骨筋切断術」p.34（土井勝美，斎藤和也）
- 『耳鼻咽喉科イノベーション』「耳鳴に対する音響療法の実際」p.36（新田清一）

補聴器

概要

　補聴器フィッティングの過程でその適合状態を評価するための指針として，『補聴器適合検査の指針（2010）』が日本聴覚医学会によって示された[1]．この指針には補聴器フィッティングに関連して行われる検査法のなかから，「評価が定まっている」「医療現場で実施できる」という 2 つの条件を満たす 8 種類が選択されている（❶）．そしてこの 8 つの検査は必須検査項目（2 つ）と参考検査項目（6 つ）に分類されている．指針のなかにはそれぞれの検査について，具体的な実施方法と得られた結果の評価基準が示されている．

指針のポイント

● 8 つの検査法が示されているが，すべてを同時に行う必要があるわけではない．補聴器フィッティングの過程で必要な検査を選択して行っていく．

● 実際の臨床において，総合的な評価が必要な段階では必須検査項目の 2 つを行う必要がある．それに加えて参考検査項目 6 つのなかでは，（5）音場での閾値測定，（6）補聴器特性測定，（8）質問紙による適合評価，の 3 つが選択されることが多いと思われる．

● 複数の検査を行うので，ある検査では適合だがほかの検査では非適合と判断されることがあり，総合的にどのように判定するかを考える必要がある．必須検査項目の 2 つは両者ともに適合基準を満たすことが望ましいが，両立できない場合にはどちらを優先するか，どこに妥協点を見いだすかを各症例に応じて考えていく必要がある．

❶ 『補聴器適合検査の指針（2010）』

必須検査項目
（1）語音明瞭度曲線または語音明瞭度の測定
（2）環境騒音の許容を指標とした適合検査
参考検査項目
（3）実耳挿入利得の測定
（4）挿入形イヤホンを用いた音圧レベルでの聴覚閾値・不快レベルの測定
（5）音場での補聴器装用閾値（ファンクショナルゲイン）の測定
（6）補聴器特性図とオージオグラムを用いた利得・装用閾値の算出
（7）雑音を負荷したときの語音明瞭度の測定
（8）質問紙による適合評価

（日本聴覚医学会．Audiology Japan 2010[1] より）

　本項では，適合検査の指針に従って補聴器適合を評価した実例を示して，補聴器フィッティングの実際におけるこの指針の使用法を解説する．今回の症例において用いた主な検査は，必須検査項目（1）（2）と，参考検査項目の（5）音場での補聴器装用閾値（ファンクショナルゲイン）の測定，と（8）質問紙による適合評価である．なお，補聴器特性の測定は補聴器設定を変更するたびに行っている．

　それぞれの検査の評価基準については，指針に

（1）明瞭度曲線：50，65 dBSPL の明瞭度が裸耳の明瞭度より改善している．65，80 dBSPL の補聴耳明瞭度が裸耳の最高明瞭度と同等である（−10%以内）．
（2）環境騒音の許容：語音を 65 dBSPL，SN 比 ＋15 dB で呈示し，すべての環境音で補聴器装用が可能である．
（5）音場での閾値測定：1,000 Hz の補聴耳閾値が 35 dBHL 以内である．ファンクショナルゲインは 500，1,000，2,000 Hz でハーフゲイン相当（−5 dB 以内）である．
（8）10 項目の質問のうち 7 項目以上がまとめの表の白抜きの範囲に入っている．

記載されている基準とそれに若干の改変を加えた部分を含めて❷のように設定した．

適合良好例

症例 1：73 歳，女性．

経過：両側平均聴力 50～60 dB の水平型感音難聴で 2 年前から両側に補聴器装用を開始し，その後 1 日中装用している．経過観察中に聴力の軽度の悪化を認め補聴器の出力を少し上げたのち，3 か月が経過した時点での適合検査の結果を示した．

検査結果：明瞭度曲線の結果は良好で，65 および 80 dBSPL の補聴耳明瞭度はいずれも裸耳の最高明瞭度相当である．環境騒音の許容もすべての環境音で装用可能であった．装用閾値は 1,000 Hz において右 30，左 35 dBHL であり，両側ともに適合と判断できる．ファンクショナルゲインは 500，1,000，2,000 Hz において両側ともにハーフゲイン相当の利得が得られており適合と判断できる．質問紙の結果も 10 項目すべてが白抜きの範囲にあり，判定基準を満たしている（❸）．

解説 　症例 1 は補聴器を装用開始後すでに 2 年以上が経過し，安定して装用できていて満足度も高い．施行した補聴器適合検査の結果はいずれも良好な結果が示されており，指針の評価基準が妥当であることを示している例といえる．

適合やや不良例

症例 2：69 歳，男性．

経過：症例 1 とほぼ同じ両側平均聴力 50～60 dB の水平型感音難聴例である．6 年前に自分で右耳に補聴器（耳あな型）を購入している．補聴効果に不満があり，3 年前に当科補聴器外来を受診し左耳に新たに補聴器（耳あな型）を購入した．環境音をうるさく感じる訴えが強く，その後も調整を繰り返してきた症例である．装用開始後 3 年が経過した時点での左耳の適合検査の結果を示した．

検査結果：明瞭度曲線の結果は，補聴器装用で一定の改善が認められ何とか適合基準を満たしている．環境騒音の許容はすべての環境音で装用が可能であった．装用閾値は 1,000 Hz で 40 dBHL であり，適合基準を下回っている．ファンクショナルゲインは 500，1,000，2,000 Hz のいずれもハーフゲインよりも小さく，やはり適合基準を満たしていない．質問紙の結果は白抜きの範囲に 2 項目しか入っておらず適合とはいえない（❹）．

解説 　症例 2 は環境騒音の許容と語音明瞭度のあいだで何とか妥協点を見いだして装用しているが，十分な聴取能改善のためには出力が不足している状態である．補聴器装用を開始して初期の時期ではこのような状況が比較的多く認められる．通常は次第に補聴器で増幅した音に慣れてきて出力を上げていける場合が多いが，この症例のように騒音への許容範囲が低いままうるささへの訴えが続く場合もある．

装用開始後早期の例

症例 3：78 歳，女性．

経過：幼少時より両側中耳炎があり，右耳は高度難聴であった．左耳の聴力が徐々に悪化して日常生活に不便を感じるようになり，補聴器装用を希望し来院した．

　聴力は右が平均聴力 92 dB の混合難聴，左

❸症例 1 の検査結果

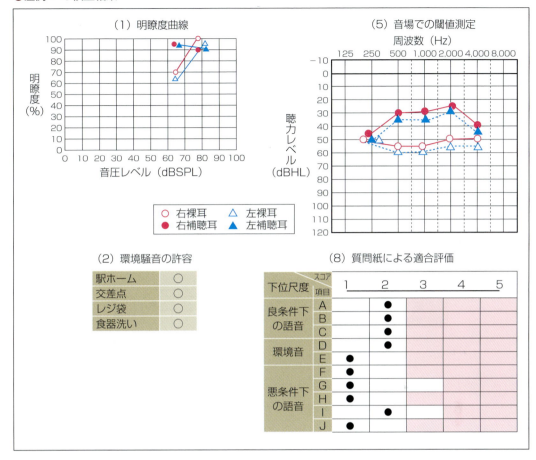

（1）明瞭度曲線

（5）音場での閾値測定

環境騒音の許容	
駅ホーム	○
交差点	○
レジ袋	○
食器洗い	○

（2）環境騒音の許容

（8）質問紙による適合評価

52 dB の混合（感音成分が主）難聴である．補聴器は今回が初めての装用で，左耳に補聴器の試聴を開始して 1 か月半が経過し購入を決定した時点での適合検査の結果を示す．

検査結果：明瞭度曲線で 80 dBSPL 入力の補聴耳明瞭度が裸耳明瞭度より 15％悪く，適合とは判断できない．環境騒音の許容はすべて装用可能であった．補聴閾値は 1,000 Hz で 40 dBHL であり適合レベルよりやや悪く，500，1,000，2,000 Hz のファンクショナルゲインもやや不足している（❺）．

解説 補聴器装用を開始した段階では，装用閾値やファンクショナルゲインはこの症例のように適合基準よりやや不足した状態で妥協することが多い．無理なく装用が継続できることを優先するためで，ちょうど症例 2 の装用閾値や利得と同程度になっている．

80 dB の補聴耳明瞭度が良くない理由としては，ラウドネスが大きすぎる，または出力制限（あるいは強いコンプレッション）による歪みが生じている，の 2 つが考えられる．補聴器の入出力曲線をみてみると，増幅はリニアに近い弱いコンプレッションがかかっていて，100 dBSPL 弱のレベルでピーククリッピングされている．この例では語音のラウドネス評価も行っており，80 dB の補聴耳での語音のラウドネスは「やや大きい」（❺で「5」と表示されている）であり過大ではない．

したがって，ピーククリッピングによる出力制限の影響が最も考えられる．しかし明瞭度は 80 ％と顕著に悪化しているわけでないので，このままの設定で装用を継続し，最大出力制限を徐々に

❹症例2の検査結果

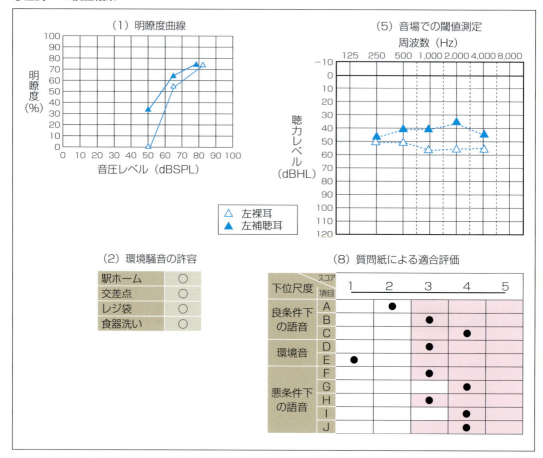

（1）明瞭度曲線

（5）音場での閾値測定

△ 左裸耳
▲ 左補聴耳

（2）環境騒音の許容

駅ホーム	○
交差点	○
レジ袋	○
食器洗い	○

（8）質問紙による適合評価

ゆるめていく方針とした.

課題と問題点

　以上の実例で示したように，良好な適合状態にある症例では指針に示された各検査の適合基準がすべて満たされていることが多いが，症例2のように本来必要と思われる増幅では装用が継続できない症例も少なくない．さらに補聴器装用経験がまだ浅い例では，すべての検査で適合条件を満たすのは困難であることが多い．

　つまり，実際には補聴器フィッティングの各段階で適切な検査を選択し，それぞれの結果を柔軟に判断していく必要がある．この指針にはそれらの点について具体的な説明はなされていないが，補聴器の適合状態を判断するうえで基本になる目標として必須検査項目が設定されていると考えられる．よってこの必須検査項目2つがともに適合条件を満たしていることが重要な指標になるであろう．しかしこの2つの検査項目は基本的には相反するものである．語音明瞭度は十分な増幅により達成されることが多いのに対し，騒音のうるささは十分な増幅により悪化することが多いからである．

　実際にこの適合検査を装用開始後3週間の時点で実施した研究によると，語音明瞭度曲線での適合の割合が80％であったのに対し環境騒音の指標では60％の適合率であり，語音明瞭度で適合していても環境騒音で許容できないものが27.5％に存在していたと報告されている[2]．

　したがって，必須検査の（1）と（2）が両立できない段階では，まずどちらを優先するかを考え

❺症例3の検査結果

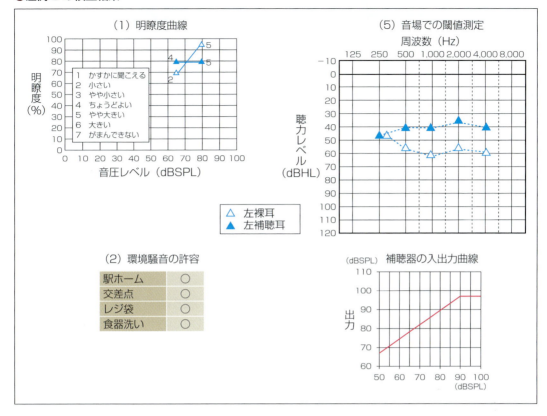

（1）明瞭度曲線

明瞭度（%）

1 かすかに聞こえる
2 小さい
3 やや小さい
4 ちょうどよい
5 やや大きい
6 大きい
7 がまんできない

音圧レベル（dBSPL）

（5）音場での閾値測定

周波数（Hz）

聴力レベル（dBHL）

△ 左裸耳
▲ 左補聴耳

（2）環境騒音の許容

駅ホーム	○
交差点	○
レジ袋	○
食器洗い	○

（dBSPL）補聴器の入出力曲線

出力

（dBSPL）

る必要がある．それには2つのアプローチが考えられる．（1）を優先して調整を行い，装用時間および装用環境を徐々に拡大していく，あるいは（2）を優先してまず長い時間装用できるようにしてから徐々に利得を上げていく，という方法である．教科書的には前者のアプローチが記載されていることが多いが，後者の方法の有効性も報告されている[3]．それぞれのケースに応じて臨機応変に考えていく必要があると思われる．

　結論として，補聴器装用開始時期にどちらを優先するかは各施設の方針で選択してよいが，最終的には必須検査項目2つの適合条件を同時に満たすことを目標に，補聴器フィッティングを行っていく必要があると考えられる．参考検査項目はフィッティングの過程で適宜行っていく検査である

が，必ずしもすべてが適合基準を満たしている必要はないと考えてよいと思われる．

（佐野　肇）

■引用文献■
1）日本聴覚医学会．補聴器適合検査の指針（2010）．Audiology Japan 2010；53：708-26.
2）佐藤梨里子ほか．補聴器適合検査の指針（2010）による補聴器適合評価の検討．Audiology Japan 2013；56：82-90.
3）岡崎　宏ほか．補聴器の初期調整時の装用時間と音に対する慣れの検討．Audiology Japan 2014；57：71-7.

■シリーズ関連項目■
●『実戦的耳鼻咽喉科検査法』「実戦的補聴器適合検査」 p.136（杉内智子）
●『子どもを診る 高齢者を診る』「補聴器装用のコツ」 p.114（福島邦博）

骨固定型補聴器（BAHA）

概要

　骨固定型補聴器（bone anchored hearing aid：BAHA）は，スウェーデンの Brånemark らが提唱した，骨内に埋め込まれたチタンと生体組織が互いに密に癒合する "osseointegration" に基づいた半埋め込み型の補聴システムである．外部の音を取り込んで振動に変換する "音振動変換器（サウンドプロセッサー）"，側頭骨に植え込まれて音振動変換器からの信号を骨に伝える "骨導端子"，音振動変換器と骨に植え込んだ骨導端子を接合する "接合子" の3種の機器で構成されている．

　1977年にスウェーデンにおいて世界で最初の骨導端子の埋め込み術が行われ，日本では2001年に初めての埋め込み術が慢性中耳炎術後の2症例に対して施行され[1]，2013年1月に保険適用となった．

　BAHA の臨床成績は「コミュニケーションの容易さ」「騒音下の語音理解」「反響音」「満足度」「役立ち度」に関して気導補聴器・骨導補聴器よりも良好な結果を示している[2]．

要点

　手術施行する際には，施設基準等が定められており，詳細は医科診療報酬点数表にて参照しておく必要がある．また，適応となる症例は，2014年9月の時点では以下のように定められている．❶の3項目がすべて該当する症例が適応となる．

❶ BAHA の適応基準

1. 両側外耳道閉鎖症，両側耳硬化症，両側真珠腫または両側耳小骨奇形で，既存の手術による治療および既存の骨導補聴器を使用しても改善がみられない．
2. 一側の平均骨導聴力レベルが45dBHL（0.5，1，2，4 kHz）以内．
3. 18歳以上．ただし，両側外耳道閉鎖症については，保護者の同意が得られた場合，15歳以上でも対象となる．

埋め込み術を施行した典型的な症例

症例1：70歳，女性．
主訴：難聴．
既往：両側中耳根本術（外耳道後壁削除）を19歳時に施行．
現病歴：左耳は以前から高度難聴であったため，50歳ごろから補聴器を右耳に装用していたが，難聴の増悪があるため受診．
初診時所見：両鼓膜所見では，両側中耳根本術施行による外耳道後壁削除の局所所見で，耳内は乾燥していた．純音聴力検査では両混合難聴（❷）であった．

治療・経過：埋め込み術を左耳に施行し，施行後の創部を❸に示すが，接合子周囲の皮膚反応はなく，サウンドプロセッサーを装着して，現在ほぼ毎日1日中装用中である（❹）．

解説　50年以上前に，両耳の中耳根本術が施行され，両耳の進行性難聴の治療を希望して受診した症例である．耳内の局所所見では，耳漏は認められないが，外耳道後壁が削除されてお

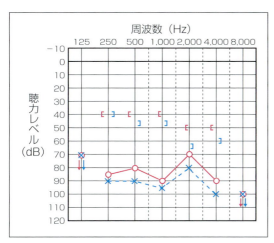

❷症例1の純音聴力検査
両耳の混合難聴を示す.

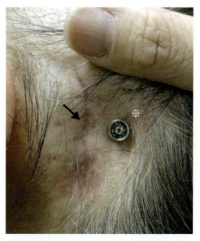

❸症例1のBAHA埋め込み術3か月後の局所
皮切の瘢痕（矢印）と接合子（※）.

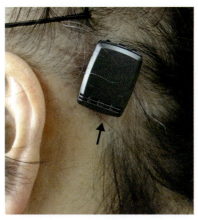

❹症例1のBAHA埋め込み術3か月後のサウンドプロセッサー（矢印）装着時

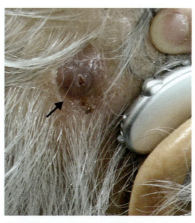

❺症例2のBAHA埋め込み術15年後に接合子が肉芽により埋没した状態（矢印）

り，側頭骨CTでは耳小骨は確認されず，鼓室腔の含気も不良となっており，鼓室形成術による聴力改善が困難と推測される症例である．一方，右耳の平均骨導値が45dBであり，補聴器を装用していない左耳に埋め込み術を施行して術前に期待したとおりの聴力改善が得られた．

合併症を呈した症例

症例2：76歳，女性．
主訴：BAHA埋め込み部が埋没．

現病歴：61歳時に右耳後部にBAHA埋め込み術を施行され，毎日，問題なく装用していたが，76歳時に接合子が肉芽により埋没した（❺）.
治療・経過：埋没した接合子周囲の皮膚・肉芽を切除し，大腿部から採取した皮膚を分層移植し，術後経過は順調で，以前と同様にBAHAを毎日装用している．

解説 合併症に留意する必要がある[3]．接合子周囲の皮膚の発赤，湿潤，肉芽形成，肥厚ならびに皮下への埋没が生じうるので，必要に応

じて，ステロイド・抗菌薬軟膏の塗布，肉芽の処理を行う．接合子が皮下に埋没した際には，本症例のように，接合子上の皮膚の切除あるいは切除後遊離皮膚移植を行うことになる．また，長期的な合併症としては，骨導端子の脱落がある．

将来への課題

現行のわが国における手術適応では，欧米で手術適応として埋め込み術が施行されている片側聾の症例が適応となっておらず，適応拡大されることが望まれている．

（喜多村　健）

引用文献 ••

1) 戸叶尚史ほか．Bone-Anchored Hearing Aid：BAHA（埋め込み型骨導補聴器）埋め込み術を施行した2症例．日耳鼻会報 2003；106：518-21.
2) 岩崎　聡ほか．本邦における埋め込み型骨導補聴器（Bone-anchored hearing aid：BAHA）治験―補聴器との比較について．Audiology Japan 2010；53：224-31.
3) 吉本亮一ほか．埋込型骨導補聴器術後皮膚合併症に対する再手術例の検討．Otol Jpn 2013；23：834-40.

シリーズ関連項目 •••••••••••••••••••••••••••••••••••••••
•『耳鼻咽喉科イノベーション』「人工中耳と骨導インプラント」p.28（岩崎　聡）
•『耳鼻咽喉科イノベーション』「軟骨伝導補聴器」p.30（西村忠己，細井裕司）

人工中耳

概要

　人工中耳は 1983 年に日本で開発されたリオン型人工中耳がきっかけで，さまざまな人工中耳が開発された．リオン型人工中耳の適応は鼓室形成術を施行しても十分な聴力改善が得られない混合性難聴症例であった．しかし，海外では感音難聴を対象にした人工中耳として開発が進められ，Vibrant Soundbridge® (VSB)，Otologics MET™，Envoy Medica の Esteem®，Soundtec Direct System® などが存在する [1]．4 機種のうち前 3 機種は伝音・混合性難聴適応型のデバイスに改良された．

　人工中耳のなかで最も多く実施されているのが VSB（❶）であり，2007 年に伝音・混合性難聴に対する適応で CE-mark の承認を得ている．音声信号を振動に変換し，直接振動を内耳に伝えるためハウリングがなく長時間の装用も可能であり，補聴器に比べて周波数歪みが少なく，過渡応答特性に優れている．

　本邦では，正円窓に振動子である floating mass transducer (FMT) を設置する方法による伝音・混合性難聴に対する臨床治験が実施され，2014 年 1 月に終了し，2015 年薬事承認，2016 年保険収載された．

　このような経過をふまえ，2015 年日本耳科学会人工聴覚器ワーキンググループで『人工中耳 VSB（Vibrant Soundbridge®）の手引き（マニュアル）』[2] が作成された．本項では，この内容のポイントと適応の理解のために実際の症例を提示する．

人工中耳適応の要点

● 術側は伝音・混合性難聴であり，❷で示した範囲に骨導聴力レベルが入る必要がある．海外では感音難聴に対しても実施されているが，今回の保険収載では伝音・混合性難聴だけが適応となっている．

● 中耳疾患による伝音・混合性難聴に対しては，基本的には既存の中耳手術を実施しても難聴が改善しないため，補聴器を使用しても効果が得られない人が対象となる．外耳道閉鎖症による伝音・混合性難聴に対しては，必ずしも外耳道造設術が必須ではなく，補聴器の装用が困難か効果が得られない人が対象となる．

● まずは両側の難聴者を対象に実施してほしい．一側性の伝音・混合性難聴に対しては，臨床研究の結果を待ってから検討していくのがよいだろう．

● 顔面神経走行奇形，高位頸静脈球症，耳管機能障害の症例には注意して行うべきである．

中耳疾患による典型的な適応例

症例 1：64 歳，男性．

既往・現症：両側慢性中耳炎に対し両側 3 回の鼓室形成術を受けたが，両側混合性難聴（❸）は改善しなかった．57 歳から左耳に補聴器装用開始した．術前に補聴器適合検査（2010 年）を実施したが，5 項目中 4 項目が不適合であり，最高語

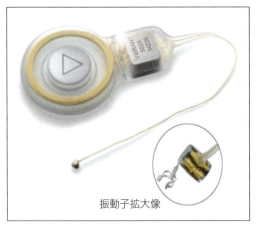

❶ Vibrant Soundbridge® (VSB)

振動子拡大像

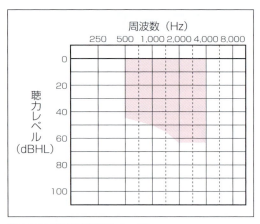

❷ VSB 適応骨導聴力レベル

周波数（Hz）

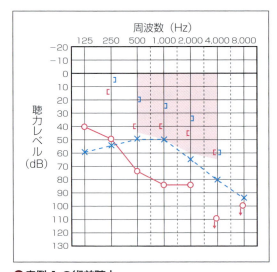

❸ 症例 1 の術前聴力

周波数（Hz）

聴力レベル（dB）

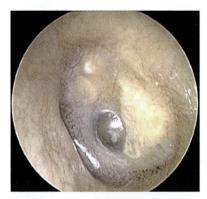

❹ 症例 1 の術前左耳の鼓膜所見

音明瞭度は右耳が 55％，左耳が 85％であった．鼓膜所見（❹），CT 所見から左耳は鼓室硬化症を伴っていることが推測された．

診断：既存の鼓室形成術を受けたが両側混合性難聴が残り，補聴器を装用するも十分な聞き取りが得られなかった（補聴器適合検査 5 項目中 4 項目で不適合）症例である．

治療：語音明瞭度の良い左耳に人工中耳（VSB）手術を施行した．鼓室硬化症の影響で正円窓膜周辺に骨化がみられたため，RW カップラーを使用して，振動子である FMT を正円窓窩に設置し（❺），良好な結果が得られた．

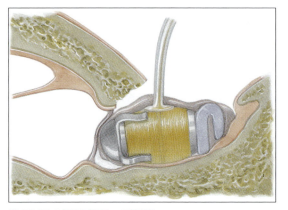

❺ FMT の正円窓窩への設置
Round Window（RW）カップラーを振動子の FMT に装着し，正円窓窩に設置した．
（日本耳科学会 国内学術委員会人工聴覚器ワーキンググループ．人工中耳 VSB（Vibrant Soundbridge®）マニュアル．2015 より）

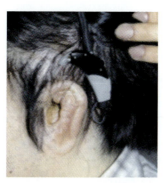

❻症例2の形成した耳介に装着されていた骨導補聴器

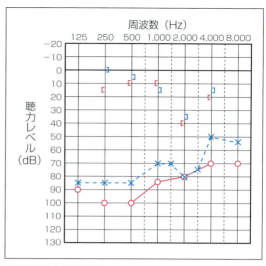

周波数（Hz）

聴力レベル（dB）

❼症例2の術前聴力

外耳疾患による典型的な適応例

症例2：40歳，男性．

既往・現症：両耳に先天性の小耳症と外耳道閉鎖症がみられ，1歳から骨導補聴器を使用していた．15歳のとき右耳の耳介形成術，16歳で左耳の耳介形成術を受け，17歳で右外耳道造設術，18歳で左外耳道造設術を受けた．しかし形成した外耳道は次第に浅くなり，気導補聴器が使用できなくなり，再び骨導補聴器（❻）を使用することになった．

診断：造設した外耳道は浅在化して気導補聴器の挿入は困難な状況であり，両側伝音難聴（❼）を示していた．形成した耳介のため眼鏡型の骨導補聴器装用も困難で，カチューシャ型の骨導補聴器を使用していた．しかし，審美性の問題で骨導補聴器の使用に悩んでいた．

治療：左耳に人工中耳（VSB）手術を施行し，良好な結果が得られ，本人も満足している．

実施に際しての注意点

手引書には両側，一側難聴の記載がないが，薬事承認の目的に記載されているように，両側難聴に対してまずは実施してほしい．術側は必ず伝音・混合性難聴であること，対側は感音難聴もしくは伝音・混合性難聴であればよい．事前に必ず既存の補聴器を試し，常時装用できないか，もしくは補聴器適合検査で聞き取りが不十分であることを確認することが必要である．

また，薬事承認では正円窓アプローチと卵円窓アプローチが承認されているが，カップラーは正円窓タイプのみしか現在は承認されていない．卵円窓アプローチでは振動子（FMT）を直接アブミ骨に設置する方法しかできないので，注意してほしい．

（岩崎　聡）

引用文献

1）岩崎　聡．聴覚障害と補聴機器の選択―将来展望を含めて― Current Article．耳喉頭頸 2005；77：429-39.

2）岩崎　聡ほか．人工中耳 VSB（Vibrant Soundbridge®）の手引き（マニュアル）．Otol Jpn 2016；26：29-36.

シリーズ関連項目

• 『耳鼻咽喉科イノベーション』「人工中耳と骨導インプラント」p.28（岩崎　聡）

人工内耳（成人）

概要

　わが国における多チャンネル人工内耳治療は，1984年に第1例目が行われて以来，すでに30年以上が経過した．以後，テクノロジーと手術手技の進歩に伴って聴取成績が次第に改善しつつある[1-3]．

　人工内耳手術適応基準は日本耳鼻咽喉科学会によって1998年に作成された．この時点では，成人に対する適応基準は90dB以上の高度難聴で，補聴器装用効果が乏しいものとされ，聴覚障害2～3級の高度難聴者が該当した．この適応基準は長らく続いたが，小児の人工内耳適応基準は2014年に改定され，新たに新技術である残存聴力活用型人工内耳EAS（electric acoustic stimulation）ガイドラインも2014年に作成された．

適応基準

■ 残存聴力活用型人工内耳ガイドライン（2014年）

下記の4条件すべてを満たす感音難聴患者を適応とする．

1-ⅰ．純音による左右気導聴力閾値が下記のすべてを満たす．

　　　125Hz，250Hz，500Hzの聴力閾値が65dB以下

　　　2000Hzの聴力閾値が80dB以上

　　　4000Hz，8000Hzの聴力閾値が85dB以上

　　　※ただし，上記に示す周波数のうち，1か所で10dB以内の範囲で外れる場合も対象とする．

1-ⅱ．聴力検査，語音聴力検査で判定できない場合は，聴性行動反応や聴性定常反応検査（ASSR）等の2種類以上の検査において，1-ⅰに相当する低音域の残存聴力を有することが確認できた場合に限る．

2．補聴器装用下において静寂下での語音弁別能が65dB SPLで60%未満である．

　　※ただし，評価は補聴器の十分なフィッティング後に行う．

3．適応年齢は通常の小児人工内耳適応基準と同じ生後12か月以上とする．

4．手術により残存聴力が悪化する（EASでの補聴器装用が困難になる）可能性を十分理解し受容している．

■ 成人の人工内耳適応基準案（日本耳科学会人工聴覚器ワーキンググループによる）

国内施設へのアンケート結果および海外の基準[4]をふまえた改定案である．

1．聴力および補聴器の装用効果　各種聴力検査で以下のいずれかに該当する場合．

　ⅰ．裸耳での聴力検査で平均聴力レベル（500Hz，1000Hz，2000Hz）が90dB以上の重度感音難聴．

　ⅱ．平均聴力レベルが70dB以上，90dB未満で，なおかつ，適切な補聴器装用を行った上で，装用下の最高語音明瞭度が50%以下の高度感音難聴．

2．慎重な適応判断が必要なもの

A）画像診断で蝸牛に人工内耳を挿入できる部位が確認できない場合.

B）中耳の活動性炎症がある場合.

C）後迷路性病変や中枢性聴覚障害を合併する場合.

3．その他考慮すべき事項

両耳聴の実現のため人工内耳の両耳装用が有用な場合にはこれを否定しない.

高音漸傾型の両側感音難聴例

症例：33歳，女性.

現症：小児期から両側の難聴あり．ゆっくりと進行し，高音漸傾型の両側感音難聴を示す．両側にRIC型BTE（イヤモールド使用）補聴器を装用中である．会話域平均聴力は❶のように右83.8 dB，左75 dBであり，補聴器装用下の67-S語音検査（呈示音圧65 dB SPL）の結果，明瞭度は右55%，左45%，両側で50%である．これらは人工内耳およびEASのいずれもの適応基準を満たす.

一方，両補聴器装用下のCI-2004の成人文章検査（65 dB SPL）でも，聴取成績は静寂下で91%，雑音負荷（SN＋10 dB）で83%と良好である.

治療：本例ではまだ補聴器の有効性が保たれており，手術により聴力が悪化する懸念がある標準型人工内耳はリスクが大きい．そこで，より聴力の低下した右耳に正円窓経由の電極挿入によるEAS治療を行った.

その結果，聴力の有意な悪化はなく，術後の聴取成績は単音節75%，CI-2004文章で静寂下100%，雑音負荷91%と，いずれも術前より改善した．とくに，これまで聴取が困難であった仕事場や居酒屋などの騒音下での聴き取りが改善し，音質の向上も認められ，患者のQOLが向上した.

解説 高音漸傾型難聴では，1,000 kHzの閾値が70 dB以上では補聴器装用の必要性が高くなり，90 dB以上では裸耳での普通会話音の聴取は困難となることが多い[5].

術前の補聴器でも単音節の聴取能が適応基準を満たしていても，母音・半母音の占める時間が長

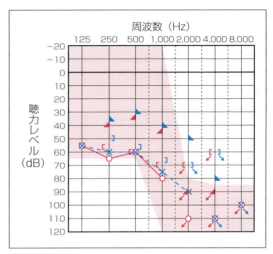

❶症例の標準純音聴力検査結果と補聴器装用閾値

く，そのホルマントパターンが明瞭な日本語では十分に日常会話が可能な場合もあるので，術前の評価では，適応基準にあげられた無意味単音節だけではなく，文章による了解度検査も行うべきである[5]．そのうえで，補聴器よりも人工内耳の効果が期待できる場合に適応を考える．また，年齢や仕事，患者の生活環境や聴取意欲もよく考慮したうえで決定すべきである.

最近保険適用となった難聴遺伝子解析も治療戦略を選択するうえできわめて重要である[6].

留意すべき点

■ 両側人工内耳の適応

小児適応基準（2014）では両耳装用が必要な場合には装用可能となった．ただし，費用対効果，マッピングの時間と手間，埋め込み機器の故障やアレルギーのリスク，両側前庭あるいは味覚障害などのリスクもある．聞こえの死角をなくすだけ

ではなく，両耳スケルチ効果，加算効果という両耳聴効果も検討されることが望ましい．

■ 手術手技の選択

成人適応基準（2017）では残存聴力や前庭機能が保たれている例に手術が行われる機会が増えることから，残存聴力の有無にかかわらず，EAS方式による低侵襲手術が基本となろう．

今後の展望

突発性難聴やウイルス性内耳炎による片側高度感音難聴の発生頻度は高い．また，アブミ骨術後の高度難聴合併症は重大な問題であるが，わが国では，人工内耳のみならず骨固定型補聴器（BAHA）も片側高度難聴症例には保険適用が認められていない．すでに EU 諸国では一側高度感音難聴にも人工内耳の保険適用が認められている．将来，わが国でも片側高度感音難聴への人工内耳の保険適用が期待される．

（熊川孝三）

引用文献 ･･････････････････････････････････････

1) 熊川孝三ほか．補聴器と人工内耳装用者における語音聴取能の比較．Audiology Japan 1997；40：114-9.
2) 射場　恵ほか．語音聴取評価検査「CI-2004（試案）」を用いた人工内耳装用者の聴取能．Audiology Japan 2011；54：277-84.
3) Usami S, et al. Hearing preservation and clinical outcome of 32 consecutive electric acoustic stimulation（EAS）surgeries. Acta Otolaryngol 2014；134：717-27.
4) Sampaio AL, et al. New criteria of indication and selection of patients to cochlear implant. Int J Otolaryngol 2011；2011：573968.
5) 熊川孝三，武田英彦．高音急墜型難聴フィルタを介した日本語と英語文の聴取成績の比較―EAS 型人工内耳の適応基準への提言．耳鼻臨床 2012；補 132：13-9.
6) 熊川孝三ほか．遺伝学的検査が有用であった小児の残存聴力活用型人工内耳症例．Audiology Japan 2014；57：135-42.

シリーズ関連項目 ･･････････････････････････････
• 『耳鼻咽喉科イノベーション』「人工内耳の機種選択における考え方」p.74（東野哲也）

人工内耳（小児）

概要

　2014 年に日本耳鼻咽喉科学会より小児人工内耳適応基準が改訂され 2 月に公表された [1]．足かけ 3 年近く日本耳鼻咽喉科学会福祉医療・乳幼児医療委員会において草案からディスカッション，改訂の繰り返しと推敲がなされ，理事会での討議承認を得て世に出たわけであるが，その間にも世界の現状は推移してきている．

　改訂となった背景には，①埋め込み機器の進歩，スピーチプロセッサなど最近の人工内耳医療，機器の進歩が著しい点，②人工内耳にかかわる（re)habilitation の進歩，③新生児聴覚スクリーニングの導入による早期発見や難聴遺伝子診断保険収載などの医療の進歩，④海外における人工内耳ガイドラインの進展（❶），⑤平成 24 年度人工内耳実態調査におけるわが国の小児人工内耳実態の変化と実施施設からの要望などがあった，などがあげられる．

　2014 年に新しくなった『小児人工内耳適応基準（2014)』を❷に示す．

適応基準の要点

　2006 年の適応基準と比較して大きく変わった点は下記のとおりである．

- 適応年齢は原則 1 歳以上（体重 8 kg 以上）とする．
- 言語習得期以後の失聴例では，補聴器の効果が十分でない高度難聴であることが確認されたあとには，獲得した言語を保持し失わないために早期に人工内耳を検討することが望ましい．
- 平均聴力レベルが 90 dB 以上であるが，それが確認できない場合は補聴器装用下の平均聴力レベルが 45 dB よりも改善しない場合や，装用下の最高語音明瞭度が 50％未満の場合（いずれも 6 か月以上の最適な補聴器装用を行ったうえで)．
- 両耳聴の実現のために人工内耳の両耳装用が有用な場合にはこれを否定しない．
- 高度難聴をきたしうる難聴遺伝子変異を有しており，かつ ABR などの聴性誘発反応および聴性行動反応検査にて音に対する反応が認められない場合．
- 低音部に残聴があるが 1～2 kHz 以上が聴取不能であるように，子音の構音獲得に困難が予想される場合．

　長崎県では公費補助を受けて 2003 年 10 月より全県新生児聴覚スクリーニングが導入されており，昨年度の県下の産婦人科におけるスクリーニング実施率は 99.8％である．例年 95～99％を維持しており，難聴の早期診断と早期介入につなげられている．さらに保険収載となった難聴遺伝子診断や蝸牛低形成など，画像診断などの医学の進歩とともに早期診断が可能になってきた．

ガイドライン改訂後にみられた典型的症例

症例 1：離島で出生．新生児聴覚スクリーニングで両側リファー．生後 8 日目に離島の精密検査医療機関において ABR 両側 105 dBHL で無反応．同日小児科へ紹介．先天性 CMV 検査陰性．生後 5 か月，身体障害者手帳を取得し重度難聴用補聴器装用．

❶海外の人工内耳適応ガイドライン（2013年12月現在）

	裸耳聴力（HL）	装用下語音	年齢	両側
アメリカ	1k〜8k≧90 dB	MLNT, LNT≦30% at 70 dBHL	≧12か月	可
ドイツ	250〜8k≧70 dB	単音節＜50% at 65 dBHL	≧6か月	可
イギリス	2k〜4k≧90 dB	文章≦50% at 70 dBHL	下限なし	可
オーストラリア	Moderate–Severe– Profound HL	単音節, 文章＜60% at 60/65 dBHL	下限なし	可
オーストリア	250〜1k＞65 1k＞70, 1k以上＞80 dB	単音節＜40% at 65 dBHL	≧6か月	可
韓国	250〜8k≧90 dB	文章＜50% at MCL	≧12か月	可
中国	500〜4k≧70 dB	なし	なし	可

MLNT : multisyllabic lexical neighborhood test, LNT : lexical neighborhood test,
MCL : most comfortable level.

検査：生後8か月，当院へ紹介され補聴器を適合し聴覚活用教育を開始．CT・MRIは異常なし．ASSR（MASTER）は全周波数反応なし．生後10か月の遺伝子検査にて，重度難聴をきたしうる *GJB2* 遺伝子変異が認められた（保因者である父親と母親の双方から異なった変異を受け継いだコンパウンドヘテロ）．

人工内耳手術：重度難聴用補聴器を厳密に適合しても，補聴器装用閾値は全周波数60〜70 dBHL．より良い聴覚と言語発達への家族の希望もあり，人工内耳手術を両側に施行した．離島在住のため飛行機で来院しており，より負担が少ないように，また医療費削減目的もあり，家族の要望で同日に両側手術を行った（1歳5か月）．

経過：手術時にトラブルはなく，経過良好にて音入れ施行．現在，術後9か月が経過．装用閾値は40 dBHLへと徐々に改善中．LittlEars聴覚発達質問紙では，術前5→術後4か月11→術後8か月20と急速に伸びている（full 35）．またIT-MAIS聴覚発達質問紙でも，術前5→術後4か月16→術後9か月30（full 40）．現在2歳3か月（術後10か月）であるが発語も出てきており，より聴覚活用教育が進んできている．

症例2：新生児聴覚スクリーニングで両側リファー．精密検査医療機関にてABR両側105 dBHL

で反応なく，生後4か月より補聴器装用し療育開始．人工内耳適応目的にて紹介される．

検査：虹彩異色症（blue eyes）があり小児科，眼科にてWaardenburg症候群（WS-1）の診断．COR：100 dBHL．ASSR：両側100 dBHLスケールアウト，重度難聴用補聴器でも装用閾値が右50 dBHL，左60 dBHL．父親も同様の虹彩異色症があり，遺伝子検査を施行したが一次スクリーニング（−）．

人工内耳手術：1歳3か月時に右耳，1歳7か月時に左耳の人工内耳手術を施行した．術中トラブルはなく全電極挿入した．

経過：現在，装用閾値は30〜35 dBHL．遠城寺式発達質問紙で術前の言語理解0Y7M，発語0Y10M（1Y1M）→右術後1年の言語理解1Y9M，発語1Y9M（2Y3M），IT-MAISは術前2（0Y11M），8（1Y2M）→39/40（2Y3M），LittlEars聴覚発達質問で術前3（0Y11M），16（1Y2M）→34/35（2Y10M）と改善中である．

ガイドラインではうまくいかない非典型症例：おたふくかぜ（ムンプス）ウイルス感染による一側難聴例

症例3：9歳，女児．

❷小児人工内耳適応基準（2014）

本適応基準では，言語習得期前および言語習得期の聴覚障害児を対象とする.

Ⅰ．人工内耳適応条件

小児の人工内耳では，手術前から術後の療育に至るまで，家族および医療施設内外の専門職種との一貫した協力体制がとれていることを前提条件とする.

1. 医療機関における必要事項
   A）乳幼児の聴覚障害について熟知し，その聴力検査，補聴器適合について熟練していること.
   B）地域における療育の状況，特にコミュニケーション指導法などについて把握していること.
   C）言語発達全般および難聴との鑑別に必要な他疾患に関する知識を有していること.
2. 療育機関に関する必要事項
   聴覚を主体として療育を行う機関との連携が確保されていること.
3. 家族からの支援
   幼児期からの人工内耳の装用には長期にわたる支援が必要であり，継続的な家族の協力が見込まれること.
4. 適応に関する見解
   Ⅱに示す医学的条件を満たし，人工内耳実施の判断について当事者（家族および本人），医師，療育担当者の意見が一致していること.

Ⅱ．医学的条件

1. 手術年齢
   A）適応年齢は原則1歳以上（体重8kg以上）とする. 上記適応条件を満たした上で，症例によって適切な手術時期を決定する.
   B）言語習得期以後の失聴例では，補聴器の効果が十分でない高度難聴であることが確認された後には，獲得した言語を保持し失わないために早期に人工内耳を検討することが望ましい.
2. 聴力，補聴効果と療育
   A）各種の聴力検査の上，以下のいずれかに該当する場合.
   　ⅰ．裸耳での聴力検査で平均聴力レベルが90dB以上.
   　ⅱ．上記の条件が確認できない場合，6カ月以上の最適な補聴器装用を行った上で，装用下の平均聴力レベルが45dBよりも改善しない場合.
   　ⅲ．上記の条件が確認できない場合，6カ月以上の最適な補聴器装用を行った上で，装用下の最高語音明瞭度が50％未満の場合.
   B）音声を用いてさまざまな学習を行う小児に対する補聴の基本は両耳聴であり，両耳聴の実現のために人工内耳の両耳装用が有用な場合にはこれを否定しない.
3. 例外的適応条件
   A）手術年齢
   　ⅰ．髄膜炎後の蝸牛骨化の進行が想定される場合.
   B）聴力，補聴効果と療育
   　ⅰ．既知の，高度難聴を来しうる難聴遺伝子変異を有しており，かつABR等の聴性誘発反応および聴性行動反応検査にて音に対する反応が認められない場合.
   　ⅱ．低音部に残聴があるが1kHz〜2kHz以上が聴取不能であるように子音の構音獲得に困難が予想される場合.
4. 禁忌
   中耳炎などの感染症の活動期
5. 慎重な適応判断が必要なもの
   A）画像診断で蝸牛に人工内耳が挿入できる部位が確認できない場合.
   B）反復性の急性中耳炎が存在する場合.
   C）制御困難な髄液の噴出が見込まれる場合など，高度な内耳奇形を伴う場合.
   D）重複障害および中枢性聴覚障害では慎重な判断が求められ，人工内耳による聴覚補償が有効であるとする予測がなければならない.

（日本耳鼻咽喉科学会．http://www.jibika.or.jp/members/iinkaikara/artificial_inner_ear.html より）

既往・現症：2015年1月にムンプスに両耳下腺罹患．その後，左耳が聞こえなくなった．耳鳴や眩暈も存在．近医小児科で勧められて受診．総合病院耳鼻咽喉科では改善しないと言われていた．両親からみても聞き返しが多くなった．

　純音聴力は右平均（四分法）5 dBHLで正常．左は平均（四分法）115 dBHLでtotal scale outであった．小学4年生で，教室の席はいちばん左の前列であるが，右耳を前にして聴いている．聞こえていた聴覚がなくなり，「聞こえなくなって困っている」「どうにかならないのか」という訴えが本人と両親からあった．ずっと対応ができなくて泣いていたという．

　インサートイヤホンを用いたSPLヒアリングテストで残聴がわずかだがみられたため，左に重度難聴用補聴器を適合した．右耳に印象剤＋ヘッドホンをつけて行ったCDによる語音聴取能は，単語了解度（提示音圧70 dBSPL；3音節）が補聴器なしで48％，補聴器ありで84％であったが，50 dBSPLはどちらも0％であった．また雑音下では，補聴器なしで4％，補聴器ありで40％であった（S/N＝70/70, 0 dBSPL）．

対応：「どうにかならないのか」「何か良い手段はないのか」「娘のためならどんなことでもしたい」という両親の切実な訴えに添い，海外では一側聾に対する人工内耳が成果を上げてきている点，しかし小児の場合は適応が絞られてくる点などを話した．本症例の場合，失聴して1年以内であること，CTや内耳MRIにて蝸牛や蝸牛神経の形態に異常がないことなどにより，可能性がないわけではなく，補聴器よりもさらに良くなる可能性について説明した．

　家族の熱心な希望があり，提携手術医療機関である長崎大学とも相談して，①大学病院における臨床試験として登録，②倫理委員会に申請し同意を得る，③人工内耳は個人輸入で現在手術を検討中である．

　なお，人工内耳の保険適用は2016年12月現在，両側感音難聴に対してのみで，一側聾に対してはいまだわが国では承認されていない．

 解説　ガイドラインの改訂により次のような変化がみられる．

- 人工内耳症例における小児の割合の増加．2014年に行われた日本耳鼻咽喉科学会乳幼児医療委員会による人工内耳実態調査[2]（以下，人工内耳実態調査2014）で7歳未満の小児の症例数が増加している（2005年156例39％，2012年度321例44％，2014年度465例46％）（❸）．
- 低年齢化．人工内耳実態調査2014でも1歳代の人工内耳症例数が増加している（33％）（❹）[2]．全体の半数以上を3歳未満が占めている．1歳6か月未満症例では，2012年度24例7％→2014年度66例14％と約2倍増加していた．
- 両側人工内耳の増加（2012年度34例10.6％→2014年度段階手術113例，同時手術6例計119例25.6％）[2]．結果的に両耳聴の恩恵[3]を受ける小児の数が増加している．
- 難聴遺伝子変異を診断に用いて人工内耳手術を行う症例が増加している（95例）[2]．
- 残存聴力活用型人工内耳症例数が小児においても出現した（5例）[2]．

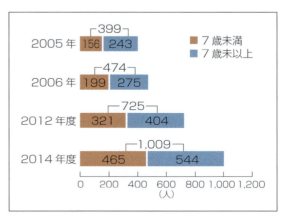

❸わが国における人工内耳症例数の変遷
2014年度の人工内耳全症例数（成人も小児も含む）は1,009人であった．これは2012年度に実施した725人（約1.4倍増加），2007年度に実施した2005年；399人，2006年；474人を大きく上回っていた．そのなかで7歳未満の症例は465人（46.1％）で2012年度の321人（44.3％），2007年度（2005年；156人，2006年；199人）より増加していた．2005年の約3倍に増加している．
（伊藤壽一ほか．日本耳鼻咽喉科学会会報2016[2]より）

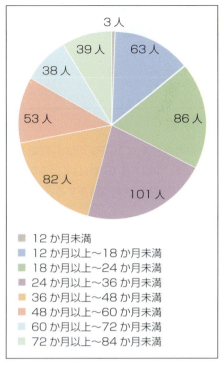

❹ 2014年度における7歳未満児の手術時年齢（*n*=465）
（伊藤壽一ほか. 日本耳鼻咽喉科学会会報 2016[2]）より）

凡例（円グラフ）
- 12か月未満
- 12か月以上～18か月未満
- 18か月以上～24か月未満
- 24か月以上～36か月未満
- 36か月以上～48か月未満
- 48か月以上～60か月未満
- 60か月以上～72か月未満
- 72か月以上～84か月未満

- 手術における困難や術中・術後の合併症が低下した. 困難性ありが2012年10.3％→2014年3.7％で，合併症ありが2012年4.2％→2014年3.9％である[2]. このことは，より安全で経験豊富な術者がいる手術医療機関に患者が集約されるようになってきた可能性もある.

非典型症例にみられる問題点，将来への課題

　海外ではすでに一側聾の小児で学校における音声や言語の困難性，一側聾に対する人工内耳の効果（早期治療の重要性[4]，難聴の耳を回復させる→ QOL改善，両耳聴の効果を与える，音源の定位の改善，雑音下での聴こえが改善[5,6]，語音聴取能が改善[6]）などが最近多数報告されており，

適応が認められ保険適用内で手術が施行されている国が増加してきているが，わが国では2016年現在認可されていない.

　両側人工内耳で両耳聴の恩恵を受ける児が増大するにつれて，一側聾や非対称性の難聴（片耳が30 dBHL以上で反対側が90 dBHL以上）の小児のハンディキャップが両側人工内耳の児と比較して個々の病態により明らかになっている. 失聴期間にもよると考えられるが，あらゆる難聴のタイプの小児が両耳聴の恩恵を得られるように，海外の状況をふまえつつ，今後わが国の小児人工内耳適応基準が改定・検討されていくことも課題の一つである.

（神田幸彦）

引用文献

1) 日本耳鼻咽喉科学会. 小児人工内耳適応基準（2014）. 日耳鼻会報 2014；117：248-9.
2) 伊藤壽一ほか. 日耳鼻福祉医療・乳幼児委員会. 平成26年度「人工内耳実態調査」に関する報告　平成26年1年間のまとめ. 日本耳鼻咽喉科学会会報 2016；119：1086-94.
3) Kanda Y, et al. Bilateral cochlear implantation for children in Nagasaki, Japan. Clin Exp Otorhinolaryngol 2012；5 Suppl 1：S24-31.
4) Kral A, et al. Single-sided deafness leads to unilateral aural preference within an early sensitive period. Brain 2013；136：180-93.
5) Vlastarakos PV, et al. Cochlear implantation for single-sided deafness：the outcomes. An evidence-based approach. Eur Arch Otorhinolaryngol 2014；271：2119-26.
6) Mertens G, et al. Hearing performance in single-sided deaf cochlear implant users after upgrade to a single-unit speech processor. Otol Neurotol 2015；36：51-60.

良性発作性頭位めまい症
―典型例と非典型例での対応

概要

　良性発作性頭位めまい症（benign paroxysmal positional vertigo：BPPV）は，1921年Bárány[1] によって，耳石器障害がこの奇異な症状を起こしており，中枢病変も関与している可能性があるとふれられた報告が初めとされている．その後，BPPVの診断法が次第に普及するとともに，病態，治療法などにかかわる報告が多数示されるようになってきた．

　現在は，内耳性めまい疾患のなかで最も多い疾患として一般診療されている．しかし，良性のめまい疾患ではあるが，いっこうに良くならない，再発を繰り返す，など治療経過を不安にさせる症例にも多く遭遇する．また，各国からBPPV診療ガイドラインが出され，日本めまい平衡医学会からも2009年に質疑応答集とともに提示されている．

ガイドラインのポイント

　2008年にThe American Academy of Otolaryngology-Head and Neck Surgery Foundation（AAO-HNSF）から，『Clinical Practice Guideline：Benign Paroxysmal Positional Vertigo（BPPV）』[2] が示され，2009年に日本めまい平衡医学会（ER）から『良性発作性頭位めまい症診療ガイドライン（医師用）』[3] が示された．両者の内容にはあまり大きな差異はない．

　症状の特徴として，以下のことがERガイドラインに示されている．

- 特定の頭位をとることによって回転性・動揺性のめまいが起こる．
- めまい感の出現までに若干の潜時があり，次第に強くなって次第に減弱・消失する．
- 引き続き同じ頭位をとると，めまいは軽減または感じなくなる．
- めまいには難聴・耳鳴などの聴覚症状は随伴しない．まためまい以外の神経症状は随伴しない．
- 本症のような頭位誘発性めまいは，メニエール病，めまいを伴う突発性難聴，前庭神経炎の経過中に発症することがある．

　身近にあるめまい疾患であるが，本項では典型的なBPPVと非典型的な症状，経過をたどる症例への対応を示す．

病態と症状

　非常に特徴的なめまい症状，つまり頭部が動いたときに起こるが，重力を受ける方向が変わる頭部位置変化の動きをしたときにめまい症状を起こし，数十秒から3分以内にめまいは落ち着く．このような症状がなぜ起こるのか長いあいだ謎であ

った．

　1952年にDixとHallpike[4] によって，BPPV（benign paroxysmal positional vertigo）は耳石器の障害である（耳石器障害説）と報告され，良性発作性頭位めまい症という名称もそのときに定着した．

　1969年にSchknecht[5] が半規管クプラに沈着物のある組織があることを報告（クプラ結石説）し，頭位性眼振・めまいの原因の一つとして示された．1979年にHallら[6] およびBalohら[7] は，半規管内に結石異物（デブリや耳石器結晶など）

が入り込んでいるのではないかとの仮説を提唱した（半規管結石説）．このことが，後に治療法として多くの報告につながってきた．

診断のポイント

■ 受診時に典型的な頭位眼振を示す場合

受診時に，典型的な頭位眼振を示す場合の診断はあまり難しくない．基本的にはガイドラインに示された症状や所見であるが，三半規管のどこにデブリがあるかによって頭位による眼振やめまい症状の起こり方が異なり，経過でも変化する．

後半規管型結石症が多いとされ，この場合は寝起きのときにめまいを生ずることが多い．寝返り時に起こる場合は水平（外側）半規管型結石症と診断可能である．しかし，半規管内をデブリが移動することによってめまいが起こる頭位は変化するので，各頭位にて眼振，めまい症状を確認することが重要である．

後半規管型の場合には，Dix-Hallpike頭位（❶）[3]にて懸垂頭位時の眼振を確認し，眼振が起こる頭位の側が患側である．正面懸垂位でも，回旋性眼振が向く方向が患側と推測することも，簡易的には可能である．後半規管型の患側判定は最もわかりやすい．

しかし，水平（外側）半規管型の場合は，患側の判断が難しいことが多い．左患側とした場合，左下頭位での眼振が向地性であり，右下頭位にしたときにも向地性となる場合（方向交代性下向性眼振），患側である左下頭位側が強い眼振といわれる．これは，患側のデブリが膨大部に向かうほうの内リンパ流動がEwaldの法則に従ったクプラ刺激を受けるためと推測されている[8]．また，方向交代性上向性（背地性）眼振がみられることがあり，この場合にはクプラ結石症が推測されている．

クプラ刺激を受ける偏位現象としてクプラが浮き上がるような刺激light cupulaや重力方向にたわむheavy cupulaなどの説が示されているが，水平（外側）半規管の患側決定には慎重な判断が

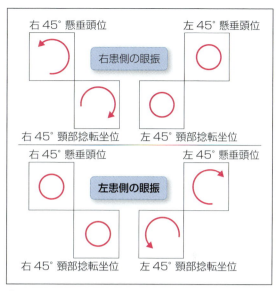

❶ Dix-Hallpike 頭位での患側と眼振の違い
（良性発作性頭位めまい症診療ガイドライン（医師用）．2009[3] より）

求められている．

■ 受診時にめまいが良くなっている場合

外来受診時には，すでにめまいが良くなっている場合も多い．この場合の確定診断は難しいが，問診で頭位性にめまいが起こっているのかどうかを詳細に聞くことが重要である．

BPPVは起こり方の特徴的なめまい症状を自覚するので，初めての場合は，いつ，何時ごろ，何をしたときに，その後どのようなときにめまいを繰り返したか，今日はどうであったかなどで，頭位性に繰り返されているかを確認することによって診断に確信をもてるようになる．

■ めまい感とともに嘔気・嘔吐症状が強い場合，経過中に眼振を認める場合

めまい感とともに嘔気・嘔吐症状が強いのは，めまいの強さにもよるが乗り物酔いが小児期にあった人に多い．酔いやすい人は，非常に弱いめまいでもすぐに嘔気を起こしやすい．よく話を確認しなければ，患者は「めまいがいつも続いている」と表現する場合がある．嘔気症状が続くのかめまいを繰り返しているのかについて，どのような場合にめまいが起こりやすいのか，患者は症状が落

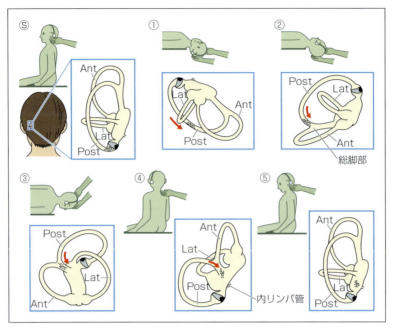

❷ Epley 法—左後半規管型結石症に行う場合の頭位順

Ⓢ（スタート）．患者はベッドに座り，操作者は後ろに立つ（そして，バイブレーターがセットされる）．

①ベッドの端に仰臥位で，頭部を懸垂位にして患側左へ 45°回した位置におく（左 canaliths は後半規管型中央に引きつけられる）．

②頭を下に傾けたまま，90°右（右 45°懸垂位で canaliths は総脚部に着く）に回転する．

③そのまま右側臥位で 135°斜め下に向くところまで，頭と体を回転（canaliths は総脚部を横断していく）する．卵形嚢内に canaliths が落ちていく．

④患者を坐位姿勢（canaliths は胞果に入る）にする．

⑤頭は，前方へ下げる（20°くらい）．

注：総脚部を通過するときの頭位によっては，前半規管に入っていくことがあるので，最も注意を要する頭位である．

(Epley JM. Otolaryngol Head Neck Surg 1992[9] より)

ち着くと自分から話すようになる．

　BPPV の経過をみているうちに左右頭位眼振を観察する場合や，左右頭位で背地性眼振（方向交代性上向性眼振）を示す場合がある．眼振の強さは，半規管内デブリの重さや大きさにかかわっていると考えられ，重ければ速い速度で半規管内を移動し大きなめまいとなるが，小さく比較的軽いデブリはゆっくり落下するために小さな刺激の症状になると考えられる．

　小さい，軽いデブリは頭位をとっても 10 秒以上たってから小さい眼振を示すこともあるので，頭位眼振を診るときには頭位を最低 10 秒以上観察し，眼振持続時間を診ることも重要である．頭位眼振検査を何度か繰り返して，眼振の強さの変化について確認・記載する．

治療

　BPPV の治療は，半規管内結石症が主な病態であるとの説[6,7]から，半規管内結石異物を卵形嚢内に移動させる方法（耳石器置換法）を内科医 Epley[9] が報告し，世界に広まった．同時期に，多くの耳石器置換法がそれぞれの半規管結石症治療に考えられた[9,10]．半規管内結石を，頭位を変化することによって卵形嚢内に移動させる手技である．

■ 耳石器置換法
後半規管型治療法

Epley 法は，後半規管型結石症について行われる治療である（❷）[9]．眼振の起こり方を確認しながら頭位を順に変えていくことが必要である．ほかに後半規管型の治療法として，Semont 法[10]やParnes 法[11]などがある．

水平（外側）半規管型治療法

水平（外側）半規管型 BPPV 治療として Lempert 法[12]がある（❸）．患側下頭位から仰臥位正面に，次に体幹ごと健側へ 90°回し，次に頭位を健側へ 90°（頭位は合わせて 180°）回転させたのち，患側（逆方向）へ 45°回転させ，その後坐位に戻す頭位を行う．

体を 360°回転する手技である Lempert 変法として，barbecue roll maneuver（BBQ roll）ともいわれる類似手技[13,14]も示されている．

■ 非特異的頭位治療

Epley 法や Lempert 法など頭位置換法の手技は医師が眼振を観察しながらデブリ移動を推察しながら治療するため，やや時間を必要とし多忙なわが国での診療形態にそぐわないという意見を聞くことから，患者自身で治療できる非特異的頭位治療法が考えられた．この治療成績は非常に良く，患者に簡単に説明して行ってもらうことができる．

非特異的頭位治療として，東邦大佐倉病院方式（❹）と聖マリアンナ方式（❺）がある[15,16]．東邦大佐倉病院方式の頭位運動については 2001 年から治療を具体的に行っており，2003 年に瀬戸らによってその効果が報告された[17]．

本治療と経過について得た治療法内容を示すと，臥位-坐位の頭位は，腰痛のある場合や高齢者にはむりせず行わなくてもよい．この場合は坐位-前屈頭位と臥位での左右頭位の 2 つの頭位運動とする．いずれもゆっくり頭位を移動させるが，各頭位位置で 4〜5 秒静止することがよく，めまいが起こったときにはその頭位でめまいが消失するまで止めておくことが治療に効果的であることがわかった．早く頭位を動かすと，治療効果が遅

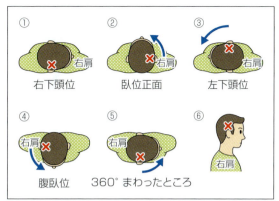

❸ Lempert 法（modified positional maneuver, 1996）の手順（右患側とした場合）
①仰臥位（右下臥位）とする．
②一患側耳が上になるよう 1/2 秒で頸部を捻転．
③めまいが治まってから 30 秒後，頭部はそのままで腹臥位をとる．
④30 秒後に 1/2 秒で頸部を捻転し下向きになる．
⑤患側が下になるよう最後の頸部捻転（360°まわったところ）．
⑥坐位にもどる．

（Lempert T, Tiel-Wilck K. Laryngoscope 1996[12]より）

くなるとともに頸部痛や腰痛を起こすことがある．そのため，各頭位位置で静止すること，ゆっくり頭位を変えることで行う．めまいが現在続いているときは，坐位-前屈位は 1 時間に 1 回は最低行い，1〜5 回ほど繰り返すが，一度に 10 回以上行っても途中に時間が数時間以上あいてしまうと効果が低下する．15 分に 1 回や 30 分に 1〜2 回などで頻回に繰り返すほうが効果的である．

■ 薬物療法

BPPV 特有の治療薬はなく，めまい一般治療薬が使われる．

BPPV は主に半規管内のデブリをなくすことで良くなるが，途中にもたらされるめまい感，悪心・嘔吐症状を抑えることが必要である．大きなめまいであるほど不安感と悪心の持続が仕事や生活を脅かす．抗めまい薬，抗不安薬，血管拡張薬などを頭位治療とともに併用するとよい．嘔気が強いときは，車酔い止め薬や制吐薬を頓用として使うが，嘔吐がある場合の制吐薬は坐薬が使いやすい．

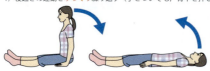

＜東邦大佐倉病院方式の良性発作性頭位めまい症の運動療法＞

良性発作性頭位めまい症と医師より診断された方は，この運動療法を施行してください．

1) 寝起きの運動をゆっくり繰り返す（手をついても，背中を押してもらってもかまいません．）

ベッドや床に横になって，繰り返します．背を押さえてもらいながら行うと楽です．寝起きで2〜3秒そのままの位置で止めてください．腹筋運動ではありません．

60歳以上・腰痛の方は行わないでください．

2) 床を向く，天井を向く運動を，体全体を使ってゆっくり繰り返す．

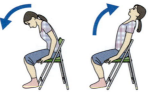

床を見るように下を向き，1〜2秒止めて次にゆっくり天井を見るように上を向き一呼吸止めます．めまいがしたら止まるまでそのままの位置で止めてください．首だけで行わないように（頚椎を痛めることがあります）．ゆっくり行ってください．

3) 寝返りの運動をからだ全体でゆっくり行う．

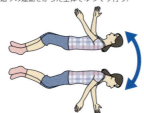

左右への寝返り運動です．寝返った位置で1〜2秒止めてください．絶対に首だけで回さず，体全体でゆっくり回ってください．めまいがしたら，止まるまでじっとして，止まったら反対に寝返ってください．

＊めまい症状を繰り返している場合，1回の運動は5〜6回繰り返して行ってください．それを1時間おきくらいに出来るだけ沢山，めまいを起こしても怖がらずに行ってください．気分が悪くなったら休んで，落ち着いたらまた始めてください．可能な運動だけでもよいので，行ってください．めまいが起こっても，繰り返しているうちに軽くなってくることを実感してください．
＊2）や3）の運動は，首だけ動かして行わないように注意してください．
＊めまいが改善されても，予防のために1日2〜3回は行うようにしてください．寝る前，起床時には必ず行ってください．

東邦大学医療センター佐倉病院　耳鼻咽喉科

❹東邦大佐倉病院方式頭位治療法

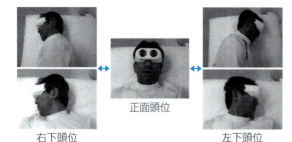

右下頭位　　　　正面頭位　　　　左下頭位

❺聖マリアンナ医科大学方式治療法
方法：仰臥位で，正面→右下→正面→左下→正面を5〜6往復行うが，各頭位を10秒くらい維持する．

発症の原因と再発予防

　良性発作性頭位めまい症は，30年くらい前まではあまり再発しないといわれていた．しかし，再発は決して珍しいことではないことと，難治例も多く示されるようになった．

　野村[18]の統計によると，発症しやすい人，再発しやすい人などの理由がみえてくる．事務仕事，家庭の主婦，昼寝習慣が多いなど日常頭部の動きが少ない，同じ姿勢で生活時間の多くを送っている人，頭部打撲を受けた人が発症しやすく再発もしやすい．治りが悪いのは頭部打撲などの既往歴がある人や乗り物酔いしやすい人で，動くとめまいが起こることからじっとした生活になり，いっ

そう治りが悪くなる悪循環を断ち切ることが重要である．

半規管を動かすような頭部をよく動かす生活をすることが治療にもなり，再発を予防できる．つまり，佐藤ら[15]，野村ら[16]によって示された頭部の動きを日常良くすることで再発が抑えられるが，頭部の動きが少ない生活に戻ると再発につながる．

外傷性頭位性めまいについても，頭位運動を続けることによって，次第に落ち着いてくる．

典型症例と非典型症例の検討

■ 頭位性めまい典型症例

症例 1：56 歳，女性．

病歴：昨夜，就寝時に，何となく揺れる感じを自覚したがそのまま眠ってしまった．翌朝，寝返りしたときに回る感じがして，起き上がった途端に強いめまいが起こった．その後は，頭を動かすとめまいがして，2時間くらい起き上がれなかった．ゆっくり，起き上がり家族に病院へ連れてきてもらった．既往歴はとくになし．

初診時検査所見：注視眼振はなく，平衡機能標準検査では異常を示さず，標準純音聴力検査も左右差なく正常である．CCDフレンツェル頭位眼振検査は，❻のように左右頭位で向地性眼振がみられ，右下で強い．左右頭位を眼振減弱まで繰り返すと，4回目には弱い右下頭位眼振だけになった．

治療・経過：BPPV典型症例として治療に入る．自宅で行う頭位治療のパンフレットについて説明し，めまいを怖がらず，ゆっくり繰り返して毎日多くの回数を行うように説明する．1週後の再診にて，初診時から3病日からめまいを感じなくなったが，頭位運動は続けていたとの情報を得た．今後も動きのない姿勢が続かない生活を送ってもらうことで終診とした．

■ 頭位性めまい非典型症例

症例 2：54 歳，男性．

病歴：仕事中にめまい出現．悪心が強く夕方当院救急外来受診．脳神経外科でCTの異常がないた

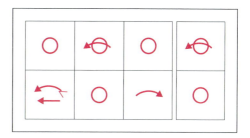

❻症例 1 の検査所見

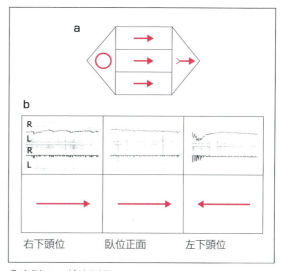

❼症例 2 の検査所見
a：注視眼振検査，b：頭位眼振検査（ENG，フレンツェル所見）．

め内耳性めまいと診断され，翌日耳鼻咽喉科受診を勧められ帰宅，翌日当科受診となる．

既往歴：高血圧の治療中．

初診時検査所見：注視眼振検査でⅡ°の左向注視眼振を示した．平衡機能標準検査では，右への偏倚現象と姿勢のふらつきの増大を示した．

CCDフレンツェル頭位眼振検査では，❼のように，臥位・右下頭位では，注視眼振と同じく左への眼振を示すが，左下では背地性眼振と眼振方向が変わる．この所見は電気眼振図（ENG）でも記録され，ENGにて視運動眼振検査は正常，視標追跡検査は正常，温度刺激検査で左右差なく正常，温度刺激視覚抑制検査などにも異常を示していない．

診断・経過：右前庭神経炎を疑わせる注視眼振であるが，左下頭位で眼振方向が変化することから右前庭神経炎は否定的である．頭位性めまい症では注視眼振は通常はない．症例は，ENG，神経学的診断にて中枢障害所見を示さないため，症状の乖離を示したときには中枢障害を疑い，直ちにMRI検査を行ったところ，多発性の小脳梗塞（左後下小脳動脈梗塞）像を認めた．脳神経外科へ依頼し，梗塞治療を行うとともに，当科での経過観察を続け，3か月後には眼振は消失し，ふらつきの自覚症状も軽快してきている．

解説　頭位眼振は，脊髄小脳変性症などでもみられることがあり，変性疾患による異常眼振，眼運動と重なることは非常に診断を複雑にする．日ごろの症状・所見観察が重要である．

まとめ

BPPVは良性めまい疾患であり，治療によく反応することから病態を考慮した治療法が多く示されている．しかし，半規管の構造の複雑さゆえに，時に頭位眼振が変化する疾患である．BárányやHallpikeが示したように，めまい頭位を繰り返しているとめまいの減弱や消失が認められる．この現象を利用した非特異的頭位治療は患側を特定することなく行うことでめまいが治療され，日常的にも頭位運動を続けていることで再発予防にもなっている．しかし，頭位によってめまいが起こることから，病態をよく説明してめまいを起こすことが治療に結びつくことを理解してもらい，早く治療に結びつけていただきたい．

（山本昌彦，吉田友英）

引用文献

1) Bárány R. Diagnose von Krankheitserscheinungen im Bereiche des Otolithenapparates. Acta Otolaryng 1921；2：434-7.
2) Bhattacharyya N, et al. Clinical practice guideline：Benign paroxysmal positional vertigo. Otolaryngol Head Neck Surg 2008；139；5 Suppl 4：S47-S81.
3) 日本めまい平衡医学会診断基準化委員会編．良性発作性頭位めまい症診療ガイドライン（医師用）．Equilibrium Res 2009；68：218-25.
4) Dix MR, Hallpike CS. The pathology, symptomatology and diagnosis of certain common disorders of the vastibular system. Ann Otol Rhinol Laryngol 1952；61：1004-16.
5) Schknecht HF. Cupulolithiasis. Arch Otolaryngol 1969；90：765-78.
6) Hall SF, et al. The mechanics of benign paroxysmal vertigo. J Otolaryngol 1979；8：151-8.
7) Baloh RW, Honrubia V. Clinical Neurophysiology of the Vestibular System. Philadelphia：F.A.Davis Co；1979. p.111-4.
8) 高石　司．水平（外側）半規管型良性発作性頭位めまい症の臨床．Equilibrium Res 2002；61：412-9.
9) Epley JM. The canaliths repositioning procedure：For treatment of benign paroxysmal positional vertigo. Otolaryngol Head Neck Surg 1992；107：399-404.
10) Semont A, et al. Curing BPPV with liberatory maneuver. Adv Otorhinolaryng 1988；42：290-3.
11) Parnes LS, McClure JA. Posterior semicircular canal occlusion for intractable benign paroxysmal positional vertigo. Am Otol Rhinol Laryngol 1990；99：330-4.
12) Lempert T, Tiel-Wilck K. A positional maneuver for treatment of horizontal-canal benign positional vertigo. Laryngoscope 1996；106：476-8.
13) Tirelli G, Russolo M. 360-Degree canalith repositioning procedure for the horizontal canal. Otolaryngol Head Neck Surg 2004；131：740-6.
14) White JA, et al. Diagnosis and management of lateral semicircular canal benign paroxysmal positional vertigo. Otolaryngol Head Neck Surg 2005；133：278-84.
15) 佐藤成樹，肥塚　泉．良性発作性頭位めまい症に対する非特異的運動療法．Equilibrium Res 2006；62：161-7.
16) 野村俊之，山本昌彦．良性発作性頭位めまい症に対する非特異的運動療法について．日耳鼻 2011；114：869-74.
17) 瀬戸　陽ほか．良性発作性頭位めまい症の運動療法について（第65回日本めまい平衡医学会抄録 P-127）．Equilibrium Res 2003；65：473.
18) 野村俊之．良性発作性頭位めまい症の非特異的頭位治療に対する難治例の検討．Equilibrium Res 2013；72：10-6.

シリーズ関連項目

• 『めまいを見分ける・治療する』「BPPV診断と鑑別のポイント—半規管結石とクプラ結石」p.156（稲垣太郎，鈴木　衞）
• 『めまいを見分ける・治療する』「後半規管と外側半規管由来のBPPVの違いは？」p.165（重野浩一郎）

メニエール病

概要

　メニエール病（Ménière disease）の病理・病態は 1938 年に側頭骨剖検例より内リンパ水腫であることが証明されたが [1, 2]，内リンパ水腫の発生，メニエール病の発症のメカニズムはいまだわかっていない [3]．検査による内リンパ水腫検出率は 60〜90% とバラツキが大きく，メニエール病の診断基準はめまい・耳鳴・難聴の 3 徴候の発症と経過を重視したものになっている．

　国内では『メニエール病診断の手引き 1974』および『両側変動難聴性メニエール病の診断基準 1988』（以上，厚生省特定疾患メニエール病調査研究班）が四半世紀余にわたり支持されてきたが，2011 年にメニエール病の診療に関するガイドラインが，厚生労働省難治性疾患克服研究事業・前庭機能異常に関する調査研究班から報告された [4]．

ガイドラインのポイント

　『メニエール病診療ガイドライン 2011 年版』には，メニエール病への対応の仕方が診断，検査，治療，鑑別，重症度，疫学の順にまとめられている．メニエール病のめまい発作持続時間を 10 分から数時間，めまい性状も回転性から浮動性まで幅をもたせている．

　メニエール病診断の過程では，メニエール病を広くとらえるとともに，経過のなかで正確に診断していくという方針が示されている（❶）．ここで，メニエール病疑い例を改めてメニエール病非定型例とよび，蝸牛症状のみ繰り返す蝸牛型と前庭症状のみ繰り返す前庭型に分けている．メニエール病発作予防対策では，保存的治療から外科的治療まで，難治度，重症度に応じた治療アルゴリズムが示されている（❷）．

　メニエール病典型例に対する段階をふんだ治療，非典型例や重症例に対しての対応の仕方を，『メニエール病診療ガイドライン 2011 年版』に従って解説する．

メニエール病確実例難治例

症例 1：55 歳，男性．
主訴：回転性めまい，右耳鳴，右難聴．
現病歴：5〜6 年前から，誘因なく，回転性めまいとともに右耳鳴，右難聴を自覚．2〜3 年前から近医にて浸透圧利尿薬，抗めまい薬，抗不安薬を内服開始し，右耳鳴，右難聴は少し残るも，回転性めまいは治まっていた．今年に入り，内服を続けているにもかかわらず，月に数回の数時間続く回転性めまい発作が再燃．それとともに，次第に右耳鳴，右難聴の増悪を自覚するため来院．頭痛の随伴なし．合併症とくになし．

検査所見：右純音聴力 4 分法（500-1k-2k-4k）で 62.5 dB の低音障害〜水平型感音難聴（❸）．グリセロールテスト右陽性．蝸電図右陽性．内耳造影 MRI 右前庭蝸牛ともに陽性（❹）[5]．温度刺激検査右 CP 27.5% 陽性．

解説　本症例はメニエール病確実例であり，3〜6 か月以上の適切な内服治療を行っても軽快をみない難治例と考える．いくつかの内リンパ水腫推定検査によって右内リンパ水腫の存在は

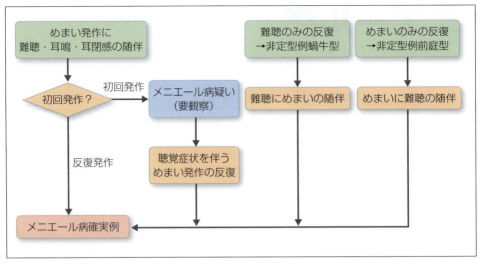

❶メニエール病診断の過程
メニエール病の確定診断に欠かせないポイントは，回転性めまい，耳鳴，難聴の3徴候がそろうことと繰り返すことの2点である．
（厚生労働省難治性疾患克服研究事業・前庭機能異常に関する調査研究班（2008-2010年度）編．メニエール病診療ガイドライン2011年版．金原出版；2011[4]）より抜粋）

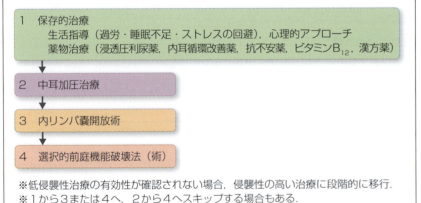

※低侵襲性治療の有効性が確認されない場合，侵襲性の高い治療に段階的に移行．
※1から3または4へ，2から4へスキップする場合もある．

❷メニエール病発作予防対策
少なくとも3～6か月間の薬物治療，生活指導，中耳加圧治療に抵抗を示し，めまい発作が頻発し，難聴が進行する難治例に対しては外科治療が選択される．
（厚生労働省難治性疾患克服研究事業・前庭機能異常に関する調査研究班（2008-2010年度）編．メニエール病診療ガイドライン2011年版．金原出版；2011[4]）より抜粋）

明らかであり，聴力も高度と分類される70 dBの一歩手前で，前庭機能もCP陽性域にまで進行している．グリセロールテスト陽性の場合，聴力改善も期待しうるので，メニエール病発作予防対策（❷）に従い，まずは機能温存術である内リンパ嚢開放術を行う．それでもめまい症状の軽減，寛解が困難な場合，ゲンタマイシン鼓室内投与や前庭神経切断などの機能破壊術を考慮する[6]．
中耳加圧治療に関しては，欧米では認可され施行されているが，日本では認可されていない．現在，厚生労働省の研究班で，鼓膜按摩器を改良した機器を代用しての効果検討を行っている．

メニエール病非定型例蝸牛型

症例2：44歳，女性．
主訴：左耳鳴，左難聴．
現病歴：数か月前，朝起きたとき急に左耳閉感が

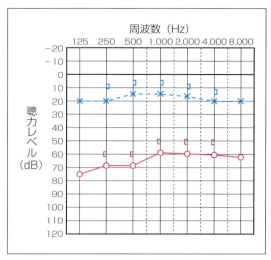

❸症例 1（確実例難治例）の純音聴力図

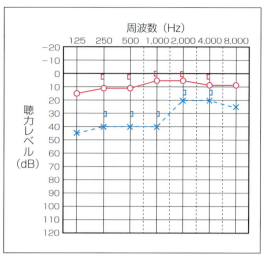

❺症例 2（非定型例蝸牛型）の純音聴力図

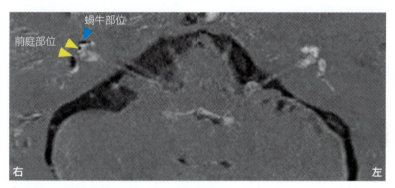

蝸牛部位

前庭部位

右　　　　　　　　　　　　　　　左

❹症例 1（確実例難治例）の内耳造影 MRI

出現．近医を受診し，純音聴力検査で左低音域の閾値上昇はごく軽度であり，無投薬で経過観察．翌日には症状消失．1 週間前から再び左耳閉感が出現．前回より症状が強く，軽快しないため来院．回転性めまいおよび頭痛の随伴なし．合併症は高血圧症のみ．

検査所見：左純音聴力 4 分法（500-1k-2k-4k）で 30.0 dB の低音障害型感音難聴（❺）．内リンパ水腫推定検査は未施行．

解説　本症例は左低音障害型感音難聴を複数回繰り返しており，左メニエール病非定型例蝸牛型と診断される．難聴レベルは軽度から中等度であり，浸透圧利尿薬を処方すべきである．ス

テロイド投与は，高血圧症に注意しつつ，難聴レベル，非回復期間を考慮して，少量漸減を試みてもよい．『メニエール病診療ガイドライン 2011 年版』の急性感音難聴の治療を参考にされたい（❻）．

今後，回転性めまい発作を随伴するようになり，メニエール病確実例に移行する可能性もあるため，グリセロールテストをはじめとする内リンパ水腫推定検査を考慮していく．聴力型が谷型であるなど，メニエール病の聴力推移として矛盾を感じるようなら，後頭蓋窩 MRI で小脳橋角部腫瘍の除外を検討する．

❻急性感音難聴の治療

下記薬剤を静注または内服で使用する．投与量が多い場合は点滴静注とする．
薬剤を経静脈的に使用した場合の使用期間は1週間程度で，その後は内服治療に移行する．

副腎皮質ステロイド（1週程度での漸減が多用されている）
- リン酸デキサメタゾンナトリウム：デカドロン®（8/4 mg より漸減）
- プレドニゾロン：プレドニン®（60/30 mg より漸減）
※糖尿病患者に副腎皮質ステロイドを使用すると高血糖をきたす場合がある．糖尿病治療中・治療歴のある患者には耐糖能を評価し，必要に応じて専門医と協議し使用法・使用量を検討する必要がある．副腎皮質ステロイドにはこのほかに種々の副作用があるが，1週間程度の比較的短期の使用の場合は，とくに緑内障の増悪，消化性潰瘍，高血圧の増悪，精神症状などに対する注意が必要である．
※副腎皮質ステロイドを使用する場合に，胃保護のためにH₂ブロッカーを併用する場合がある．

内耳循環改善薬
- アデノシン三リン酸ニナトリウム水和物：アデホス®など
- ニコチン酸：ナイクリン®など

ビタミンB₁₂
- メコバラミン：メチコバール®など

浸透圧利尿薬：内リンパ水腫の可能性が高い場合に使用
- イソソルビドなど

※上記薬剤を急性期めまい治療薬（❼参照）と適宜併用する．

（厚生労働省難治性疾患克服研究事業・前庭機能異常に関する調査研究班（2008-2010年度）編．メニエール病診療ガイドライン2011年版．金原出版；2011[4]より抜粋）

❼急性期めまいの治療

7％重曹水点滴静注：メイロン®250mL
　重曹水にはアルカローシス，テタニーなどの副障害があり，高血圧，腎機能障害，肺水腫症例では慎重に投与する．
　※嘔気・嘔吐のために食事，水分摂取が困難なことが多く，必要に応じて補液・栄養補給を行う．

鎮吐薬（注射，坐薬，内服）
- メトクロプラミド：プリンペラン®など
- ドンペリドン：ナウゼリン®など

抗ヒスタミン薬（内服）
- ジフェンヒドラミンサリチル酸塩＋ジプロフィリン：
　※トラベルミン®
　※めまい発作時の頓用薬として多用される．

抗めまい薬（内服）
- ジフェニドール塩酸塩：セファドール®など
- ベタヒスチンメシル酸塩：メリスロン®など

抗不安薬（注射，内服）
- ジアゼパム：セルシン®など
- ロラゼパム：ワイパックス®など

内耳循環改善薬（注射，内服）
- アデノシン三リン酸ニナトリウム水和物：アデホス®など
- トコフェロール酢酸エステル：ユベラ®など
- カリジノゲナーゼ：カルナクリン®など

※メニエール病発作時など急性感音難聴を随伴している場合は，急性感音難聴治療薬（❻参照）と適宜併用する．

（厚生労働省難治性疾患克服研究事業・前庭機能異常に関する調査研究班（2008-2010年度）編．メニエール病診療ガイドライン2011年版．金原出版；2011[4]より抜粋）

メニエール病非定型例前庭型

症例3：34歳，女性．
主訴：回転性めまい．
現病歴：2～3年前から，誘因なく，年に数回の回転性めまいを自覚．回転性めまいは2～3時間持続．右耳閉感が少しあるものの，現在まで近医における純音聴力検査で難聴は指摘されたことはない．本日早朝から回転性めまい発作を生じたため，救急来院．頭痛はもともと自覚することが多いが，回転性めまい発作に随伴するかは不明．合併症はとくになし．

検査所見：純音聴力4分法（500-1k-2k-4k）で左右差なく，正常範囲．頭部MRI・MRAは特記すべきことなし．内リンパ水腫推定検査は未施行．
治療方針：まずは即効性の薬物を点滴，筋注し，嘔吐が治まり，薬物の服用が可能になりしだい，すみやかに投薬を開始する．急性期めまい発作への対応は，『メニエール病診療ガイドライン2011年版』の急性期めまいの治療を参考にされたい（❼）．

 解説　本症例は蝸牛症状がはっきりせず，回転性めまいのみを繰り返す症例であり，非定

型例前庭型と診断される．非定型例蝸牛型に関しては内耳由来であることの診断は容易であるが，非定型例前庭型に関しては内耳由来か否か，鑑別に苦慮する場合が多い．本症例は頭部画像で異常認めず，右耳閉感が少しあるとのこと．これにより内耳由来と推定したとしても，内リンパ水腫か内耳血管病変か，さらに鑑別に苦慮することになる．

　以前の臨床研究で，回転性めまい発作持続時間が数時間以上と比較的長く，内リンパ水腫推定検査が陽性の場合には内リンパ水腫疾患であり浸透圧利尿薬が有効で，回転性めまい発作持続時間が数十分以内と比較的短く，内リンパ水腫推定検査が陰性の場合，内耳血管病変であり血管拡張薬が奏効しやすいと報告されている[7]．

　本症例はもともと頭痛をもっており，片頭痛関連めまいとの鑑別が重要となる．しかし，片頭痛関連めまいにおける回転性めまい発作持続時間は多彩で，メニエール病との鑑別はしばしば困難な場合がある．片頭痛関連めまいは低血圧，自律神経失調との関連性も指摘されており，Schellong試験などを行い，検査結果に異常が認められれば自律神経失調の治療も並行する必要がある．

メニエール病両側重症例

症例4：48歳，男性．
主訴：回転性めまい，両耳鳴，両難聴．
現病歴：5年前から，誘因なく，回転性めまいとともに右耳鳴，右難聴を自覚．近医で右メニエール病確実例の診断のもと，浸透圧利尿薬および抗めまい薬の投与を開始した．中等度の右感音難聴が残存したままであったが，回転性めまい発作は年1～2回程度に治まったので，自己判断で服薬を中止した．ところが，昨年末から回転性めまい発作はないものの左耳鳴，左難聴を自覚．左蝸牛症状の増悪進行のため来院した．糖尿病内服加療中．
検査所見：右純音聴力4分法（500-1k-2k-4k）で61.3 dB，左42.5 dBの両側中等度感音難聴（❽）．

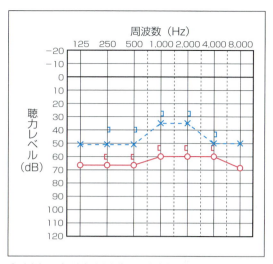

❽症例4（両側重症例）の純音聴力図

グリセロールテスト右陰性，左陽性．蝸電図左右とも陽性．内耳造影MRI右陰性，左前庭蝸牛ともに陽性．

解説　一側メニエール病確実例において，適切な治療がされないまま罹病期間が長期化すると10～30％に両側移行する[8]．この症例のように，後発耳は変動難聴のみで経過し，回転性めまいがはっきりしない例も少なくない．両側メニエール病症例に内リンパ水腫推定検査を行うと，後発責任耳に水腫を検出する率が高いとされるので診断の参考になる．

　治療は一側例に準ずるが，両耳の難聴が進行すると精神疾患を併発するようになるので，両耳聴力に対するきめ細やかな対処が重要となる．本症例であれば，糖尿病に注意しながらステロイド薬の内服漸減治療を追加する．難治性であっても両耳の将来的経過が不明であるため，良聴耳，不良聴耳いずれに対しても機能破壊術は禁忌である．

　内リンパ嚢開放術は機能温存術であるが，手術による聴力悪化の可能性もあるため，良聴耳への適応は慎重にすべきである．時として良聴耳が不良聴耳を追い越すように悪化が進行する症例があるが，そのような場合には機を逸せず良聴耳への内リンパ嚢開放術を考慮する．

その他の留意すべき点

　診療ガイドラインはエビデンスが確立された診断・治療を中心に構成されているため，臨床の現場で多くの医師が有効だと考えている治療があったとしても，きっちりとした効果判定の研究が行われていないため取り上げられないことも少なくない．とくに，めまい治療には常に偽薬効果が存在するため，少なくとも対照群を準備して長期に検討する必要がある．

　いまだ原因不明であるメニエール病の治療は，薬物治療，その他保存的治療，外科的治療をもってしても対症療法の域を出ない．内リンパ水腫がなぜ発生するのか，メニエール病がなぜ発症するのか，10〜30％の症例がなぜ両側に移行するのかなど，メニエール病に関する未解決の謎はいまだ山積したままである．

　最近，内リンパ嚢手術の際に得られた組織から，ヒト・メニエール病の内耳に起こっている遺伝子レベルのイベントが少しずつ解明されてきた．このような知見の積み重ねにより，メニエール病に対する根治療法が確立されることを期待する．

（北原　糺）

引用文献 ···

1）Yamakawa K. The pathology of a labyrinth with Meniere's disease. Jpn J Otol 1938；44：2310-2.
2）Hallpike CS, et al. Observations on the pathology of Meniere's syndrome. J Laryngol 1938；53：625-55.
3）Schuknecht HF. Pathophysiology of endolymphatic hydrops. Arch Otorhinolaryngol 1976；212：253-62.
4）厚生労働省難治性疾患克服研究事業・前庭機能異常に関する調査研究班（2008-2010年度）編（研究代表者：渡辺行雄）．メニエール病診療ガイドライン2011年版．東京：金原出版；2011.
5）Nakashima T, et al. Visualization of endolymphatic hydrops in patients with Meniere's disease. Laryngoscope 2007；117：415-20.
6）北原　糺．メニエール病に対する内リンパ嚢開放術のエビデンスは？池田勝久ほか編．EBM耳鼻咽喉科・頭頸部外科の治療2015-2016．東京：中外医学社；2015：p.118-23.
7）北原　糺ほか．前庭型メニエール病に対するプロスタグランディンI2誘導体の治療効果．Equiliblium Res 2006；65：116-21.
8）Stahle J, et al. Long-term progression of Meniere's disease. Acta Otolaryngol Suppl 1991；485：78-83.

シリーズ関連項目 ··
- 『めまいを見分ける・治療する』「メニエール病の診断と鑑別診断」p.148（渡辺行雄）
- 『めまいを見分ける・治療する』「メニエール病に対する有酸素運動の効果」p.294（高橋正紘）
- 『めまいを見分ける・治療する』「メニエール病の外科治療」p.314（土井勝美）

平衡機能検査

概要

　わが国では，『平衡機能検査基準化のための資料』が1987年に日本平衡神経科学会（現在の日本めまい平衡医学会）により策定された[1]．1990年[2]，2006年[3]，2015年[4]に改訂され，現在に至っている．2015年の改定では，VEMP（vestibular evoked myogenic potential；前庭誘発筋電位）検査が追加された．

『平衡機能検査標準化のための資料』の要点

- 平衡機能検査には，大きく分けて体平衡機能検査と眼振検査がある．体平衡機能検査は静的体平衡検査と動的体平衡検査に，眼振検査は注視時眼振検査と非注視時眼振検査に分類することができる．

- 注視時眼振検査には注視眼振検査と異常眼球運動検査がある．注視眼振は，対象物を網膜中心窩でとらえる機構の障害で出現し，小脳橋角部腫瘍，中脳・大脳障害で認められる．固視眼振は，正面固視機能の障害で出現し，先天性眼振で認められる．異常眼球運動は，中枢神経障害に基づく自発性の異常眼球運動で，lightning eye movement，flutter like oscillations，ocular myoclonus，opsoclonus，ocular bobbing などがある．

- 非注視時眼振検査を施行する際は，フレンツェル眼鏡（現在は，赤外線 CCD フレンツェル眼鏡が用いられることが多い）装着下または閉眼，遮眼，暗所開眼の坐位または仰臥位正頭位で行う．坐位または仰臥位正頭位で認められる眼振を自発眼振という．頭位眼振は，頭部を左右どちらか一方に傾け耳石器に左右異なった緊張を負荷することにより出現する．頭位変換眼振検査では耳石器と三半規管の両者が刺激される．Dix-Hallpike 法と Stenger 法の2つの方法がある．自発眼振，方向固定性の頭位眼振・頭位変換眼振は左右前庭系の不均衡により出現する．頭位眼振検査は外側半規管型良性発作性頭位めまい症，頭位変換眼振検査は後半規管型良性発作性頭位めまい症の診断にも有用である．

- VEMP 検査は，音刺激に対して前庭頸反射弓あるいは前庭眼反射弓を介して生じる短潜時の誘発筋電位を計測する検査である．cVEMP（cervical VEMP）の主たる起源は球形嚢，oVEMP（ocular VEMP）の主たる起源は卵形嚢とされる．

- 温度刺激検査に加えて，cVEMP，oVEMP，vHIT（video head impulse test）を用いると，前庭神経炎を全前庭神経炎，上前庭神経炎，下前庭神経炎，膨大部神経炎，内耳障害型に分類することが可能となる．

　本項では，体平衡検査，注視時眼振検査，非注視時眼振検査，VEMP 検査の手法と判定法について，『平衡機能検査基準化のための資料』をもとに述べる．また温度刺激検査，cVEMP，oVEMP，vHIT を用いて前庭神経炎の障害部位診断を行った自験例について紹介する．

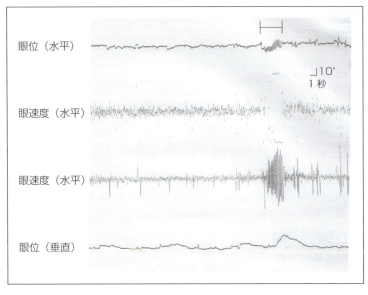

❶ flutter like oscillations の ENG（開眼・正面の指標を注視）
（明石愛美ほか. 耳鼻臨 2014[5]）より）

体平衡機能検査

　体平衡の異常は，立ち直り反射障害と偏倚現象に分けられる．これらを検出する体平衡検査には大きく分けて，静的体平衡検査と動的体平衡検査の2つがある．

静的体平衡検査

　起立検査と重心動揺検査がある．

　起立検査は難易度の順に，①両脚起立検査，② Mann 検査，③単脚起立検査の3種類があり，検査は一般に①から③の順に行う．

　重心動揺検査は，起立姿勢に現れる体重心の動揺を重心動揺計で記録し分析する検査で，重心動揺図，動揺の軌跡長，動揺面積，Romberg 率（開眼時と閉眼時の変化率）などのパラメータが用いられる．

動的体平衡検査

　前庭系，小脳，脳幹などに，一側性あるいは左右不対称の病変が生じると四肢の偏倚現象が現れることが多く，これをとらえることを目的としている．上肢の偏倚現象を調べる指示検査，書字検査，下肢の偏倚現象を調べる歩行検査，足踏み検査などがある．患側の決定は，おのおのの検査の結果を統合して行う．経過観察にも有用である．

眼振検査

注視時眼振検査

　注視時眼振検査には注視眼振検査と異常眼球運動検査がある．

　注視眼振は対象物を網膜中心窩でとらえる機構の障害で出現し，小脳橋角部腫瘍，中脳・大脳障害で認められる．固視眼振は，正面固視機能の障害で出現し，先天性眼振で認められる．

　異常眼球運動は中枢神経障害に基づく自発性の異常眼球運動であり，lightning eye movement, flutter like oscillations（❶[5]），ocular myoclonus, opsoclonus, ocular bobbing などがある．

非注視時眼振検査

　フレンツェル眼鏡（現在は，赤外線 CCD フレンツェル眼鏡が用いられることが多い）装着下または閉眼，遮眼，暗所開眼の坐位または仰臥位正頭位で検査を行う．坐位または仰臥位正頭位で認められる眼振を自発眼振という．自発眼振は左右前庭系の不均衡により出現する．

頭位眼振検査

　頭位眼振は頭部を左右どちらか一方に傾け耳石器に左右異なった緊張を負荷することにより出現する．定方向性の水平・回旋混合性眼振は，末梢

性前庭病変で認められることが多い．回旋性眼振は，Wallenberg 症候群などで認められる．純水平性眼振は，小脳病変でみられる．垂直性眼振は小脳や脳幹などの中心性病変で認められる．

頭位眼振には，眼振の方向が常に一定である方向固定性と，頭位によって眼振の方向が変化する方向交代性がある．方向固定性は前庭系が一側性に障害されたときに認められる．方向交代性には上行性（背地性）と下行性（向地性）の2種類がある．上行性のものは，外側半規管型良性発作性頭位めまい症（クプラ結石症），後頭蓋窩中心性病変で，下行性のものは，外側半規管型良性発作性頭位めまい症（半規管結石症），天幕上病変で認められる．

頭位変換眼振検査

耳石器と三半規管の両者が刺激される．Dix-Hallpike 法と Stenger 法の2つの方法がある．診断意義は頭位眼振検査とほぼ同様であるが，後半規管型良性発作性頭位めまい症の診断にも有用である．

後半規管型良性発作性頭位めまい症（半規管結石症）では頭位変換後，数秒から数十秒の潜時を有す回旋成分が強い上眼瞼向き眼振が出現し，これが30秒以内に消失する．Dix-Hallpike 法では，眼振が出現する頭位で下になる側が患側である．

頭振後眼振検査

坐位の状態で頭部を約30°前屈，閉眼下に頭部を左右約45°，10往復/10秒間，20往復/10秒間，ないし30往復/15秒間振った直後，正面位で停止し開眼させ，誘発された眼振を観察する．外側半規管に対して比較的強い刺激となり，潜在性の前庭系の不均衡による眼振を誘発すると考えられている．

VEMP（前庭誘発筋電位）検査

比較的強大な音に対しては，蝸牛のみならず耳石器も応答することが明らかとなってきた．VEMP 検査は，気導音あるいは骨導音刺激に対して前庭頸反射弓あるいは前庭眼反射弓を介して

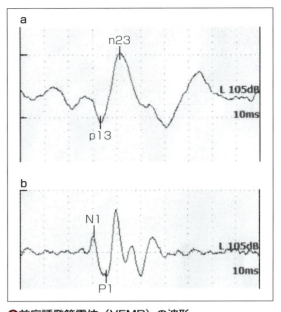

❷前庭誘発筋電位（VEMP）の波形
a：cervical VEMP（cVEMP），b：ocular VEMP（oVEMP）

生じる短潜時の誘発筋電位を計測する検査である．

前庭頸反射としての VEMP は音刺激に対する胸鎖乳突筋（SCM）の活動として記録され，cVEMP（cervical VEMP）とよばれる（❷a）．cVEMP の主たる起源は球形嚢である．

前庭眼反射としての VEMP は音刺激に対する下斜筋の活動として下眼瞼下で記録され，oVEMP（ocular VEMP）とよばれる（❷b）．主たる起源は卵形嚢とされる．検査の施行には音刺激装置と誘発電位記録装置が必要である．

■ cVEMP 検査・oVEMP 検査の判定基準
cVEMP 検査

cVEMP では，刺激開始から30 msec 以内に陽性波，陰性波の順で二相性の波形が，刺激耳と同側の SCM に貼付した電極から記録される．各波頂点潜時の平均がそれぞれ約13 msec，約23 msec であるため，p13，n23 と呼称されている．これらを，P1，N1 としてもよい．

判定には，波形の有無，波形が観察された場合には p13-n23 波頂間振幅の左右比（asymmetry

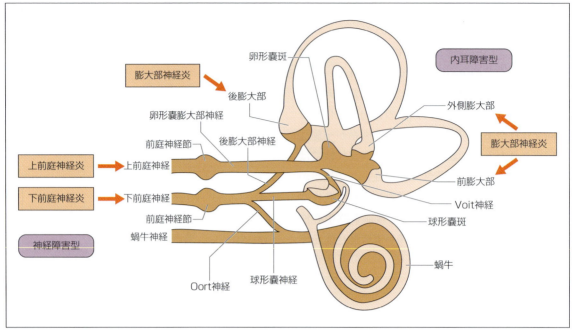

❸前庭神経炎の亜型分類
全前庭神経炎：上前庭神経炎，下前庭神経炎を併せたもの．

（阿久津征利ほか．Equilibrium Res 2015[6] より）

ratio：AR），p13 および n23 の頂点潜時，閾値，周波数特性が用いられる．AR は，

$$AR = 100 × (Au − Aa)/(Au+Aa)$$

Au：健側の P1-N1 波頂間振幅，

Aa：患側の P1-N1 波頂間振幅

から求める．

　AR の正常上限は，各施設の刺激条件に基づき設定することが望ましいが，国際ガイドラインでは，緩やかな基準として 33％，厳しい基準として 50％ を設定している．患側が不明の場合は，暫定的に振幅の小さいほうを患側として計算する．

oVEMP 検査

　oVEMP では，刺激開始から 20 msec 以内に陰性波，陽性波の順で二相性の波形が，刺激耳と対側の下眼瞼下に貼付した電極から記録される．各波頂潜時の平均がそれぞれ約 10 msec，約 15 msec であるため，n10，p15 と呼称されることもあるが，一般的には，N1，P1 と呼称する．

　波形が観察された場合には N1-P1 波頂間振幅の左右比（AR），N1 および P1 の頂点潜時，閾値が用いられる．AR は，

$$AR = 100 × (Au − Aa)/(Au+Aa)$$

から求める．患側が不明の場合は，暫定的に振幅の小さいほうを患側として計算する．oVEMP の AR の正常上限については，国際的なコンセンサスの得られた基準は現時点ではない．

温度刺激検査，cVEMP，oVEMP，vHIT を用いて，前庭神経炎に対して前庭神経部位診断を行った自験例[6]

　前庭神経炎症例 8 例（男性 3 例，女性 5 例，年齢 32〜72 歳）を対象とした．診断には，厚生労働省（旧厚生省）前庭機能異常調査研究班の診断基準を用いた．

　温度刺激検査，cVEMP，oVEMP，vHIT をすべての症例に施行した．全前庭神経炎が 75％，上前庭神経炎と下前庭神経炎がそれぞれ 12.5％ であった．

　温度刺激検査で半規管麻痺と診断した 7 例中 6 例で vHIT（外側半規管）の異常を認めた．温度

刺激検査で半規管麻痺と診断した7例のなかで，同じく上前庭神経支配である前半規管や卵形嚢の機能は正常と判定された症例が4例存在した．また，下前庭神経由来であるvHIT（後半規管）とoVEMPの両者がともに異常を示した症例は2例のみで，どちらも正常と判定された1症例以外の5例は，どちらか一方の検査のみ異常を示し，両者の結果に乖離を認めた．

　以上の結果より，前庭神経炎を，全前庭神経炎，上前庭神経炎，下前庭神経炎，膨大部神経炎に分類することができた．また，内耳障害型も存在する可能性が示唆された（❸）．下前庭神経炎は，温度刺激検査では正常となるため従来の診断基準では前庭神経炎と診断されず，今後の検討課題と思われる．

（肥塚　泉）

引用文献 ••••••••••••••••••••••••••••••••

1) 時田　喬，水越鉄理．「平衡機能検査法」・「めまいの診断」基準化のための資料の掲載にあたって．Equilibrium Res 1988；47：221-44.
2) 徳増厚二ほか．平衡機能検査基準化委員会（案）．Equilibrium Res 1990；49：168-9.
3) 渡辺行雄ほか．平衡機能検査法基準化のための資料—2006年平衡機能検査法診断基準化委員会答申書，及び英文項目．Equilibrium Res 2006；65：468-503.
4) 室伏利久ほか．平衡機能検査基準化のための資料—5 音刺激検査 2015年改定．Equilibrium Res 2015；74：557-9.
5) 明石愛美ほか．Flutter-like oscillation を認めた急性小脳炎例．耳鼻臨 2014；107：951-6.
6) 阿久津征利ほか．Video Head Impulse Test，温度刺激検査，VEMPを用いた前庭神経炎の障害部位の検討．Equilibrium Res 2015；74：534-40.

シリーズ関連項目 ••••••••••••••••••••••••••

• 『めまいを見分ける・治療する』「第2章　めまいの検査法」p.71
• 『耳鼻咽喉科イノベーション』「video-head-impulse test（vHIT）」p.101（杉崎一樹）

聴神経腫瘍（AT）

概要

　聴神経腫瘍は名称のとおり，聴神経すなわち第8脳神経から発生する神経鞘腫（schwannoma）であるが，ほとんどが第8脳神経の分枝である前庭神経から発生する．英語では acoustic tumor（AT），acoustic neuroma（AN）あるいは vestibular schwannoma（VS）とよばれる．

　本腫瘍はその約80%が聴覚障害，約15%がめまいで発症することから，患者はまず耳鼻咽喉科を受診することが多い．したがって，本腫瘍を見逃さず早期に診断することは，耳鼻咽喉科医の責務といってよい．また，本腫瘍を発見することは一人前の耳鼻咽喉科医であることの証ともいえよう．

　本腫瘍は代表的脳腫瘍の一つであるから，当然のことながら脳神経外科が大きくかかわるが，一般的にはその役割は主として治療にあり，診断に関しては耳鼻咽喉科の役割が大きい．また，画像診断および治療の面で放射線科もかかわることになる．

　ガイドラインを策定する場合には，診断および治療において関係各科のコンセンサスが得られる必要があるが，本腫瘍においては，診断では一定のコンセンサスが得られているが，こと治療に関してはさまざまな意見・主張があり，コンセンサスを得ることは困難に思える．日本聴神経腫瘍研究会では，かつてガイドライン策定のために委員会設置を考えたが，策定に不可欠なエビデンスの収集が困難と思われたために取りやめとなった経緯がある．

　本項では，聴神経腫瘍の診断については現時点でのある程度のコンセンサスについて述べるとともに，診断後の診療方針については代表的な考え方を列挙することとしたい．

診断におけるコンセンサス

　現時点で最も false negative の少ない検査はMRIであり，いわばゴールドスタンダードである．したがって，いかに効率良く，かつ漏れなくMRIを行うかが診断の基本となる．一般に，臨床医が行うのは純音聴力検査，単純X線撮影および，時にカロリックテスト程度であるので，問診ののち，これらの検査で聴神経腫瘍を疑ってMRIを依頼する基準を示す．

■ 初診および初期（一次）検査

　❶に示す症状・所見があれば聴神経腫瘍の可能

❶聴神経腫瘍診断における症状と一次検査

①症状
- 一側性進行性または急性発症難聴
- 繰り返す難聴
- 一側の聞き取り（語音弁別）不良
- ふらつき，平衡障害，めまい
- 急性発症の耳鳴
- 一側顔面の知覚障害（知覚鈍麻，痛み）
- 明らかな一側性の味覚障害

②純音聴力検査
- 一側性感音難聴あるいは混合難聴
- 一側聾
- 両側性感音難聴あるいは混合難聴で左右差がある

③内耳道単純X線撮影
- 明らかな一側性内耳道拡大（実測換算で1.5 mm以上の左右差）
- 一側の後壁短縮

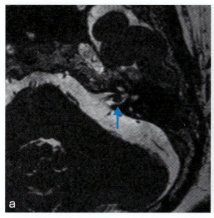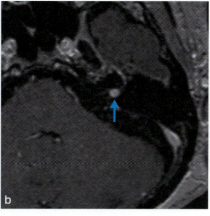

❷左聴神経腫瘍（68歳，女性）
a：高度T2強調画像．内耳道内の占拠性病変（矢印）が確認できる．
b：Gd造影T1強調画像．内耳道内病変（矢印）が造影され，腫瘍性病変であることがわかる．

性を考えて検査を行う．❶の①のいずれかと②，③のいずれかがあればMRIを行うのがよいと思われる．ただし，②，③の検査は正常であっても聴神経腫瘍を否定できるわけではないので，症状のみでMRIを行うこともある．

　純音聴力検査においては，聴力型（オージオグラムの形状）が診断のヒントになることがあり，いわゆるⅢ型，谷型に聴神経腫瘍の可能性が高いとする報告[1]がある．

■ 二次検査

語音聴力検査

　難聴が軽度か中程度であっても，患側の最高語音明瞭度が80%以下の場合はMRIを行う．

カロリックテスト

　感音難聴と同側のCP（canal paresis：20%以上）あるいは明らかな左右差（眼振数の減少，検査時のめまい感の差）があればMRIを行うべきである．ただし，腫瘍症例の約30%はCPを示さないので，たとえ本検査で正常でも腫瘍は否定できず，補助検査の一つである．

聴性脳幹反応（ABR）

　異常所見があればMRIを行う．異常所見とは，
- 無反応
- Ⅰ波あるいはⅠ波，Ⅱ波のみ
- Ⅰ～Ⅴ波間隔の延長

をさす．ただし，false negativeが10%程度存在するため，たとえABRが正常でも腫瘍を否定することはできない．

X線CT

　中～大腫瘍は診断可能であるが，内耳道内腫瘍や小腫瘍ではアーチファクトのために診断が難しく，ルーチン検査では造影剤を使用しても腫瘍の存在を否定しきれない．したがって，小脳症状や三叉神経症状があり大きな腫瘍の存在が予想されるとき以外は有用な診断法とはいえない．

　症状や機能検査で聴神経腫瘍の可能性が高いときは，まずMRIを行うべきである．

■ 確定診断

　画像上の確定診断はMRIにより行う．その際は全脳を撮るのではなく，造影剤を用いた内耳道・脳幹を中心とした薄いスライスを用いることが望ましい．

　造影なしのT1強調画像あるいはT2強調画像でもスクリーニングが可能なことはあるが，高度T2強調画像が撮影可能な場合は，ほぼ確実なスクリーニングが可能である（❷a）．ただし，内耳道内あるいは周辺に占拠性病変が描出された場合，確定診断には造影剤を使用して腫瘍であることを確認する必要がある（❷b）．

■ 鑑別診断

　小脳橋角部には聴神経腫瘍以外にもさまざまな疾患が発生する．腫瘍性病変の存在の診断が容易になった現在，聴神経腫瘍の画像診断において最も大切なのは鑑別診断といってもよい．疾患の種類によって治療方針は大きく異なるので，鑑別はきわめて重要である．

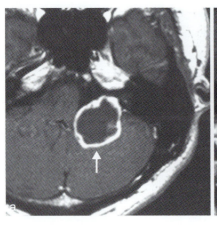
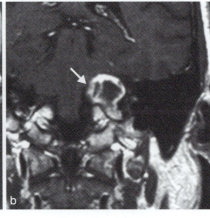

❸左頸静脈孔神経鞘腫（38歳，男性）
a：Gd造影T1強調軸位断画像．内耳道長軸より後方に嚢胞性腫瘍が確認できる．
b：Gd造影T1強調冠状断画像．腫瘍は頸静脈孔に連続している．

頸静脈孔神経鞘腫

本腫瘍は聴神経腫瘍と酷似した症状を呈するが，術前の難聴が高度でも正しい診断のもとに注意して手術を行えば，機能保存ばかりか改善が可能であるため，両者の鑑別はきわめて重要である．

Gd造影T1強調画像では小脳橋角部腫瘍として描出されるが，嚢胞状を呈することが多い．腫瘍の中心が内耳道の長軸よりも後方に位置することが多く（❸a），第7・8脳神経が前上方に圧排されている．当然ながら，下方では頸静脈孔に連続しており，冠状断画像で確認することができる（❸b）．頸静脈球はほとんど見えないくらいに圧迫されていることが多く，S状静脈洞および導出静脈（emissary vein）が拡張していることがある．基本的には1断面のみで安易に診断せず，腫瘍の上下のスライスや冠状断像を十分に注意して見ることが大切である．また，腫瘍が内耳道内に入り込むことはない．

髄膜腫

脳腫瘍では最多であるが，小脳橋角部病変の3～4%とさほど多くはない．きわめて強く造影され，嚢胞を形成することはほとんどない．時に側頭骨後面に沿ってやや扁平に発育することがある．鑑別点は，腫瘍と硬膜の成す角度が鈍角で，硬膜肥厚（dural tail）を伴うことである（❹）．内耳道前壁に発生することがあり，第7・8脳神経が後方に圧迫されていることがある．

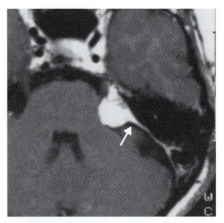

❹左髄膜腫（44歳，女性）
Gd造影T1強調画像．強く造影される腫瘍と硬膜がなす角度は鈍角で，硬膜肥厚（dural tail：矢印）を伴っている．

小脳橋角部脂肪腫

きわめてまれではあるが重要な病変である．T1強調画像で高信号を示し診断は容易で，脂肪抑制画像で信号が抑えられれば確実である．脳幹に接して存在することが多いが，内耳道内に限局することもある．第7・8脳神経を巻き込むことが多く，聴神経腫瘍と同様の症状を呈することがあるが，基本的には組織奇形であり増大することはまれである．一方，病変は血管に富み神経・血管との剝離が困難であるため，手術を行うべきではない．

診断後の診療方針

聴神経腫瘍の診断がついた場合，かつてはほとんどの例で手術が行われていた．しかし近年は診断技術，とくにMRIの普及・発達によって小さな腫瘍が発見されるようになり，さらに本腫瘍の増大速度がきわめて緩徐である例が少なくないことが知られるようになるにつれ，診療方針についてはさまざまな意見が述べられている．

方針は大きく分けて手術，放射線，経過観察の3法であるが，その考え方は科によって，また医師によってそれぞれであり，コンセンサスはほとんど得られていないといっても過言ではない．よって，ここでは適応とそれぞれの方法の特徴について示すこととする．

■ 手術適応

次のいずれかに該当するときは手術の絶対的適応と考えられる．一方，これ以外の腫瘍も頭蓋内占拠性病変である以上，すべて相対的適応があるといえる．

- 腫瘍が脳幹を圧迫．
- 小脳症状がある．
- 腫瘍周囲に浮腫がある．

■ 手術法

聴神経腫瘍の手術法としては，大きく分けて経迷路法，中頭蓋窩法，後S状洞（後頭下開頭）法があるが，それぞれ長所・短所がある[2]．また，術者によってそれぞれの変法や好みがあり，一概にどの方法が優れているとはいえない．

経迷路法

経迷路法では乳突削開に続き迷路摘出を行い，内耳道・後頭蓋窩硬膜を露出したのち，これを切開して内耳道・後頭蓋窩を大きく開放し，腫瘍を摘出する．必要に応じて中頭蓋窩硬膜を露出し，これを上方に圧排することにより十分な視野を確保して大きな腫瘍を摘出することが可能である．

内耳を削開するため聴力は完全に失われるが，内耳道底で顔面神経を確認できるため顔面神経保存率はきわめて高い．また，脳の圧迫・牽引や筋の処理が不要であり，患者への負担が少ないため

術後の回復が早いのも特徴の一つである．聴力不良な例や，聴力は残っていても顔面神経保存を最優先としたい場合に適する方法といえる．

中頭蓋窩法

中頭蓋窩法では，側頭開頭により側頭骨上面の硬膜を剥離・挙上し，内耳道上壁を削開して内耳道硬膜を露出したのち，これを切開して腫瘍を摘出する．内耳を削開しないので聴力保存に適した方法とされるが，視野が比較的狭いため内耳道内腫瘍あるいは小腫瘍，とくに聴力が良好で内耳道底まで進展していない小さな腫瘍が良い適応となる．ただし，左側では，側頭葉の圧迫で言語障害が出る可能性があるため注意が必要である．

後S状洞（後頭下開頭）法

後S状洞法は脳神経外科で主に用いられる方法であり，S状静脈洞後方で後頭蓋窩を開放し小脳を内側に圧排して腫瘍に達する．視野が広く，あらゆる大きさの腫瘍に用いられ，また内耳を削開しなければ聴力保存も可能である．脳幹の処理も上述の2法と比べ有利である．ただし，後頭部の筋肉を剥離するため，術後に頭痛が残ることが多い．

内耳道内の腫瘍は内耳道後壁を削開して摘出するが，解剖学的に内耳道底まで開放するのは困難なことが多く，内耳道底まで充満した腫瘍は全摘が難しい．また，術者から見て腫瘍の奥に顔面神経が位置するため，顔面神経の確認・保存が難しいことがある．

■ 放射線治療

コンピュータ制御により限局した範囲にのみ放射線を集中できる定位放射線治療が可能となり，本腫瘍にも用いられるようになった．現在行われているのはガンマナイフ，サイバーナイフおよび強度変調放射線治療（IMRT）に代表される定位分割照射であるが，いずれも放射線治療であることに変わりはなく，腫瘍が消失することはない．また，聴力障害はほぼ必発とされるが，顔面神経麻痺は少なくなった．

これら放射線治療では腫瘍の増大が認められなければ効果ありとされるが，2，3年の観察では

腫瘍の増大が確認できない例が約半数あるので，個々の症例で本法の効果があったか否かは十分検討したうえで判定する必要がある．縮小する例も多くはないとされ，逆に増大し手術が必要となる例も少なからず報告されている．また，悪性転化した例も報告されており，長期的な予後については十分な検討はなされていない．

■ 経過観察（wait and scan）

1980年代以降の診断技術，とくにMRIの発達・普及により聴神経腫瘍の診断は比較的容易になり，多くの腫瘍が発見されるようになった．これに伴い，症例によっては合併症や患者の希望などで手術が行われず経過観察となる症例も増え，その過程で聴神経腫瘍の増大はほかの腫瘍と比べても遅いことがわかってきた[3]．これまでの多くの報告で約半数の腫瘍は増大がかなり緩徐（年間1mm程度以下）であり，直ちに治療の適応とはならない．

したがって，手術の絶対的適応となるような症例を除いては，定期的にMRIで腫瘍の増大の有無を監視しつつ経過観察を行い，明らかな増大が確認された時点で手術あるいは放射線治療を検討するという方針がとられることが多い．これをwait and scanあるいはconservative managementなどとよぶ．

ガイドライン作成の問題点

基本的に診療ガイドラインを作成する場合，その信頼性を担保するためにエビデンスレベルの高い臨床研究論文を一定数収集する必要がある．ある病態に対していくつかの治療法が提唱されている場合は，それらの公平な比較が必要である．

これらの条件を聴神経腫瘍に当てはめると，先に述べたように，診断に関しては一定のコンセンサスは得られているといえるが，ガイドライン策定に十分な研究がなされているとはいえない．まして治療法においては，手術の絶対的適応になる大きな腫瘍を除いては，担当医によって考え方が大きく異なり，しかも1施設で扱う症例が年間数例からせいぜい数十例という症例数のため，同条件での治療法の比較は不可能といってよい．よって現時点ではガイドラインの作成はきわめて困難といわざるをえない．

なお，2001年に慶應義塾大学は世界の聴神経腫瘍の専門家を招いて，病態と治療に関するコンセンサスを得ようと，"Consensus meeting on systems reporting results in acoustic neuroma" を開催した．この会議では腫瘍サイズ，顔面神経機能，聴力，放射線治療の効果，神経症状について報告する際の合意が図られ一定の成果が得られた[4]．これは，あくまで報告時の用語の定義についてのコンセンサスであるが，このような会議などを重ねることによって，やがては診療ガイドラインにつながる合意形成が行われる可能性はあるものと思われる．

（橋本　省）

引用文献

1) Suzuki M, et al. Prevalence of acoustic neuroma associated with each configuration of pure tone audiogram in patients with asymmetric sensorineural hearing loss. Ann Otol Rhinol Laryngol 2010 ; 119 : 615-8.
2) 橋本　省. 側頭骨へのアプローチ. 聴神経腫瘍. JOHNS 2015 ; 31 : 924-7.
3) Stangerup SE, et al. The natural history of vestibular schwannoma. Otol Neurotol 2006 ; 27 : 547-52.
4) Kanzaki J, et al, editors. Acoustic Neuroma : Consensus on Reporting Results. Tokyo : Springer-Verlag Tokyo ; 2003.

シリーズ関連項目

- 『めまいを見分ける・治療する』「聴神経腫瘍とめまい」p.326（石川和夫）
- 『耳鼻咽喉科イノベーション』「聴神経腫瘍の治療法update」p.70（石川和夫）

顔面神経麻痺

概要

　顔面神経麻痺の原因は多岐にわたるが, 最も多い原因は Bell 麻痺で, 次いで Hunt 症候群となる[1]. この 2 疾患で末梢性顔面神経麻痺の 7 割以上を占めるため, 『顔面神経麻痺診療の手引—Bell 麻痺と Hunt 症候群—2011 年版』では Bell 麻痺と Hunt 症候群に対する早期診断による最適な治療を推奨している[2].

　しかし, Bell 麻痺や Hunt 症候群は自然治癒傾向が高く, また, 客観的で統一された麻痺の評価もないため, 治療に関してRCTによるエビデンスレベルの高い臨床研究はそれほど多くない. そこで, 診療の手引ではエビデンスを最重視しながら, エビデンスが不確実なものは討論を重ね, 日本顔面神経研究会のコンセンサスとしてまとめられている.

　内容としては, 麻痺発症からの時期によって急性期（麻痺発症 1 か月まで）, 慢性期（麻痺発症 1 か月〜1 年）, さらに麻痺発症 1 年以上たった不完全治癒例に分け, おのおのの時期で推奨される治療を解説しており, とくに急性期に関しては狭義の急性期（麻痺発症 7 日目まで）と亜急性期（麻痺発症 8〜14 日目まで）に分けられていることが特徴となっている.

診療の手引の要点

- 顔面神経麻痺の診断には, ①原因疾患の診断, ②神経障害程度の診断（重症度診断と予後診断）, ③障害部位の診断がある.
  - ①原因疾患の診断では, とくに Bell 麻痺と Hunt 症候群の鑑別が重要であり, その確定診断にはペア血清を用いたウイルス抗体価測定が推奨されている.
  - ②神経障害程度の診断では, 麻痺の評価法として柳原 40 点法が推奨されており, 予後診断法としては ENoG, NET, MST が推奨されている.
  - ③障害部位の診断は, 側頭骨骨折の新鮮例において臨床的価値があるとされている.
- 急性期治療の目的は神経変性を防止することであり, 麻痺の重症度に応じて早期にステロイドと抗ウイルス薬の治療を開始することが勧められている. また高度麻痺例（スコア 8 点以下）には発症後 1 週前後に ENoG を行い, その値が 10%未満の症例には顔面神経減荷術を考慮することが推奨されている（❶）.
- 慢性期の治療は神経の再生をめざした治療が主体で, 具体的には薬物療法や星状神経節ブロック, リハビリテーションなどが推奨されている. とくに神経障害程度の検査で麻痺回復に 3 か月以上を要すると診断された症例には, これらの治療が必要としている.
- 麻痺発症から 1 年以上経過して不完全治癒（麻痺の残存や後遺症の発症）に終わった症例に対しては, 形成的手術やボツリヌス毒素の治療などが推奨されている.

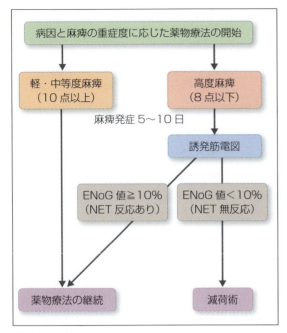

```
┌─────────────────────────────────┐
│ 病因と麻痺の重症度に応じた薬物療法の開始 │
└─────────────────────────────────┘
        ↓                    ↓
┌──────────────┐      ┌──────────────┐
│ 軽・中等度麻痺  │      │ 高度麻痺        │
│ （10点以上）   │      │ （8点以下）     │
└──────────────┘      └──────────────┘
     麻痺発症 5～10 日        ↓
                      ┌──────────────┐
                      │ 誘発筋電図      │
                      └──────────────┘
              ↓                ↓
   ┌──────────────┐   ┌──────────────┐
   │ ENoG 値≧10%   │   │ ENoG 値＜10%   │
   │（NET 反応あり） │   │（NET 無反応）   │
   └──────────────┘   └──────────────┘
        ↓                    ↓
┌──────────────┐      ┌──────────────┐
│ 薬物療法の継続  │      │ 減荷術         │
└──────────────┘      └──────────────┘
```

❶ 治療方針
（村上信五. 顔面神経麻痺診療の手引─Bell 麻痺と Hunt
症候群─2011 年版. 金原出版；2011[2]）より）

急性期（麻痺発症 7 日以内）に治療を開始する症例

症例 1：65 歳，女性.
既往・現症：既往歴はとくになく，受診日前日から右口角より食べ物がこぼれるようになり，受診日には右閉眼できなくなったため当科を受診した.

めまいや耳鳴の訴えはなく，耳内所見や耳介所見に異常は認められず，標準純音聴力検査も正常であった. 初診時スコアは 22 点（柳原法）であり，顔面神経麻痺以外に神経学的所見に異常は認めなかった. 鼻・口腔・咽頭・喉頭にも異常所見はなく，頸部の触診でも腫瘤は触知しなかった.
診断：耳介の発赤はなく，顔面神経麻痺以外に耳鼻咽喉科領域の異常所見や神経学的な異常所見がないことより，軽症の Bell 麻痺と診断された.
治療経過：診療の手引で軽度麻痺症例に対して推奨されているプレドニゾロン 30 mg/日，ビタミン B$_{12}$，ATP 製剤の処方を行った. 3 日後の再診時にはスコアが 8 点と麻痺の悪化を認め，NED

は 2.7 mA であったが，その他の所見に変化はなかった.

診療の手引に従い Bell 麻痺の高度麻痺例として入院のうえ，プレドニゾロン 120 mg/日の点滴とバラシクロビル 3,000 mg/日の追加投与を行った. 発症 1 週後の ENoG 値は 35% であった. 顔面神経減荷術の適応はないと判断し投薬加療を継続し，発症後 2 か月目よりスコアの回復がみられ，発症後 4 か月目にはスコア 40 点に回復した.

解説 末梢性顔面神経麻痺の原因は多岐にわたり，Bell 麻痺と Hunt 症候群以外に中耳炎，側頭骨骨折，耳下腺癌なども原因疾患としてあげられる. また一般的に，中枢性疾患による顔面神経麻痺では患側の前額麻痺が認められないとされているが，軽度麻痺症例では前額麻痺がはっきりしない症例もあるため，耳鼻咽喉科領域の所見，頸部の触診，神経学的所見を診察し診断することが重要である.

本症例の顔面神経麻痺は，初診時にはスコア 22 点と軽症例であるため診療の手引に従った投薬が行われたが，その 3 日後には高度麻痺に陥っていた（❷）. 麻痺は発症時には軽症であっても 2～3 日後には悪化し，1 週間前後で最悪になることはよく知られている. 診療の手引では軽症例であっても数日後に再診し，麻痺が進行している場合には中等度麻痺，高度麻痺に準じた治療に変更することを勧めている.

一方，Hunt 症候群に対しても診療の手引で示されているが（❸），Bell 麻痺のものと比べ抗ウイルス薬の投与量が異なっている. その理由として，Hunt 症候群は麻痺発症 10 日以降も神経変性が進行し予後が不良であること（自然治癒率は 30% 以下），水痘・帯状疱疹ウイルス（VZV）の増殖を抑制するためには大量の抗ウイルス薬を投与する必要があることなどがあげられる.

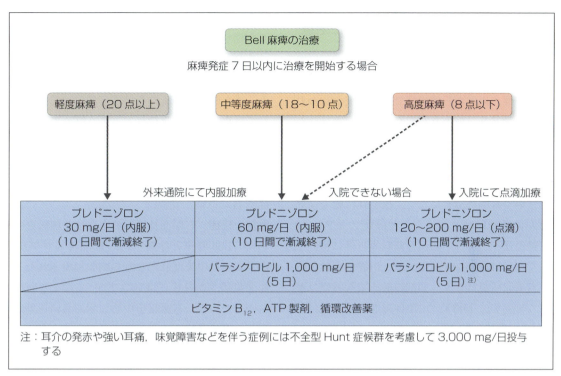

❷ Bell 麻痺急性期の治療（麻痺発症 7 日以内）
　　　（村上信五. 顔面神経麻痺診療の手引—Bell 麻痺と Hunt 症候群—2011 年版. 金原出版；2011[2) より)

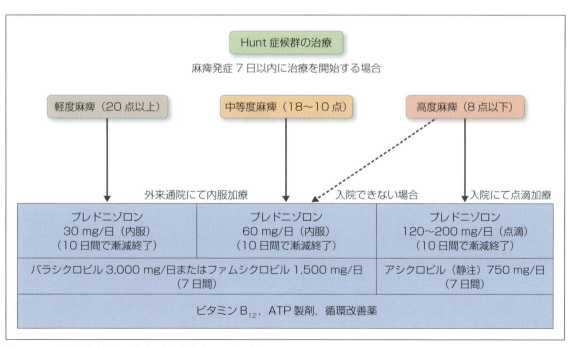

❸ Hunt 症候群急性期の治療（麻痺発症 7 日以内）
　　　（村上信五. 顔面神経麻痺診療の手引—Bell 麻痺と Hunt 症候群—2011 年版. 金原出版；2011[2) より)

亜急性期（麻痺発症8〜14日）に治療を開始する症例

症例2：46歳，男性．

既往・現症：以前から糖尿病で内服加療が行われていた．受診8日前より左顔面神経麻痺が発症した．軽度であるため放置していたが，受診4日前より左耳介に発疹が出現し，麻痺と発疹が増悪するため当科を受診した．

めまいや耳鳴の訴えはなく，標準純音聴力検査では左の感音難聴を認めた．初診時スコアは10点（柳原法）であり，顔面神経麻痺以外に神経学的異常所見は認めなかった．鼻・口腔・咽頭・喉頭にも異常所見はなく，頸部の触診でも腫瘤は触知しなかった．初診時のNEDは3.0 mA，ENoG値は37％であった．

診断：左感音難聴と左耳介に発疹を認め，中等度麻痺のHunt症候群と診断された．

治療経過：糖尿病があるため入院のうえ，内科医とともに血糖コントロールを行いながら，診療の手引に従って中等度麻痺に推奨されているプレドニゾロン60 mg/日，ビタミンB$_{12}$，ATP製剤，バラシクロビル3,000 mg/日の投与を行った．発症後2か月目よりスコアの回復がみられ，発症後5か月目にはスコア38点まで回復した．

解説 本症例のように，Hunt症候群のなかには麻痺発症数日後に耳介の発疹や内耳症状を呈する症例がある．本症例では耳介の発疹が出現してから耳鼻咽喉科を受診したため診断は容易であったが，麻痺発症直後に受診した場合にはBell麻痺と誤診される可能性があるため注意を要する．

ステロイドの抗炎症・抗浮腫効果は用量依存で，早期に投与するほど有効であるため，遅くとも浮腫がピークになる10日以内に投与することが望ましいとされている．しかし，本症例のように発症後8日以上過ぎてから受診する場合もあり，診療の手引ではそのような亜急性期から治療を開始する場合は軽症例にはステロイドを投与せず，中

等度麻痺，高度麻痺には急性期に準じてステロイドを投与することが推奨されている（❹，❺）．

また，Hunt症候群では亜急性期には抗ウイルス薬の効果は期待できないが，帯状疱疹や強い痛み，また難聴やめまいを伴う症例には急性期に準じて抗ウイルス薬を投与するよう勧めている．

慢性期（麻痺発症1か月以降）の症例

症例3：60歳，女性．

既往・現症：右顔面神経麻痺を発症し前医を受診した．Bell麻痺と診断され，最悪時スコアが12点であり，中等度麻痺として内服加療された．麻痺発症後3か月後にはスコアが32点まで回復したが，その後，右眼瞼を中心に病的共同運動が出現し，麻痺発症5か月後に当科を受診となった．

初診時のスコアは36点であったが，高度の病的共同運動と中等度の拘縮が認められた．

診断：顔面神経麻痺の後遺症と診断しリハビリテーションを導入した．

治療経過：病的共同運動に対してバイオフィードバック療法，拘縮に対し表情筋マッサージを導入し，過度な顔面運動を行わないように生活指導も行った．麻痺発症1年後には病的共同運動，拘縮ともに軽減したが残存するため，ボツリヌス毒素による治療を開始した．

解説 慢性期の主な症状には筋力低下，病的共同運動，顔面拘縮などがある．診療の手引では，これらの症状に対してリハビリテーションが推奨されている．

筋力低下は上唇挙筋，笑筋，眼輪筋，前頭筋などにおいて最後まで残るとされており，原則的に個々の筋に対して筋力強化を行い，両側対称な粗大運動は行わないとされている．そのためには鏡を見ながら患側のみ前歯を見せる運動や，患側のみの前頭筋収縮などを指導する．病的共同運動に関しては，口周囲の運動時に閉眼が起こることが多いため，口周囲の運動時に開眼を保持することなどを指導する．拘縮に対しては表情筋マッサー

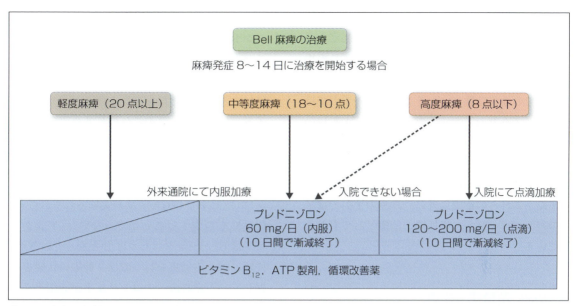

❹ Bell 麻痺亜急性期の治療（麻痺発症 8 〜 14 日）

（村上信五．顔面神経麻痺診療の手引—Bell 麻痺と Hunt 症候群—2011 年版．金原出版；2011[2]）より）

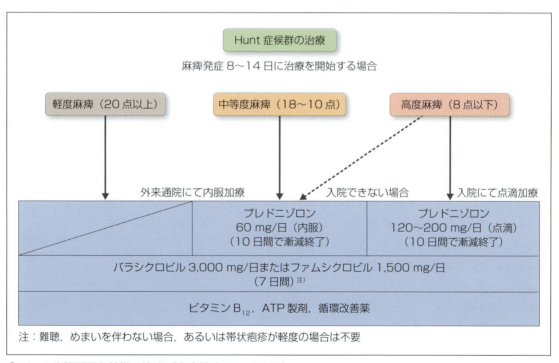

❺ Hunt 症候群亜急性期の治療（麻痺発症 8 〜 14 日）

（村上信五．顔面神経麻痺診療の手引—Bell 麻痺と Hunt 症候群—2011 年版．金原出版；2011[2]）より）

ジを導入する.

このようなリハビリテーションを導入しても麻痺発症から10か月が過ぎると病的共同運動や拘縮が固定するため，それ以降はリハビリテーションのみでの改善は難しい．そこで診療の手引ではボツリヌス毒素の局所注入を，麻痺発症1年以降を目安に行い，リハビリテーションすることを推奨している．ボツリヌス毒素は約4か月で効果が切れるため，毒素の注射を繰り返す必要がある．

また，これらの治療以外に，診療の手引では星状神経節ブロックも，慢性期の治療として有効としている．

その他の留意すべき点

①Bell麻痺と診断される症例のなかには，内耳症状と耳介発疹を伴わない不全型Hunt症候群（zoster sine herpete：ZSH）が約20％存在することが知られている．そのため診療の手引では，Bell麻痺と診断されても麻痺が高度で耳介の発赤や強い耳痛，味覚障害を伴う場合は抗ウイルス薬をHunt症候群に準じて投与することとされている．

②小児のBell麻痺，Hunt症候群は顔面神経管内で神経の絞扼変性が生じにくいため，成人より比較的予後が良好といわれている．診療の手引では学童期のBell麻痺に対してはプレドニゾロン1 mg/kg/日×1週間漸減で投与すると記載されている．またHunt症候群に対しては上記のプレドニゾロン投与に加え，アシクロビル80 mg/kg/日×1週間の投与とされている．た

だし，Bell麻痺軽症例，とくに乳幼児ではビタミンB_{12}とATP製剤の投与のみで経過をみることも多い．

③妊娠中の顔面神経麻痺に対しては，妊婦・胎児に対する安全性と妊娠週数を熟考して，ステロイド，抗ウイルス薬の投与の是非を決定すると記載されている．アメリカFDAによる薬剤の胎児危険度分類の基準では，プレドニゾロンはB（ヒトでの危険性の証拠はない），ベタメタゾンはC（ヒトでの対照実験が実施されておらず，危険性を否定することができない），アシクロビルはB，バラシクロビルはBとなっているが，妊婦に対する治療を行う際は，妊娠の状態を把握している産科医へのコンサルトが必須とされている[3].

（山田啓之，羽藤直人）

引用文献 ••••••••••••••••••••••••••••
1) 脇坂浩之ほか．顔面神経障害の疫学．青柳優編．CLIENT21 No9．顔面神経障害．東京：中山書店；2001．p.131-5.
2) 村上信五．急性末梢性顔面神経麻痺に対する急性期の治療．日本顔面神経研究会編．顔面神経麻痺診療の手引―Bell麻痺とHunt症候群―2011年版．東京：金原出版；2011．p.55-9.
3) 石岡孝二ほか．小児，妊婦，全身合併症などの顔面神経麻痺に対する治療．JOHNS 2015；31：721-3.

シリーズ関連項目 ••••••••••••••••••••••••
• 『実戦的耳鼻咽喉科検査法』「実戦的顔面神経機能検査」p.162（古田　康）
• 『耳鼻咽喉科イノベーション』「顔面神経麻痺に対するネットワーク型再建」p.117（山田啓之，羽藤直人）
• 『耳鼻咽喉科イノベーション』「ウイルス性顔面神経麻痺の後遺症を予防する」p.119（稲垣　彰，村上信五）

第2章 アレルギー・鼻

アレルギー性鼻炎

概要

　アレルギー性鼻炎は喘息やアトピー性皮膚炎と同じアレルギー疾患であるが，唯一の純粋なⅠ型アレルギー疾患であり，治癒が難しく，重症化し QOL の低下を生じさせる．このため，治癒とコントロールによって患者 QOL や生産性の低下をきたさないようにすることが，このガイドラインの初版からの目的である．2015 年 12 月に『鼻アレルギー診療ガイドライン―通年性鼻炎と花粉症―2016 年版（改訂第 8 版）』（以下 PG-MARJ2016）が改訂発行された．

ガイドラインのポイント

- ●鼻アレルギー診療ガイドラインは第 8 版でも EBM を考慮しているが，それだけにとらわれないように執筆されている．マスク，メガネなどセルフケアの一環としてエビデンスが少ない部分も掲載してある．
- ●ガイドラインの使用対象者はアレルギー専門医，耳鼻咽喉科専門医だけでなく，一般診療として花粉症を含むアレルギー性鼻炎診療に携わる家庭医も含まれ，エビデンスだけでなく，作用機序なども考慮した解説になっている．また，今回は鼻アレルギー治療に関する CQ&A をガイドラインのなかで新たに取り上げ，治療の項目の理解の指針としている．
- ●PG-MARJ2016 を参考に診療を行う際には，改訂点だけにとらわれることなく，全体を理解する必要がある．

ガイドライン改訂の歴史

　鼻アレルギー診療ガイドライン作成員会は，日本鼻科学会や日本耳鼻咽喉科免疫アレルギー学会などの専門医であり，医育機関，研究機関の指導者らによって構成されている．鼻アレルギー診療ガイドライン作成員会メンバーによって，1993 年に『鼻アレルギー診療ガイドライン―通年性鼻炎と花粉症―』第 1 版が刊行された．以来，医学，医療，薬学の新知見などをもとに，エビデンスに基づいた改訂が積み重ねられ，2015 年には改訂第 8 版が刊行されるに至っており，今後も適宜改訂が加えられ進化していくであろう．

　その内容は，エビデンスの少なかった時代から変化し，国際的ガイドラインである Allergic Rhinitis and its Impact of Asthma（ARIA）の内容も重視しながら，厚生労働省科学研究費補助金事業の一つの事業としてエビデンスを収集し，さらに重要視して改訂されてきた．厚生労働省研究のエビデンスは巻末の CD-ROM に 2002 年の第 4 版より収録され，それぞれの改訂を経て新しいエビデンスを載せて内容を充実させてきている．

■ 準拠したエビデンスの分類，勧告・推奨の分類など

　まず国内外の文献収集を各担当のガイドライン委員が行い，収集した文献を evidence-based Guideline Development にて吟味し，採用文献を決めた．これらの文献をデータベースに基づき登録した．登録された文献から課題について包括的な診療エビデンスを作成し，検証した文献について結果を含めた抄録を作成し，CD-ROM で提供した．

検討結果を項目ごとに以下の作成形式にまとめた.

A）前文：治療法などの一般的傾向，選出した文献全体のまとめ
B）推奨：エビデンスをふまえての推奨度
C）科学的根拠；良質な論文による治療の妥当性
D）科学的根拠文献集；英文のエビデンスの抄録集
E）結論；治療に対するエビデンスの結論
F）文献；収集した論文，選出した論文

本ガイドラインの改訂のポイント

今回の改訂ポイントは，主に治療の部分で薬剤の使用方法や新しい治療法である舌下免疫療法にある.

■ 治療法の選択

薬剤で取り上げ方を変更したものがある．2016年版では，重症度に応じた通年性アレルギー性鼻炎の治療法の選択として，軽症にも鼻噴霧用ステロイド薬が追加された．これは，点鼻用薬の使い勝手と，minimum persistent inflammation（MPI）が症状のない状態でも鼻粘膜に存続しているというエビデンスから追加されたものである.

通年性アレルギー性鼻炎においては，中等症以上の鼻閉型または鼻閉を主とする充全型に第2世代抗ヒスタミン薬・血管収縮薬配合剤をその薬効から判断し，掲載した．これは第2世代抗ヒスタミン薬単独よりも鼻閉に関して，配合剤が優位に症状を軽減したというエビデンスから，その薬剤を位置づけしたものである．またこれは，中等症以上の鼻閉型または鼻閉を主とする充全型の花粉症にも推奨しない根拠はないため，花粉症でも位置づけは通年性アレルギー性鼻炎と同じにした（❶，❷）.

治療法の選択の図表（❶，❷）では，上部に記載した薬剤の使用を優先的に考慮するという意味を示した．同じ病型でも，重症度により薬剤の記載順序が違うのはそのためである．基本的に，より上部に記載された薬剤が主薬，下部に記載され

たものは補助薬という役割である.

■ 鼻噴霧用ステロイド薬

今回の改訂の大きなポイントであった花粉症における鼻噴霧用ステロイド薬の初期療法については，治療法の選択の表（❷）に反映した．以前からCQ&A 6 にも採り上げ，①海外で行われた季節前投与に関するプラセボ対照ランダム化比較試験で有用性が検証されていること，②非盲検並行群間比較試験において，ケミカルメディエーター遊離抑制薬に対する有意性が証明されていること，③日本でのプラセボ対照ランダム化比較試験においても，シーズン中の鼻症状を有意に抑制し眼症状の増悪を抑えており，多くのエビデンスよりその位置づけを初期療法に広げている.

また改訂を経て残存している初期療法薬には「即効性」という特徴が共通しており，これが方法論における進展を支えている．それゆえ，PG-MARJ2016 の記述では，開始時期を第2世代抗ヒスタミン薬や抗LTs薬，もちろん鼻噴霧用ステロイド薬でも，その使用は花粉飛散予測日または症状が少しでも現れた時点としている．その他の薬剤は飛散開始予測日の1週間前をめどに投与開始となっている．初期療法のコンセプトが重症化を防ぐための治療法であることを明確にしている.

■ 舌下免疫療法

舌下免疫療法は，スギ花粉症，ダニ通年性アレルギー性鼻炎においていくつかの試験でプラセボを用いた試験が行われ，有用性が示されている．2014年からはスギ花粉症に，2015年からはダニ通年性アレルギー性鼻炎に保険適用となっている.

PG-MARJ2016 では，アレルゲン免疫療法の項目に大きく紙面を割いて方法論，試行手順，主な舌下免疫療法薬剤について記載した．現在，スギ花粉症では約 40,000 人に使用されている舌下免疫療法であるので，発売早期であっても PG-MARJ2016 では安全に確実に施行できるよう配慮したものである.

舌下免疫療法には現在，スギ花粉症だけでなく，

❶重症度に応じた通年性アレルギー性鼻炎に対する治療法の選択

重症度	軽症	中等症		重症		推奨度
病型		くしゃみ・鼻漏型	鼻閉型または鼻閉を主とする充全型	くしゃみ・鼻漏型	鼻閉型または鼻閉を主とする充全型	
治療	①第2世代抗ヒスタミン薬 ②遊離抑制薬 ③Th2サイトカイン阻害薬 ④鼻噴霧用ステロイド薬	①第2世代抗ヒスタミン薬 ②遊離抑制薬 ③鼻噴霧用ステロイド薬	①抗LTs薬 ②抗PGD$_2$・TXA$_2$薬 ③Th$_2$サイトカイン阻害薬 ④第2世代抗ヒスタミン薬・血管収縮薬配合剤 ⑤鼻噴霧用ステロイド薬	鼻噴霧用ステロイド薬 ＋ 第2世代抗ヒスタミン薬	鼻噴霧用ステロイド薬 ＋ 抗LTs薬または抗PGD$_2$・TXA$_2$薬 もしくは 第2世代抗ヒスタミン薬・血管収縮薬配合剤	
	①, ②, ③, ④のいずれか1つ.	①, ②, ③のいずれか1つ. 必要に応じて①または②に③を併用する.	①, ②, ③, ④, ⑤のいずれか1つ. 必要に応じて①, ②, ③に⑤を併用する.		必要に応じて点鼻用血管収縮薬を治療開始時の1～2週間に限って用いる.	
				鼻閉型で鼻腔形態異常を伴う症例では手術		
			アレルゲン免疫療法			
			抗原除去・回避			

症状が改善してもすぐには投薬を中止せず, 数カ月の安定を確かめて, ステップダウンしていく.
遊離抑制薬：ケミカルメディエーター遊離抑制薬
抗LTs薬：抗ロイコトリエン薬
抗PGD$_2$・TXA$_2$薬：抗プロスタグランジンD$_2$・トロボキサンA$_2$薬
□はPG-MARJ2016から新たに加えられたものである.

(鼻アレルギー診療ガイドライン作成委員会編. 鼻アレルギー診療ガイドライン—通年性鼻炎と花粉症—2016年版. ライフ・サイエンス：2015[1]より)

ダニ通年性アレルギー性鼻炎においても舌下免疫療法薬が認可・発売されている. スギ花粉症におけるシダトレン®, ダニ通年性アレルギー性鼻炎におけるアシテア®, ミティキュア®が保険適用となった. その施行にはインターネット上での講習が義務づけられている.

また実施にあたっては, 原因抗原の特定が必要であり, さらに重度の副作用も生じうることから, インフォームドコンセントとその副作用対策が可能な施設で行うことが重要である. この治療法は, WHOでは3～5年の継続が望ましいとされている.

■ clinical question & answer（CQ&A）

2016年版も治療（第5章）の部分にclinical question & answer（CQ&A）を設定してある. これは, 初版から一貫して目標としてきた“活用できるガイドライン”を具現化するためのもので, これまでに編集委員からの意見に基づいてCQ12項目を採り上げ（❸）, エビデンスに基づく解説を行っている.

一般に, ガイドラインにおけるCQ&Aは回答がYes or Noで示され, 推奨グレードが明記されている. わかりやすいという利点がある反面, 治療が過度に規定されて画一化してしまう危険性が否定できない. PG-MARJ2013ではそれを避けるため, 目前の患者にどのように適用するかの判断を強制しない方向をめざし, Answerについてはエビデンスの概説にとどめている.

❷重症度に応じた花粉症に対する治療法の選択

重症度	初期療法	軽症	中等症		重症・最重症	
病型			くしゃみ・鼻漏型	鼻閉型または鼻閉を主とする充全型	くしゃみ・鼻漏型	鼻閉型または鼻閉を主とする充全型
治療	①第2世代抗ヒスタミン薬 ②遊離抑制薬 ③抗LTs薬 ④抗PGD$_2$・TXA$_2$薬 ⑤Th2サイトカイン阻害薬 ⑥鼻噴霧用ステロイド薬	①第2世代抗ヒスタミン薬 ②遊離抑制薬 ③抗LTs薬 ④抗PGD$_2$・TXA$_2$薬 ⑤Th2サイトカイン阻害薬 ⑥鼻噴霧用ステロイド薬	第2世代抗ヒスタミン薬 + 鼻噴霧用ステロイド薬	抗LTs薬または抗PGD$_2$・TXA$_2$薬 + 鼻噴霧用ステロイド薬 + 第2世代抗ヒスタミン薬 もしくは 第2世代抗ヒスタミン薬・血管収縮薬配合剤 + 鼻噴霧用ステロイド薬	鼻噴霧用ステロイド薬 + 第2世代抗ヒスタミン薬	鼻噴霧用ステロイド薬 + 抗LTs薬または抗PGD$_2$・TXA$_2$薬 + 第2世代抗ヒスタミン薬 もしくは 鼻噴霧用ステロイド薬 + 第2世代抗ヒスタミン薬・血管収縮薬配合剤
	くしゃみ・鼻漏型には①,②,⑥.鼻閉型または鼻閉を主とする充全型には③,④,⑤,⑥のいずれか1つ.	①〜⑥のいずれか1つ.①〜⑤で治療を開始したときは必要に応じて⑥を追加.				必要に応じて点鼻用血管収縮薬を1〜2週間に限って用いる.症状が特に強い症例では経口ステロイド薬を4〜7日間処方する.
		点眼用抗ヒスタミン薬または遊離抑制薬			点眼用抗ヒスタミン薬,遊離抑制薬またはステロイド薬	
					鼻閉型で鼻腔形態異常を伴う症例では手術	
		アレルゲン免疫療法				
		抗原除去・回避				

推奨度 →

初期療法は本格的花粉飛散期の導入のためなので，よほど花粉飛散の少ない年以外は重症度に応じて季節中の治療に早目に切り替える.

遊離抑制薬：ケミカルメディエーター遊離抑制薬

抗LTs薬：抗ロイコトリエン薬

抗PGD$_2$・TXA$_2$薬：抗プロスタグランジンD$_2$・トロボキサンA$_2$薬

□ はPG-MARJ2016から新たに加えられたものである.

(鼻アレルギー診療ガイドライン作成委員会編．鼻アレルギー診療ガイドライン—通年性鼻炎と花粉症—2016年版．ライフ・サイエンス：2015[1] より)

CQ No.	CQ
1	ケミカルメディエーター遊離抑制薬はどのような患者の治療に有効か.
2	アレルギー性鼻炎患者に点鼻用血管収縮薬はどのように使用すればよいか.
3	抗ヒスタミン薬はアレルギー性鼻炎のすべての症状に効果があるか. 服用するときの注意点はどのようなものか.
4	抗ロイコトリエン薬, 抗プロスタグランジン D_2（PGD_2）・トロボキサン A_2（TXA_2）薬はアレルギー性鼻炎の鼻閉に有効か.
5	Th2 サイトカイン阻害薬はアレルギー性鼻炎のどのような症状に有効か.
6	スギ花粉症の初期療法に鼻噴霧用ステロイド薬は有効か.
7	漢方薬はどういう患者に有効か.
8	アレルギー性鼻炎に対する複数の治療薬の併用は単独の治療効果を上回るか.
9	スギ花粉症には花粉飛散前から開始した方がよいか.
10	アレルギー性鼻炎に対するアレルゲン免疫療法の効果・持続はどの程度か.
11	小児アレルギー性鼻炎の治療ポイントは.
12	妊娠中のアレルギー性鼻炎患者に対する治療の要点は.

（鼻アレルギー診療ガイドライン作成委員会編. 鼻アレルギー診療ガイドライン—通年性鼻炎と花粉症—2016 年版. ライフ・サイエンス：2015[1] より）

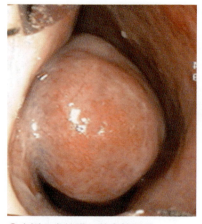

❹症例の鼻粘膜の前鼻鏡所見
鼻粘膜は蒼白, やや薄赤く腫脹している.

ダニ通年性アレルギー性鼻炎に皮下免疫療法を, スギ花粉症に舌下免疫療法を行い, 有効だった例

症例：13 歳, 中学 1 年生.

現症：2015 年 6 月に受診. 症状は一年中の鼻閉・鼻汁の症状があり, 鼻閉は口呼吸が一日のうちで数回ある. 鼻汁は一日でひどいときには 15 回以上ある. 悪化したときだけ抗ヒスタミン薬を服用している. 症状は 3 月に悪化する.

既往：3 歳よりアトピー性皮膚炎があった. 喘息はない.

検査結果：鼻好酸球検査（+）. 末梢血では白血球 6,200/μL, 好酸球分画 12%. 特異的 IgE 検査：ヤケヒョウヒダニ（6）, ハウスダスト（5）, スギ

（4）, ヒノキ, カモガヤ, オオアワガエリ, ブタクサ, シラカバ, ハンノキ, アルテルナリアはいずれも（0）であった.

鼻粘膜の前鼻鏡所見：右鼻腔は腫脹していた（❹）.

診断：ダニ通年性アレルギー性鼻炎, スギ花粉症.

治療：6 月の受診であったので, 夏休みのはじめ 7 月 25 日から, ダニに対しての皮下免疫療法を 10 JAU より開始した. 皮膚反応の副反応もなく, 順調に 9 月には 10,000 JAU, 0.3 mL の維持量に達して, 鼻閉の症状は軽快している. スギ花粉症もあることから, ぎりぎりであるが 12 月中旬の試験休みから舌下免疫療法を開始して, 冬休み終わりには 2,000 JAU/パックに達し, 維持量とした.

経過：2016 年 3 月の悪化のシーズンには悪化が感じられなくなり, スギ花粉症症状も抑制できている. 現在そのまま 1 か月に 1 回の受診で, 受診時にダニ皮下免疫療法を, スギ舌下抗原エキスを処方している. それでも症状の悪化があるときには, 第 2 世代抗ヒスタミン薬を処方している.

解説 小児期よりアレルギーマーチとして, アトピー性皮膚炎のみが発症していた症例で, 後にアレルギー性鼻炎を発症したものである. マーチがはっきりしている症例は抗原特異性に疾患が広がる傾向が高く, アレルゲン免疫療法が効

果的であると考えられる．舌下免疫療法2種類の施行ではなく，皮下免疫療法と舌下免疫療法の併用の可能性を示せる症例であった．

活用に際しての留意点

PG-MARJ2016を活用するに際して留意すべき点は，個々のアレルギー性鼻炎患者に何が起こっているのかをとらえ，それに応じた治療法を選択する際に参考にするものだという点である．具体的な手法として，重症度と病型に応じた治療法の選択を提示しているが，第5章の冒頭に記述してあるように，治療目標は症状抑制を介した患者QOLの改善にある．そして，治療法において最も重要なものに"患者とのコミュニケーション"をあげているのは，これがなければ個々の患者の抗原曝露やその対策，前治療の状況，これからの治療に対するニーズが把握できないためである．

活用できるガイドラインをめざした結果，CQ&Aを含めアルゴリズム化を避けた形になっている．これは決して診療アルゴリズムを否定しているのではなく，非致死性ながらQOLを著しく損なう疾患だけに，主治医の治療選択の幅を必要以上に制限したくないという考えに立ったためである．

（大久保公裕）

引用文献

1) 鼻アレルギー診療ガイドライン作成委員会編．鼻アレルギー診療ガイドライン―通年性鼻炎と花粉症―2016年版．東京：ライフ・サイエンス；2015.

シリーズ関連項目

- 『実戦的耳鼻咽喉科検査法』「実戦的アレルギー検査」p.168（松原　篤）
- 『風邪症候群と関連疾患』「アレルギー性鼻炎，気管支喘息」p.135（青井典明）
- 『子どもを診る　高齢者を診る』「小児のアレルギー性鼻炎」p.139（大久保公裕）

舌下免疫療法（SLIT）

概要

　アレルギー性鼻炎は common disease として最も頻度の高い疾患の一つであり，気管支喘息やアトピー性皮膚炎などほかのアレルギー疾患を合併していることも多い．日本における2大抗原はスギとダニである．それらの重複もみられる．2011年にアレルギー性鼻炎に対する免疫療法の指針が鼻科学会の作成委員会においてまとめられた．免疫療法は根治療法としての役割がありながら明確なエビデンスに欠けていたことが作成理由として序文に述べられている．

　舌下免疫療法（sublingual immunotherapy：SLIT）は，皮下免疫療法（subcutaneous immunotherapy：SCIT）に比べて比較的安全でかつ有用性も高いというエビデンスが世界的にも集まりつつある．日本特有のスギ花粉症とダニアレルギーに対する SLIT の大規模なプラセボ対照二重盲検試験がまさに行われつつある，また行われようとしている状況のなかで，SLIT の適正な普及とアレルギー疾患の治療の質を高めることを目的として作成されたのが，『アレルギー性鼻炎に対する舌下免疫療法の指針』である．この指針は2014年の日本鼻科学会誌に掲載されている．

ガイドラインのポイント

- 免疫療法の方法，効果，副作用，作用機序などについて，臨床現場での疑問（clinical question：CQ）を作成し，2003年1月〜2012年12月までに発表された文献を検索した．使用したデータベースは PubMed，Cochrane Library，医学中央雑誌 Web version 4 である．
- 科学的根拠に基づいた情報を収集したあとに作成委員会で検討集約を行い，コンセンサスを得て成文化した．要点を以下に示す．
- 季節性およびハウスダスト，ダニによる通年性アレルギー性鼻炎に対して SLIT を行うと，QOL を含めた症状の改善が期待できる（推奨度B）が，小児に対する舌下免疫療法の効果は不十分である（推奨度C1）．
- 薬物療法が奏効しない患者に SLIT の効果が期待できる（推奨度B）．
- 適応とならない症例は，局所治療を含むβ遮断薬の治療者，アドレナリンによる副反応の危険性が高い心血管疾患，薬物療法によって治療困難な重症喘息や不可逆性の気道閉塞（1秒率＜70%），重篤な免疫疾患および免疫不全，重篤な精神障害，治療のコンプライアンスが悪い患者，妊娠期間中の免疫療法の開始．また，5歳未満での舌下免疫療法に対する安全性は確立していない．
- 期間は18か月以上が推奨される（推奨度B）が，3年以上継続したほうがよい．3〜4年継続して行うと治療中止後も数年間は効果が持続する．
- 舌下吐き出し法と飲み込み法では，抗原保持の面から飲み込み法が優れている．錠剤と液剤では錠剤のほうが有効性は高い．投与スケジュールは，一般的には通年投与もしくは季節前〜季節中投与が行われており，花粉症では花粉飛散2か月前からの治療開始が推奨される．
- 増量期がなくても安全で有用性が高い可能性が期待できる．最適な維持量は抗原により異なると考えられるが，主要抗原量は15〜25μg が推奨される（推奨度C1）．

- 副反応のほとんどは口腔内の局所反応である．しかし，消化器症状，じんま疹，喘息発作などの全身性副反応もまれではあるが報告されているものの，致死的なアナフィラキシー反応の報告はない．アドレナリンを要するアナフィラキシー反応の頻度は，SCIT に比べて少ない．重症な副反応の頻度は低いが，初回投与あるいは増量期にはアナフィラキシーに対する注意が必要である（推奨度 B）．
- SCIT と SLIT を直接比較した試験はないが，SCIT と同等の症状改善効果が見込める可能性がある（推奨度 C1）．
- 喘息の発症や新規アレルゲンによる感作を抑制する可能性はあるが，エビデンスは少ない（推奨度 C1）．また，多重抗原による鼻炎，合併する喘息や結膜炎に対する効果も期待できるが，口腔アレルギー症候群に対する有効性を示すエビデンスは少ない．

スギ花粉症に対する SLIT 製剤として，シダトレン® スギ花粉舌下液が 2014 年に販売された．現在，その製品を 2014 年秋から使用して治療を行った患者は 2 シーズンを終了し 3 シーズン目に入ることとなる．本項では著効例を紹介する．

著効例：シダトレン® スギ花粉舌下液による治療例

症例：67 歳，女性．
既往・現症：30 代後半から鼻炎の症状があった．喘息やアトピー性皮膚炎の既往はない．以前近医で皮膚テストを施行し，ハウスダストやダニにも陽性を認めたと言われている．しかし症状が強いのは春のみである．SLIT を希望して当科初診．両側下鼻甲介は発赤・腫脹あり．水様性鼻汁を認めるも，鼻汁好酸球は陰性であった．
診断：血清 IgE 抗体検査では，スギとヒノキのみクラス 2 で陽性．その他，ハウスダスト，ダニ，カモガヤ，ブタクサ，ヨモギ，アルテルナリア，アスペルギルス，カンジダはすべて陰性であった．症状は毎春のみで典型的な花粉症症状があり，スギ・ヒノキのみ抗体陽性であったので，スギ・ヒノキ花粉症と診断した．
治療：SLIT では，飛散前 8 週間から治療を開始したほうが，症状および薬物スコアの有意な改善が認められるという報告がある．今回の症例では，花粉飛散開始予定前 5 週間であることから，今シーズンは効果が期待できない可能性があること，ヒノキ花粉症には効果がない可能性があること，また副反応が出やすくなる可能性があることから，薬物療法を併用して治療を開始する旨を説明し，同意を得た．

まず，外来にて，シダトレン® スギ花粉舌下液 200 JAU/mL を 1 滴舌下に滴下．2 分間そのままで保持してもらい，その後飲み込んでもらった．口腔内のかゆみや腫脹は認めなかった．その後，2 週間は漸増法による増量を自宅で行ってもらった．2 週後再診し，シダトレン® スギ花粉舌下液 2,000 JAU/mL にて維持療法を開始した．ピークシーズン中の再診では，眼・鼻症状はなく，副反応も認めない．

今回，症状がなくなり内服薬も不要となり，外出できる春が楽しくなったとのことであった．2 年目の春はさらに著効し，QOL が著しく改善した．現在 2 年が経過し，3 シーズン目を迎える予定である．アドヒアランスは良好である．

解説 アレルゲン免疫療法の特徴は，①治癒が期待できる，②薬物の量が減らせる，③治療をやめた後も効果が持続する，④他抗原による感作や発症を抑制できる可能性がある，また⑤喘息の発症を抑制できる可能性があるなど，疾患の自然経過を変える可能性をもっており，薬物療法

とは基本的に異なる治療である.

　花粉症は一度発症すると寛解することが少なく，毎年春になると勉強や仕事への支障，外出への支障，睡眠障害などにより，いらいらや憂うつになり QOL が著しく障害されることが問題である.

　SLIT の副反応については，口腔内の腫れやかゆみが出現する可能性があること，出現しても軽度で 1 か月以内に消失することが多いこと，また必要に応じて抗ヒスタミン薬を併用してもかまわないこと，腹部症状が出たら吐き出し法に変更も可能で，全身のじんま疹や喘息症状では，休薬なども考慮し経過をみながら慎重に判断することを説明することが重要と思われる.とくに，ダニ舌下錠ではスギ花粉エキスに比べて副反応の出現頻度が高いので，十分な説明と理解を得るようにしたい.

　SLIT は，現在スギ花粉エキスのシダトレン®，ダニ舌下錠としてミティキュア® とアシテア® が保険適用となっている.ミティキュア® は 1 週間の増量期に 3,000 JAU を，その後 10,000 JAU を服用する.アシテア® は，3 日間で増量(100 → 200 → 300 IR) し，その後 300 IR（57,000 JAU）を維持量とする.副反応の出かたに応じて増量期は調節が可能である.

今後の課題

　SLIT の今後の課題として，シダトレン® はスギ花粉の液剤で抗原量としてはやや少なめであるため，錠剤で抗原量のより多い製剤，かつ 5 歳以上の小児への適応拡大も期待したい.また，ダニ舌下錠においても小児への適応拡大が望ましい.さらに，スギとダニの重複感作例が多いことから重複投与も実現したい.

（増山敬祐）

参考文献
1. 増山敬祐（作成委員会委員長）ほか.アレルギー性鼻炎に対する舌下免疫療法の指針.日鼻誌 2014；53：579-600.

シリーズ関連項目
- 『子どもを診る 高齢者を診る』「小児のアレルギー性鼻炎」p.139（大久保公裕）
- 『耳鼻咽喉科イノベーション』「アレルギー性鼻炎に対する舌下免疫療法」p.137（大久保公裕）

急性鼻副鼻腔炎
―スコアリングによる重症度分類と治療アルゴリズム

概要

　急性鼻副鼻腔炎は発症から４週間以内の鼻副鼻腔の急性感染症で，鼻閉，鼻漏，後鼻漏，咳嗽などの呼吸器症状に，頭痛，頬部痛，顔面圧迫感などを伴う疾患と定義される．本症は急性中耳炎と並んできわめて発症頻度が高い上気道感染症であり，急性中耳炎と異なり小児のみならず成人にも好発する．

　副鼻腔病変の有無や重症度を評価するためには CT が最も信頼性が高い検査であるが，すべての症例にこれを行うことは被曝そして医療経済的にも問題がある．多くの施設で実施されている副鼻腔 X 線検査は，成人では有用な情報を得ることができるが，小児とくに３歳以下ではその診断能に限界がある．そのため，実地臨床では，臨床症状と鼻腔所見によって本症を診断し，重症度を評価しなければならない．

　そこで，実地臨床における本症の診断ならびに重症度に応じた標準的かつ適切な抗菌薬の選択や局所処置を普遍化することを目的として，2010 年に日本鼻科学会から『急性鼻副鼻腔炎診療ガイドライン』が発行された．そして，その後に肺炎球菌迅速検査キットとインフルエンザ抗原検査が保険収載され，それまで保険適用のなかったアモキシシリン（AMPC）の適応外使用が厚生労働省によって認められたことを受けて，2014 年に追補版 [1] が出版された．

ガイドラインの要点

- ウイルス感染が先行することが多く，数日後に細菌感染に移行し，インフルエンザ菌，肺炎球菌が主要起炎菌となる．
- 診断には臨床症状の問診と内視鏡による鼻内所見の観察が重要で，眼あるいは頭蓋内合併症が疑われる場合は CT あるいは MRI を施行する．副鼻腔 X 線検査は多くの施設で行われているが，上顎洞以外の副鼻腔病変や小児の副鼻腔炎に対する感度が低い．
- 小児は鼻漏，不機嫌・湿性咳嗽，鼻汁・後鼻漏，成人では鼻漏，顔面痛・前頭部痛，鼻汁・後鼻漏のそれぞれ３項目についてスコア化し，重症度を評価する（❶）[1].
- 肺炎球菌迅速検査キットは，初回治療で改善がみられない症例の抗菌薬選択に用いる．
- 軽症例では抗菌薬非投与で経過を観察し，改善しないときは AMPC の常用量を投与する．
- AMPC 常用量で効果が認められなければ増量し，高用量を投与する．
- 小児で AMPC あるいはセフェム系抗菌薬高用量で改善しなければ，経口のカルバペネム系抗菌薬を投与する．
- 成人の中等症で AMPC やセフェム系抗菌薬が無効な場合あるいは重症例には，ガレノキサシン（GRNX）などのレスピラトリーキノロン系抗菌薬の投与もしくはセフトリアキソン（CTRX）の点滴静注と上顎洞穿刺洗浄を行う．

❶急性鼻副鼻腔炎のスコアリングと重症度分類

＜小児＞

	症状・所見	なし	軽度/少量	中等以上
臨床症状	鼻漏	0	1（時々鼻をかむ）	2（頻繁に鼻をかむ）
	不機嫌・湿性咳嗽	0	1（咳がある）	2（睡眠が妨げられる）
鼻腔所見	鼻汁・後鼻漏	0（漿液性）	2（粘膿性少量）	4（中等量以上）

軽症：1〜3, 中等症：4〜6, 重症：7〜8

＜成人＞

	症状・所見	なし	軽度/少量	中等以上
臨床症状	鼻漏	0	1（時々鼻をかむ）	2（頻繁に鼻をかむ）
	顔面痛・前頭部痛	0	1（がまんできる）	2（鎮痛剤が必要）
鼻腔所見	鼻汁・後鼻漏	0（漿液性）	2（粘膿性少量）	4（中等量以上）

軽症：1〜3, 中等症：4〜6, 重症：7〜8

（急性鼻副鼻腔炎診療ガイドライン2010年版（追補版）. 日本鼻科学会会誌2014[1] より）

軽症例：初診時抗菌薬非投与としたが，再診時にも自覚症状が改善しなかった例

症例1：32歳，女性.

既往・現症：5日前から軽度の咽頭痛と水様性鼻漏があり，市販の感冒薬を服用していた．昨日から時々左鼻漏と微熱があるため来院した．

　体温は37.2℃で，顔面痛や前頭部痛はない．鼻内内視鏡検査では，鼻粘膜の発赤は軽度で，左中鼻道に少量の粘膿性鼻汁を認めた．

診断：急性鼻副鼻腔炎診療ガイドラインのスコアリングシステムを用いて，臨床症状としての鼻漏（1点）があるが顔面痛や前頭部痛はなく，鼻腔所見で少量の粘膿性鼻汁と後鼻漏（2点）があり（❷），合計3点で軽症の急性鼻副鼻腔炎と診断された．

治療：成人の軽症例であることから，抗菌薬非投与とし，軽度の発熱に対してアセトアミノフェンを処方し，経過をみることとした．ところが，5日後の再診時にも自覚症状は改善せず，むしろ鼻汁量が増えたため，AMPC常用量を投与した．しかし，それでも鼻漏が軽減しないためAMPCの高用量を投与すると，徐々に自覚症状が改善し，鼻腔所見でも鼻汁が消失し治癒した．

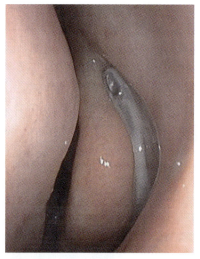

❷症例1の鼻内所見
左中鼻道に粘膿性の鼻汁と後鼻漏を少量認める．

解説　急性鼻副鼻腔炎はかぜ症候群などのウイルス感染に続発することが多く，発症早期の症例や軽症例では細菌感染の診断は難しい．そのため，ガイドラインでは軽症には抗菌薬を投与しないよう記されている（❸）．本症例もそれに従って抗菌薬非投与とし，微熱に対して解熱鎮痛薬のみを処方して経過をみたが，症状は改善せず，AMPCを投与した．

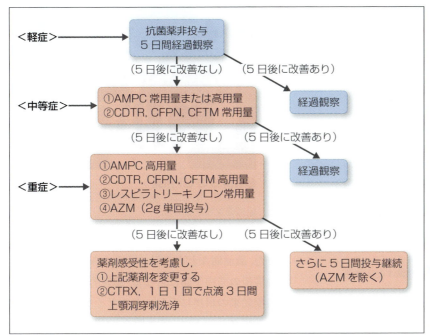

❸成人急性鼻副鼻腔炎治療アルゴリズム
（急性鼻副鼻腔炎診療ガイドライン2010年版（追補版）．日本鼻科学会会誌2014[1]より抜粋）

スコアの合計点は3点で軽症ではあったが，鼻汁量を中等量以上（4点）と評価したならば，中等症（合計5点）として受診時から抗菌薬の投与を開始し，もっと早く治癒させることができたかもしれない．また，鼻汁の膿性成分が多く感染の可能性を考え，微熱ではあったが解熱鎮痛薬を処方したことから，臨床症状のスコアを高めに評価してもよかったかもしれない．したがって，軽症で中等症との境界で迷う症例では，評価項目以外の所見も考慮して，抗菌薬を投与するかどうかを判断することも必要と考える．

AMPCの投与量についても，軽症は中等症や重症と異なる．軽症例では抗菌薬非投与によって改善しないときは常用量で開始し，それが無効な場合に高用量に変更するのに対して，中等症や重症では高用量で開始するようにガイドラインのアルゴリズムに示されている．

本症例ではガイドラインに従ってAMPC常用量を投与したが改善せず，そのため高用量を用いた．再診時に常用量ではなく高用量のAMPCを投与しておけばもっと早く治癒したかもしれない．したがって，抗菌薬非投与で改善しない場合

は，症状に応じてAMPC高用量で治療を開始することも有効と思われる．

また，軽症か中等症かの判断に迷う症例では，AMPCあるいはセフェム系抗菌薬の常用量で治療するのも，ガイドラインには記されていないが有効な方法と考える．

重症例：AMPC高用量投与で改善せず，肺炎球菌迅速検査が決め手となりGRNX等により改善・治癒した例

症例2：28歳，男性．

既往・現症：3日前から頭痛と38℃の発熱があり，解熱鎮痛薬を内服していた．昨日から右顔面痛が強くなり鼻漏と後鼻漏が多くなったため受診した．

鼻内内視鏡検査では，鼻粘膜発赤・腫脹と右総鼻道の中等量の粘膿性鼻汁と後鼻漏を認めた（❹）．

診断：ガイドラインのスコアリングで，鼻漏が2点，顔面痛・前頭部痛が2点，鼻汁・後鼻漏が4点で，合計8点となり重症と診断された．

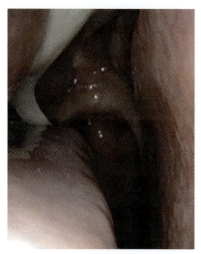

❹症例2の鼻内所見
右総鼻道の中等量の粘膿性鼻汁と後鼻漏
を認める.

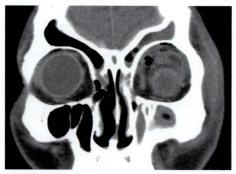

❺症例3のCT所見
左上顎洞, 篩骨洞, 前頭洞の陰影と眼窩内軟部
組織の浮腫を認める.

治療：ガイドラインに従い AMPC 高用量を投与
したが改善せず, 鼻汁の肺炎球菌迅速検査を行っ
たところ陽性と判定された. AMPC の効果が乏
しかったため, ペニシリン耐性肺炎球菌感染を疑
い GRNX を処方した. さらに, 上顎洞穿刺洗浄
すると膿性の貯留液が排泄された. その3日後に
は頭痛や鼻漏は著明に改善し, 5日後に治癒した.

解説 ガイドラインでは, 重症例の初回治療に
用いる抗菌薬として AMPC, セフェム系
抗菌薬, レスピラトリーキノロン, アジスロマイ
シン（AZM）が推奨されている. 肺炎球菌には
AMPC, インフルエンザ菌に対してはセフェム
系抗菌薬や AZM が有効であり, 肺炎球菌迅速検
査はその選択の決め手となる.

また, 本症例のように初回治療後に改善がみら
れないときにもこの迅速検査は有用であり, 耐性
菌の存在が疑われる場合はレスピラトリーキノロ
ンを選択する. 重症例ではレスピラトリーキノロ
ンを第1選択とすることも可とされているが, キ
ノロン耐性菌を増加させないため, 頻用しないよ
う注意する.

上顎洞穿刺洗浄による貯留液の排除は, 菌量を
少なくして抗菌薬の効果を高めることができる.

また, 顔面痛などの自覚症状をすみやかに軽減し,
合併症の発症予防にもなる. 侵襲的な処置であり,
治療効果の根拠に乏しいためガイドラインにおけ
る推奨グレードは C1 と低く, CTRX 点滴静注が
必要な場合に行うよう位置づけられている. しか
し, 重症例ではもっと積極的に行うべきと考える.

左眼窩蜂巣炎例：受診後直ちに鼻内副鼻腔手術を行い, カルバペネム系抗菌薬を投与した例

症例3：44歳, 男性.
既往・現症：1週前から感冒に罹患し, 3日前か
ら鼻漏と後鼻漏が続いている. 昨日から前頭部痛
と左顔面痛が強くなり, 鼻を強くかんだあとから
左上眼瞼が腫脹し, 視力低下も生じたため受診し
た.

初診時, 左眼瞼の腫脹と軽度眼球突出があり,
鼻内内視鏡検査で中鼻道に膿性の鼻汁がみられ
た. 急性副鼻腔炎に合併する眼窩蜂巣炎を疑い
CT を行ったところ, 左上顎洞, 篩骨洞, 前頭洞
の陰影と眼窩内軟部組織の浮腫が認められた
（❺）.

診断：左眼窩蜂巣炎と診断し, 即日入院のうえ,
全身麻酔下に左内視鏡下鼻内副鼻腔手術を行っ
た. 術直後からカルバペネム系抗菌薬とヒドロコ
ルチゾンを点滴静注し副鼻腔洗浄を行ったとこ
ろ, 次第に眼瞼の腫脹および視力障害も改善し治

癒した.

解説 　急性副鼻腔炎の合併症には，眼窩内合併症（眼瞼蜂巣炎，眼窩蜂巣炎，眼窩骨膜下膿瘍，眼窩膿瘍など）と頭蓋内合併症（硬膜外膿瘍，硬膜下膿瘍，脳膿瘍，髄膜炎，海綿静脈洞血栓症など）がある.

早期診断と早期治療が症状の改善と失明や死亡率の減少につながり，迅速に画像検査を行い，抗菌薬の全身投与とともに外科的治療を積極的に行うようガイドラインにも記されている.

抗菌薬は，初期治療としては広域スペクトラムをもつペニシリン系あるいは第3世代セフェム系抗菌薬を選択するが，重症例では嫌気性菌感染の可能性を考えてカルバペネム系抗菌薬が用いられる.本症例も受診後直ちに手術を行い，カルバペネム系抗菌薬を投与し，良好な経過を得ることができた.

将来への課題

本ガイドラインでは，急性鼻副鼻腔炎の診断と重症度の評価に際して，発熱や鼻粘膜の発赤・腫脹など炎症の主要所見は診断の必要項目とされていない.発熱や鼻粘膜の発赤は重症度との相関が低く，鼻粘膜腫脹の評価基準が難しいことが，その理由として記されている.

しかし，本ガイドラインが耳鼻咽喉科専門医を対象として作成されていることから，これらの鼻内所見も参考にして，より細やかな治療法を選択できるような工夫が必要と思われる.

副鼻腔を直接観察することができない本症では治療効果の判定が困難なため，いつ薬剤を変更するのか，あるいはやめてもよいのか，さらには治癒したと考えてよいのか，その判断に迷うことが少なくない.本ガイドラインでは5日ごとに治療効果を評価し，抗菌薬の投与期間は7〜10日間が適切と記されている.しかし，この短い期間に副鼻腔の炎症が消失し正常化することは少なく，再燃や慢性化する可能性もある.

したがって，容易な作業ではないが，治療効果および治癒の判定基準，そして治療後の経過観察の方法についても具体的に記すことが望まれる.

（黒野祐一）

引用文献 ⋯⋯⋯⋯⋯⋯⋯⋯⋯⋯⋯⋯⋯⋯⋯⋯⋯⋯⋯⋯

1) 日本鼻科学会急性鼻副鼻腔炎診療ガイドライン作成委員会.急性鼻副鼻腔炎診療ガイドライン2010年版（追補版）.日本鼻科学会会誌 2014；53：103-60.

急性鼻副鼻腔炎
―ネブライザー療法

概要

　ネブライザー療法は古くから急性鼻副鼻腔炎の局所療法として用いられ，現在でも多くの耳鼻咽喉科診療所ならびに医療機関で実施されている．

　しかし，その方法や使用する薬剤，消毒や管理方法は施設によって異なり，漫然と行われていることも少なくない．また，『急性鼻副鼻腔炎診療ガイドライン2010年版』には，本療法の有用性が明記されているものの，その推奨グレードはC1（科学的根拠はないが，行うよう勧められる）と必ずしも高くない[1]．

　そこで，本療法をより効果的かつ安全に行うことを目的として，日本耳鼻咽喉科感染症・エアロゾル学会によって『急性鼻副鼻腔炎に対するネブライザー療法の手引き2016年版』が作成された[2]．

手引きの要点

- ネブライザー療法に用いられる機器にはジェット式と超音波式があり，ジェット式では1～20 μm，超音波式では1～10 μm のエアロゾル粒子が発生し，ともに鼻副鼻腔へのエアロゾル粒子の移行は良好であるが，超音波式のほうが粒子径をより細かくできるため副鼻腔内の沈着率が高い．ただし，超音波式では薬剤の変性が生じるために吸入ができない薬剤がある（❶）．

- 噴霧する薬液量は2～4 mL，吸入時間は3～5分間が標準的であるが，使用する機種の噴霧出力よって異なる．ジェット式は超音波式よりも単位時間あたりの霧化量が少ないため，同量の薬液を投与するには吸入時間を長くする必要がある．

- ネブライザー用抗菌薬として保険適用があるのはセフメノキシム塩酸塩（CMX）のみであるが，本薬剤に対してアレルギーがある場合はホスホマイシン系やアミノグリコシド系抗菌薬が使用されることもある．

- ネブライザー療法の効果を高めるため，鼻腔内および中鼻道の分泌物を吸引除去し，さらに副鼻腔自然口開大処置を行う．

- ネブライザー療法施行中の呼吸は，鼻から薬液を吸入し口から出すようにする．

- ネブライザー機器はセミクリティカルな機材に分類され，本療法を安全に行うためには，機器を定期的に消毒し，点検・管理する．

授乳中の乳児への感染と母乳への薬剤移行を避けるため，鼻処理とCMXのネブライザー療法を行った軽症の急性鼻副鼻腔炎例

症例：27歳，女性．
既往・現症：7日前に感冒に罹患し，2日前から時々鼻漏と後鼻漏があるため来院した．

　鼻腔内視鏡検査で右中鼻道に少量の粘膿性鼻汁を認め，副鼻腔X線検査では右上顎洞陰影が確認された．既往歴として特記すべき事項はないが，4か月の乳児に授乳中である．

診断：『急性鼻副鼻腔炎診療ガイドライン2010年

❶ネブライザー機器の種類と特徴

機種	粒子径	利点	欠点
ジェット式	1～20μm	耐久性に優れる 使用制限薬剤が少ない 比較的安価	騒音 比較的大型 交流電流が必要
超音波式	1～10μm	大量噴霧が可能 静音 刺激が少ない	薬剤の変性 少量の噴霧には不適 吸入不可な薬剤がある

（日本耳鼻咽喉科感染症・エアロゾル学会. 急性鼻副鼻腔炎に対するネブライザー療法の手引き 2016 年版. 金原出版；2016[2)] を参考に作成）

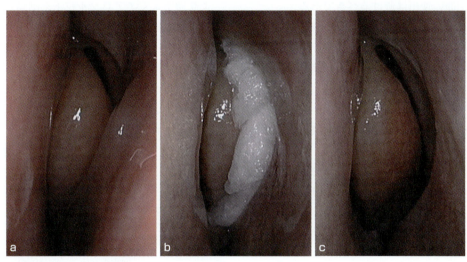

❷副鼻腔自然口開大処置
a：開大処置前，b：開大処置，c：開大処置後.

版』[1)] のスコアリングシステムに基づいて分類すると，臨床症状としての鼻漏（1点）と鼻腔所見による少量の粘膿性鼻汁（2点）があり，合計3点で軽症の急性鼻副鼻腔炎と診断された.

治療：ガイドラインに従えば，成人の軽症例は抗菌薬非投与で5日間の経過観察が推奨されている. しかし，授乳中の乳児への感染が心配されるため抗菌薬治療によって早期に治すことを希望し，その一方で経口抗菌薬は母乳中への移行が懸念されることから，鼻処置とCMXのネブライザー療法を行うこととした.

まず，鼻腔内へ血管収縮薬と1%リドカイン塩酸塩液を噴霧したのちに鼻腔と中鼻道の分泌物を吸引除去し，0.1%アドレナリン5倍希釈液と1%リドカイン塩酸塩液を等量ずつ混ぜた溶液を浸し

た脱脂綿を中鼻道に挿入して表面麻酔をした. そのおよそ5分後にやや大きめの脱脂綿を入れ替えて中鼻道を広げ，副鼻腔自然口を開大した（❷）.

ネブライザー療法に使用する薬液として，1% CMX 20 mg/2 mL と生理食塩水で10倍に希釈したベタメタゾン注射液 0.33 mg/1 mL を混合し，これに1 mL の生理食塩水を加えて計4 mL に調整した. 超音波ネブライザーの噴霧量を1 mL/分に設定し，この薬液を4分間吸入させた. これらの鼻処置とネブライザー療法を1日1回，週3回，2週間行ったところ，鼻漏は消失し，鼻腔所見も改善した.

解説 妊婦や授乳婦への抗菌薬投与は科学的な裏づけが乏しく，CMXにおいても，妊娠

中および授乳中の投与に関する安全性は確立しておらず，治療上の有益性が危険性を上回ると判断される場合にのみ投与することと添付文書に記されている．

ネブライザー療法は病変部位に薬剤を直接到達させる局所療法であり，全身作用が少ないこと，母乳中への移行も非常に少ないことから，妊婦や授乳婦に対する安全性は経口抗菌薬よりは高いと考えられる．しかし，局所療法であっても，大量投与や長期間の使用は避けるべきである．

ネブライザー療法の治療頻度と回数は，1日1～2回，週3回，2週間以上行うことが推奨されている．毎日行うことで治療効果が高くなるかもしれないが，そのエビデンスはない．ただし，2週間投与で効果がみられない場合は，起炎菌やその薬剤感受性を考慮して，ほかの薬剤あるいは経口抗菌薬へ変更する．

ちなみに，授乳期でも安全に使用できる抗菌薬として，ホスホマイシン，アンピシリン，ピペラシリン，クリンダマイシン，オフロキサシンなどがある[2]．

将来への課題

ネブライザー療法用の抗菌薬として保険適用があるのはCMXのみである．また，本薬剤はステロイド薬や粘液表面活性薬などと混合して使用されることが多いが，これらも保険適用はなく，薬剤によっては配合変化を起こすことがある．したがって，既存の薬剤の適応拡大，ネブライザー療法用の新たな薬剤や配合薬の開発が望まれる．

より効率よくエアロゾル粒子を副鼻腔へ到達させるには機器の改良も必要であり，現在，加圧振動型ネブライザー装置やアスピレーター付きネブライザー装置が市販されている．しかし，高額なことや操作が複雑なことからあまり普及しておらず，今後，より簡便で費用対効果も優れる機器の開発が望まれる．

（黒野祐一）

引用文献

1) 日本鼻科学会急性鼻副鼻腔炎診療ガイドライン作成委員会．急性鼻副鼻腔炎診療ガイドライン2010年版（追補版）．日本鼻科学会会誌2014；53：103-60．
2) 日本耳鼻咽喉科感染症・エアロゾル学会．急性鼻副鼻腔炎に対するネブライザー療法の手引き2016年版．東京：金原出版；2016．

慢性副鼻腔炎

概要

　副鼻腔炎とは，副鼻腔の炎症により，鼻閉，鼻漏，後鼻漏，咳嗽といった呼吸器症状を呈する疾患で，頭痛，頬部痛や嗅覚障害などを伴う疾患である．発症後1か月以内に症状が消失するものは急性副鼻腔炎，上記症状が3か月以上持続するものは慢性副鼻腔炎と定義される．

　慢性副鼻腔炎は，症状についての問診と，粘膿性・粘性分泌物や鼻粘膜腫脹，鼻茸などの鼻内所見，副鼻腔粘膜肥厚や液体貯留を示す画像所見，細菌検査，病理組織像などにより診断する．わが国における標準的な慢性副鼻腔炎治療については，日本鼻科学会が編集して2007年9月に刊行された『副鼻腔炎診療の手引き』に記載されている[1]．

ガイドラインのポイント

- 慢性副鼻腔炎の画像診断の標準はCTとなり，症状，他覚所見スコアとCT画像スコアで重症度を判定する．
- 治療法を大別すると，局所療法（鼻処置，副鼻腔自然口開大処置，ネブライザー治療，上顎洞穿刺・洗浄，鼻・副鼻腔洗浄など），薬物療法，手術療法（内視鏡下副鼻腔手術，鼻茸摘出術など）がある．
- 慢性副鼻腔炎では急性増悪を除いては細菌感染の関与は明確でないことが多い．薬物療法では，12週程度の14員環マクロライドの少量長期投与療法（マクロライド療法）が有効であるが，鼻茸などで中鼻道自然口ルートが高度に閉塞されている例などでは有効性が低い（❶）．併せて気道疾患治療薬などが投与されることが多いが，単独投与では明確なエビデンスは得られていない．
- 保存的治療に抵抗する例，鼻茸などで中鼻道自然口ルートが高度に閉塞されている例とマクロライド療法無効例，眼窩膿瘍などの重篤な合併症を認める例，上顎洞性後鼻孔鼻茸を認める例などは手術の適応となる．

　本項では，わが国における慢性副鼻腔炎治療のガイドラインである『副鼻腔炎診療の手引き』[1]に沿って，慢性副鼻腔炎治療における薬物療法の中心であるマクロライド療法を行う場合の注意点や，耳鼻咽喉科医として念頭におくべき点について症例を提示して解説する．

マクロライド療法の有効例：鼻漏，後鼻漏の過分泌症状が顕著な症例

症例1：32歳，男性．
既往・現症：8年前から鼻漏および後鼻漏を自覚

した．近医耳鼻咽喉科クリニックで慢性副鼻腔炎と診断され，鼻処置，ネブライザー療法，種々の抗菌薬や気道疾患治療薬などの内服で治療された．抗菌薬などの内服時に鼻漏および後鼻漏は一時的に軽減したが消失することはなく，薬剤を中止すると鼻漏および後鼻漏が増悪することを繰り返していた．

　当科受診時の鼻内所見では，鼻茸形成や鼻粘膜の腫脹は認められなかったが，粘膿性分泌物が貯留しており，後鼻孔方向に流下していた．気管支喘息などの下気道疾患の合併はなかった．

治療：クラリスロマイシン（クラリス®）200 mg/

❶マクロライド療法の要点

使用薬剤	14員環マクロライド系抗菌薬（エリスロマイシン, ロキシスロマイシン, クラリスロマイシン）
適応となる副鼻腔炎のタイプ	過分泌症状が顕著な慢性副鼻腔炎および手術療法後の慢性副鼻腔炎
一日投与量	原則として常用量の半量とする. ただし, 以下のような投与法も念頭に置く 1）臨床症状が強い場合には常用量で投与を開始し, 経過をみながら半量に切り換える 2）急性増悪時には常用量に切り換える. あるいは他の抗菌薬に変更する
投与期間	原則として3か月を目安とする 十分な改善が得られた場合には, いったん投与を中止して経過を観察する
効果判定	原則として自覚症状の改善を重視する X線所見とはズレが生じることも多い
再投与	再投与しても, 前回投与期と同様の効果が得られる
効果不十分な病態	1）I型アレルギー性炎症が主体である症例 2）気管支喘息を合併している症例 3）中鼻道が高度に閉塞している症例 4）大きな鼻茸を有する症例 5）長期投与中に急性増悪を生じた症例
他の治療法との併用	内視鏡下副鼻腔手術, YAMIKカテーテル法, 副鼻腔洗浄療法などを症例に応じて組み合わせると, マクロライド療法の有効性が高まる
臨床上の留意点	抗アレルギー薬など, 他剤と併用する際には薬物相互作用に留意する

（日本鼻科学会. 副鼻腔炎診療の手引き. 金原出版；2007[1]）より抜粋）

日（分1）経口投与を開始した. 投与開始4週目で鼻漏, 後鼻漏は減少し, 8週目で鼻漏はほとんどなくなり, 12週目では鼻漏, 後鼻漏もまったく認められなくなったため, クラリスロマイシンの投与を終了とした.

以後, 鼻症状はなかったが, 3か月後に感冒に罹患して膿性鼻漏が出現したためクラリスロマイシン400 mg/日（分2）経口投与を2週間行い, 鼻汁量が軽減して粘性鼻漏となったのでクラリスロマイシンを200 mg/日（分1）経口投与とした. 投与4週間後には自覚症状は消失し, 他覚所見でも異常なかったので, クラリスロマイシンの投与を終了とした. なお, クラリスロマイシン投与期間中に副作用や臨床検査値の異常は認められなかった.

解説 慢性副鼻腔炎の薬物療法としては, クラリスロマイシンやロキシスロマイシンなどの14員環マクロライドを用いた少量長期投与（マクロライド療法）が一般的であり, これに気道疾患治療薬などが組み合わされる.

慢性副鼻腔炎に対するマクロライド療法の有効性はマクロライド本来の抗菌作用によるものではなく, マクロライドに備わっているサイトカイン産生抑制作用, 炎症細胞の活性化・遊走抑制作用, 粘液の過剰分泌抑制作用, 線毛運動改善作用, バイオフィルム形成阻害作用などによるものであることが確認されている[2].

『副鼻腔炎診療の手引き』では, マクロライド新作用研究会で1998年に作成された『慢性副鼻腔炎に対するマクロライド療法のガイドライン（試案）』[3]を採用し, それに基づいたマクロライド療法を推奨しており, 適応として良好なのは過分泌症状が顕著な慢性副鼻腔炎と手術療法後の慢性副鼻腔炎である.

これらの薬剤の投与量は常用量の半量とするが, 膿性鼻漏が多いなどの重症例には投与開始の数週間は通常量を投与し, その後に半量に減量するといった方法も採用される. 急性増悪期には増量するか, ほかの強力な抗菌薬に変更して対応す

る.

　短期間でも明らかに効果が認められればその時点で効果を判定して投与終了としてよいが，長期投与する場合は，原則として3か月間を目安とする．十分な改善が得られた場合には，いったん投与を中止して経過を観察する．さらなる改善が予測される場合には，患者と相談しながら継続するかどうかを決定する．

　原則として自覚症状の改善を重視して臨床効果を判定する．一般に，自覚症状の改善は鼻漏の減少が最も早期に出現し，順次，改善がみられるが，X線所見での副鼻腔陰影の改善にはさらに時間を要する．とくに罹病期間の長い症例では，長期間の投与でも副鼻腔陰影消失に至らないことが多いため，副鼻腔陰影の完全消失を目標として投与を続ける必要はないと考える．

　長期観察によれば，投与中止により約半数程度の症例で症状の再燃がみられるが，再投与が有効な場合が多く，症状再燃に対してはそのつど，再投与することで対処できる．しかし，あまり頻回に短期間で症状の再燃を繰り返す症例では，手術療法などほかの治療法を併用する必要がある．3か月間の投与で効果がみられない場合はほかの治療法に切り替える．画一的な漫然とした長期投与を行うことは，細菌の薬剤耐性の問題もあるので避けねばならない．

　副作用はおおむね数％以内と報告されており，肝機能異常や胃腸障害などが主なもので投与終了すれば軽快するが，肝機能障害や胃腸障害を合併している患者には注意が必要である．テオフィリン，エルゴタミン含有製剤など併用禁忌や慎重投与の薬剤があるので，投与前にはほかの薬剤の服用状況を確認する必要がある．

マクロライド療法の有効例：内視鏡下副鼻腔手術とマクロライド療法を併用した症例

症例2：36歳，男性．
既往・現症：28歳ごろから鼻閉，鼻漏および後

鼻漏が持続的にあり，近医耳鼻咽喉科クリニックに通院して保存的治療を長期にわたって受けたが鼻症状は改善しなかった．

　当科受診時の鼻内所見では，両側の総鼻道に鼻茸がみられ，粘膿性分泌物の貯留が認められた．副鼻腔CT所見では，汎副鼻腔炎の所見が認められた．気管支喘息などの下気道疾患の合併はなかった．

治療：クラリスロマイシン（クラリス®）200 mg/日（分1）経口投与を2か月間行って，鼻漏および後鼻漏は減少したが消失には至らなかった．また，鼻茸の大きさは同じで，鼻閉は改善しなかった．

　内視鏡下副鼻腔手術を行い，術後にクラリスロマイシン（クラリス®）200 mg/日（分1）経口投与を2か月間行ったところ，鼻症状は軽快して手術創も治癒したので，クラリスロマイシンの投与を終了とした．以後，経過良好である．

解説　呼吸時に気流の主流は中鼻道を通過する．ここに副鼻腔の換気排泄口である自然口の多くが開口しており，この部分は中鼻道自然口ルートとよばれ，感染，アレルギー，化学的刺激などにより粘膜が腫脹して閉塞すると，副鼻腔内は換気障害に陥り，環境が変化し，細菌が増殖し，粘膜の肥厚が生じる．その結果，自然口の閉塞はさらに増強するといった悪循環が形成され，副鼻腔の炎症病態が遷延化して慢性化する．

　慢性副鼻腔炎の成因，増悪因子がすべてこの悪循環で説明できるわけではないとはいえ，慢性副鼻腔炎の治療に際しては，悪循環のどの部分でもよいから，それを断ち切ることが重要とされる．すなわち，粘膜を正常化させる条件づくりをするのである．

　治療法を大別すると，局所療法（鼻処置，副鼻腔自然口開大処置，ネブライザー治療，上顎洞穿刺・洗浄，鼻・副鼻腔洗浄など），薬物療法（マクロライド療法，気道疾患治療薬など），手術療法（内視鏡下副鼻腔手術，鼻茸摘出術など）となるが，いずれもその役目を果たすためのものであ

る.

マクロライド療法などの薬物療法に適切な局所療法を組み合わせることで，多くの症例はよく反応する．どうしても改善しないものは内視鏡下副鼻腔手術の適応となる．手術法も以前に比べ侵襲が少ないものとなった．

内視鏡下副鼻腔手術の基本手技は，病的副鼻腔を開放し，また中鼻道自然口ルートを開大させ，篩骨洞とほかの各副鼻腔とを広く交通させて単洞化させることである．すなわち，内視鏡下副鼻腔手術の目的は，広い換気・排泄孔を作成し，粘膜が正常化するのを助けることにある．そのためには骨面を出さず，粘膜をできるだけ保存し，空洞性治癒をめざす．すなわち，手術の役割はそれ自体で治療を完成するというものではなく，以後の治療を最大限にやりやすくするための条件づくりをするものであるから，必然的に，術後に精力的な局所治療，薬物治療が行われることになる．ここにおいても，マクロライド療法を用いることで術後経過を良好とすることができる．

マクロライド療法の無効例：気管支喘息が合併している症例

症例3：54歳，女性.

既往・現症：32歳時から気管支喘息があり，ステロイド吸入薬などで治療していた．48歳ごろから粘性鼻漏，鼻閉が持続しており，嗅覚障害もあった．鼻内所見では，総鼻道に突出する鼻茸と粘性分泌物の貯留が認められた．副鼻腔CT所見で両側の上顎洞や篩骨洞に充満する陰影を認めて，慢性副鼻腔炎と診断された．

治療：クラリスロマイシン（クラリス®）200 mg/日（分1）経口投与を2か月間行ったが，鼻内所見や自覚症状は不変であったので投与を中止した．

その後，リン酸ベタメタゾンナトリウム（リンデロン®）点鼻液5 mLの点鼻を1日2回，1週間で1本（5 mL）の分量で3か月間行った．また，同時にロイコトリエン受容体拮抗薬（キプレス®）

10 mg/日（分1）経口投与を3か月間行った．点鼻液とロイコトリエン受容体拮抗薬による治療で，総鼻道に突出していた鼻茸はほぼ消失し，鼻閉，鼻漏や嗅覚障害などの自覚症状も軽快した．

解説 マクロライド療法は，以下の病態に対して効果に限界があることがわかっている．すなわち，Ⅰ型アレルギー性炎症が主体の症例，気管支喘息を合併している症例，中鼻道が高度に閉塞している症例，大きな鼻茸を有する症例，長期投与中に急性増悪を生じた症例では効果が不十分なことが多いことがわかっているので，手術などの適切な治療法の追加，あるいは治療法の変更が必要である．

Ⅰ型アレルギーが主体のアレルギー性副鼻腔炎例で，鼻粘膜が蒼白であり，かつ鼻汁が漿液性や粘液性である症例にはマクロライド療法の効果が乏しい．このような症例では，マクロライドよりも抗アレルギー薬の投与が適当である．しかし，アレルギー性鼻炎の合併例でも，鼻汁が膿性あるいは粘膿性である症例ではマクロライド療法が有効なことが多い．

中鼻道が高度に閉塞しているといった副鼻腔の閉塞病変の強い症例ではマクロライド療法の効果に限界があり，とくにX線写真で上顎洞に陰影を認め，かつ副鼻腔が完全に閉塞されているため鼻漏や後鼻漏がみられないような症例ではほとんど効果が期待できない．このような症例では手術療法の併用が必要である．

慢性副鼻腔炎に合併する鼻茸は鼻閉の原因となるが，適当な時点で大きな鼻茸は切除して，その後さらにマクロライド療法を継続するのが一般的な目安である．急性増悪時には，鼻汁からの検出菌に対する薬剤感受性に応じてマクロライドの投与量を常用量に切り換えるか，あるいはほかの抗菌薬に変更する．

現状で最もコントロールしにくいのは気管支喘息合併例など好酸球浸潤の強い好酸球性副鼻腔炎であり，しばしば鼻茸を伴っている．このような症例ではマクロライド療法の効果は低く，コント

ロールするには手術と副腎皮質ステロイドの組み合わせが必要になる．マクロライド療法は好中球性炎症には有効であるが，好酸球性炎症には効果が乏しい．

副腎皮質ステロイドは局所への好酸球の浸潤を減少させ，その生存率や活性化を抑制するため，とくに好酸球浸潤を認める症例に対して有効である．副腎皮質ステロイドの抗炎症効果はアレルギー性炎症のみならず，たとえば感染性の非アレルギー性炎症に対しても期待できるので，欧米では慢性副鼻腔炎の保存的治療に際しても応用されている[4]．

その他の注意すべき点

基本的に治療ガイドラインは evidence-based medicine（EBM）に基づいて作成されることが望ましいが，わが国における慢性副鼻腔炎診療に関する論文は，ランダム化比較試験や二重盲検試験などの文献評価上のエビデンスレベルが高いものは一般的に少ない．また，慢性副鼻腔炎は欧米と日本では臨床面でかなり異なるため，欧米の論文ばかりを重視すると，日本の慢性副鼻腔炎診療の現状にはそぐわないものとなる．

『副鼻腔炎診療の手引き』は，EBM は考慮されているが，必ずしも文献評価上の EBM にとらわれることなく，日本の慢性副鼻腔炎診療の手引きであることを念頭において論文の内容をよく検討し，本書が刊行された 2007 年の時点での日本の実状に即したものを採用して作成されている．したがって，『副鼻腔炎診療の手引き』では，好酸球性副鼻腔炎の定義，診断基準が明確に記載されていない．また，マクロライド療法の要点❶中に記載されている YAMIK カテーテルは 2008 年にロシアから輸入できなくなり，現在ではほとんど使用されていない．

『手引き』作成時に疾患名を"副鼻腔炎"にするか"鼻副鼻腔炎"にするかが検討された．欧米では"鼻副鼻腔炎"という用語が一般に用いられており，現実に鼻腔・副鼻腔にわたって共通な病変を有する場合が多く，病態をより反映する用語ではあろうが，従来からわが国で一般的に用いられている"副鼻腔炎"があえて採用された．その理由は，古典的にはアレルギー性鼻炎と副鼻腔炎は独立した疾患であり，"鼻副鼻腔炎"とすると副鼻腔に炎症を伴わない鼻炎も含めてしまう概念もあること，歯性上顎洞炎や圧外傷による副鼻腔炎のように鼻腔に病変をもたない例もあること，"副鼻腔炎"のほうが現在の耳鼻咽喉科医にはなじみがあり，現状では受け入れやすいこと，などによる．

以上の基本方針に則って作成された『副鼻腔炎診療の手引き』のなかに示されている慢性副鼻腔炎の治療ガイドラインは，あくまで診療の参考となることを目的に作成されたものであり，これによって慢性副鼻腔炎治療の均一化を強制するものではなく，個々の診療方法を規制するものでもない．

（洲崎春海）

▶ 引用文献 ┈┈┈┈┈┈┈┈┈┈┈┈┈┈┈┈┈┈┈┈┈┈┈┈
1）日本鼻科学会．副鼻腔炎診療の手引き．東京：金原出版；2007．
2）洲崎春海．慢性副鼻腔炎におけるマクロライド療法．アレルギー・免疫 1999；6：52-60．
3）羽柴基之ほか．慢性副鼻腔炎に対するマクロライド療法のガイドライン（試案）．J Antibiotics 1998；51 Suppl：86-9．
4）Fokkens W, et al. European position paper on rhinosinusitis and nasal polyps. Rhinology 2005；20 Suppl：1-88.

好酸球性副鼻腔炎

概要

　慢性副鼻腔炎は，内視鏡下鼻内副鼻腔手術（endoscopic endonasal sinus surgery：ESS）と術後マクロライド少量長期療法によってかなり治癒できるようになった．しかし症例のなかには，術後すぐに鼻茸が再発し，治癒しない難治性副鼻腔炎が存在する．その病態は，嗅覚障害を主訴とすることが多く，粘稠な鼻汁，鼻閉，後鼻漏，咳嗽の症状を呈し，みずみずしい多発性鼻茸を両側に認める．気管支喘息を伴うことが多く（約70%），薬物アレルギーやアスピリン不耐症を合併することもある．鼻副鼻腔粘膜もしくは鼻茸粘膜の組織には多数の好酸球浸潤を認める．そのため，このような副鼻腔炎が好酸球性副鼻腔炎（eosinophilic chronic rhinosinusitis：ECRS）とよばれるようになった[1]．2015年，Japanese Epidemiological Survey of Refractory Eosinophilic Chronic Rhinosinusitis Study（JESREC Study）において，JESREC スコアから成る ECRS の診断基準と重症度分類アルゴリズムが発表された[2]．

ガイドラインのポイント

- 簡単な臨床項目から成る JESREC スコアを合計し，11点以上を ECRS とする（❶）．
- CT における篩骨洞陰影と上顎洞陰影が重要であり，篩骨洞陰影/上顎洞陰影≧1とは，Lund-Mackay スコアにて篩骨洞2点・上顎洞2点，篩骨洞2点・上顎洞1点もしくは0点をいう．または，篩骨洞が2点に近い1点で，上顎洞が1点もしくは0点をいう．
- ECRS の診断は，鼻茸・副鼻腔組織を接眼レンズ22，400倍視野で3視野顕鏡し，1視野あたり70個以上の好酸球を認めたときに確定する．
- 気管支喘息，アスピリン不耐症，NSAIDs アレルギーの合併，末梢好酸球率，CT 所見で重症度を決定する．
- 非好酸球性副鼻腔炎においては，一般的に好中球浸潤が優位である．
- 明らかに有効な治療法は，経口ステロイドのみである．

❶好酸球性副鼻腔炎診断基準
（JESREC スコア）

項目	スコア
病側：両側	3点
鼻茸あり	2点
篩骨洞陰影/上顎洞陰影　≧1	2点
血中好酸球（%） 2< ≦5% 5< ≦10% 10%<	4点 8点 10点

スコアの合計：11点以上を好酸球性副鼻腔炎とする．

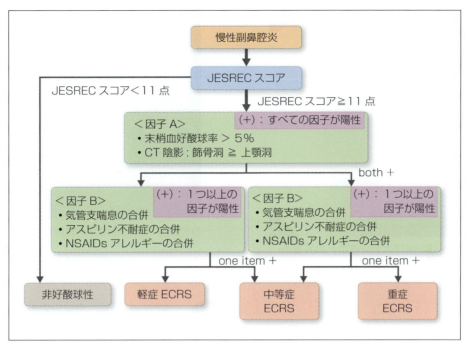

❷好酸球性副鼻腔炎における重症度分類のアルゴリズム

(Tokunaga T, et al. Allergy 2015[2] より)

慢性副鼻腔炎の予後判定

慢性副鼻腔炎の予後判定は，ESS 後の再発率と根治しない難治率で行う．まず，❷に示すアルゴリズムで ECRS の重症度を決め，ESS 後の無再発率を Kaplan-Meier 法で計算し重症度との相関を調べた[2]．結果は，❸に示すとおりである．4 群間すべてに有意な差があり，重症度が進むにつれ，再発率が高くなることが判明し，このアルゴリズムの有用性が証明できた[2]．

アルゴリズムにおける難治性因子として，因子 A は末梢好酸球率が 5% を超え（1 点）かつ CT において篩骨洞陰影優位である（1 点）場合すなわち 2 点の場合，陽性とした．因子 B は，気管支喘息の合併（1 点），アスピリン不耐症（1 点），NSAIDs アレルギー（1 点）のいずれかの合併症がある場合（1 点以上），陽性とした．

本項では，好中球浸潤が優位の非好酸球性副鼻腔炎，難治である好酸球性副鼻腔炎においても ESS によって治癒できる軽症例と治療に抵抗性

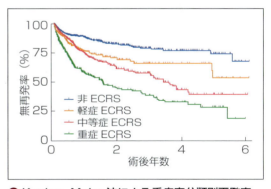

❸ Kaplan–Meier 法による重症度分類別再発率
鼻茸のある慢性副鼻腔炎患者に対し，内視鏡下鼻内副鼻腔手術を行い，鼻茸の無再発率を Kaplan-Meier 法で計算した．非好酸球性副鼻腔炎群，軽症好酸球性副鼻腔炎群，中等症好酸球性副鼻腔炎群，重症好酸球性副鼻腔炎群の 4 群別にグラフを示す．

(Tokunaga T, et al. Allergy 2015[2] より)

の重症例をあげて，診察する際の注意点や念頭におくべき点を解説する．

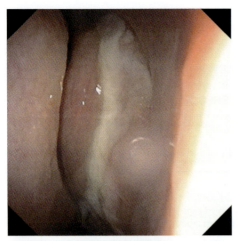

❹症例1（非好酸球性副鼻腔炎）の左鼻内所見
単発性の鼻茸と膿性鼻汁を中鼻道に認める.

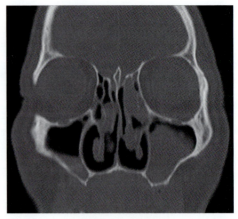

❺症例1（非好酸球性副鼻腔炎）のCT所見

非好酸球性副鼻腔炎：手術療法で経過良好例

症例1：35歳，女性.

既往・現症：8か月前から膿性鼻漏と後鼻漏が出現し継続している．左鼻閉も感じるようになり，3か月前近医を受診した．マクロライドの投薬を受けたが改善しないため，当科を紹介された．鼻腔内所見としては，左中鼻道に鼻茸および膿性鼻漏を認めた（❹）．右上顎洞自然口からも膿性鼻汁が上咽頭方向に流れていた．副鼻腔CTでは，左上顎洞に軟部陰影が充満し，右上顎洞内にも粘膜肥厚があった（❺）．

診断：JESRECスコアは，両側病変（3点），鼻茸あり（2点），CT陰影は上顎洞優位（0点），末梢血好酸球率2.6％（4点）であり，合計9点であった．以上から，非好酸球性副鼻腔炎と診断した．

治療：当科では，全身麻酔下に両側ESS Ⅲ型を施行した．術後，マクロライド常用量（クラリス®200mg，1錠/1回，1日2回，朝食・夕食後）14日間，半量（1錠/1回，1日1回，朝食後）を2か月投与した．その後，再発なく経過は良好である．

解説 近医において，初診時からマクロライドが処方された．おそらく感染している菌の感受性がマクロライド抵抗性であった可能性がある．

膿性鼻汁を認めた場合は，まずはアモキシシリン（AMPC）を1週間投与し，経過を観察する．その際，細菌感受性を調べておくことが肝要である．膿性が治まってきたならば，マクロライド投与に変更する．最初の1〜2週間は常用量の2錠（朝食・夕食後）にし，その後は半量（1日1回）にする．

AMPCが無効の場合，感受性試験の結果をみて，抗菌薬を変更する．効果を認めれば，マクロライド投与にする．急性副鼻腔炎の場合，ほとんどこのような方法で治癒する．しかしすでに鼻茸形成がある場合には，鼻茸の縮小は期待できない．その際には，本症例のようにESSを行うことになる．

術式は，上顎洞と篩骨洞の単洞化を図るために，上顎洞の自然口を拡大し，貯留している鼻汁を吸引する．篩骨洞の隔壁を順次取り除き，粘膜はそのまま残し最終的に単洞化する．術後，鼻処置にて痂皮や凝固した血液を取り去り，生理食塩水で鼻洗浄をさせ，マクロライド少量長期投与（2〜3か月）を行うと治癒する．

摘出した鼻茸や副鼻腔粘膜を調べると好酸球の

浸潤は少なく，多数の好中球浸潤が存在し，好中球優位の細胞浸潤が認められる．予後良好なタイプが多い．

軽症例の好酸球性副鼻腔炎：手術療法で経過良好例

症例2：56歳，女性．

既往・現症：1年前，粘性鼻汁と鼻閉が出現し，近医を受診．両側鼻茸を指摘された．そのとき以来，抗菌薬の内服加療にて軽快するが，しばらくするとまた同様の症状を繰り返し，徐々に嗅覚障害を感じるようになった．そのため手術を希望し，当科紹介となった．

両側中鼻道にポリープを認め，副鼻腔CTでは両上顎洞に粘膜肥厚と貯留嚢胞が存在，篩骨洞内にも軽度の陰影を認めた．CTの判定としては，上顎洞優位の陰影であった．気管支喘息や薬剤アレルギーの合併はない．

診断：JESRECスコアは，両側（3点），鼻茸あり（2点），CT陰影は上顎洞優位（0点），末梢血好酸球率6.2%（8点）で，スコア合計13点．難治性因子は因子A　0点，因子B　0点であった．以上から，軽症型好酸球性副鼻腔炎と診断した．

治療：全身麻酔下に両側ESS　Ⅳ型を施行した．手術時の摘出標本には，多くの好酸球の浸潤が認められ，400倍視野3か所の平均では85個であった．退院時にセレスタミン®（5mg，1錠/日，夕食後）を2週間，クラリスロマイシン（200mg，1錠/回，朝食後のみ），カルボシステイン（500mg，1錠/1回，3回/日，食後）を3か月，鼻噴霧用ステロイド薬（夜，左右2噴霧ずつ）を約2か月処方した．また，生理食塩水による鼻洗浄を朝夕の2回行わせた．その後，鼻内所見は良好であった．

解説　本症例のように鼻茸中に70個以上の好酸球浸潤を認め，JESRECスコアが11点以上の好酸球性副鼻腔炎でも，かなりの症例は非好酸球性副鼻腔炎のようにESSで治癒する．そ

❻好酸球性副鼻腔炎と非好酸球性副鼻腔炎の違い

	好酸球性副鼻腔炎	非好酸球性副鼻腔炎
好発年齢	成人以降の発症	全年齢で起こりうる
主症状	嗅覚障害	鼻閉，鼻漏，頭痛
鼻汁の性状	粘稠，ニカワ状	膿性，粘液性
鼻茸の状態	両側，多発性	片側，単発性
鼻茸の占拠部位	中鼻道，嗅裂	中鼻道
優位な病変部位	篩骨洞	上顎洞
優位な細胞浸潤	好酸球	好中球
合併症	気管支喘息 アスピリン不耐性 薬剤アレルギー	びまん性細気管支炎 気管支拡張症

れらのほとんどは気管支喘息，アスピリン不耐症，NSAIDsアレルギーの合併がない軽症例である．

ESSの方法や術後処置は，非好酸球性副鼻腔炎とほぼ同じである．術後にセレスタミン®を処方する点が異なる．最近は，セレスタミン®の処方後，辛夷清肺湯（シンイセイハイトウ）（1包/回，1日3回食前もしくは食間）を処方することが多くなってきた．やや飲みにくく内服に難を示す人もいるが，軽症例には効果がある印象をもっている．

非好酸球性副鼻腔炎と好酸球性副鼻腔炎の一般的違いを❻に示す．軽症好酸球性副鼻腔炎では，末梢血の好酸球率が5%を超え，有意な組織中の好酸球浸潤を認めるだけで，非好酸球性副鼻腔炎とほとんど違いのないものが多い．

重症例の好酸球性副鼻腔炎：予後不良例

症例3：38歳，女性．

既往・現症：33歳ごろから鼻閉，粘稠な鼻汁を認めるようになった．徐々に嗅覚障害が出現し，35歳のときに総合病院耳鼻咽喉科を受診．両側鼻茸を伴う慢性副鼻腔炎の診断を受け，ESSを受けた．鼻閉はいったん改善するも，かぜをひいた半年後には，ほぼ術前の状態と同じになった．一方，鼻症状が出現する前の30歳ごろから咳が

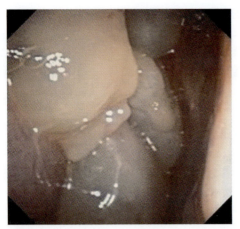

❼症例 3（重症好酸球性副鼻腔炎）の左鼻腔内所見

多発性の鼻茸を認める.

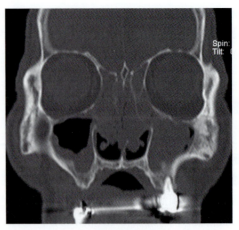

❽症例 3（重症好酸球性副鼻腔炎）の CT所見

ひどく，呼吸器内科で気管支喘息の診断を受け，吸入ステロイドを行っている．鼻に関しては ESS 後も治療せず，膿性の鼻汁を認めるとそのつど抗菌薬を呼吸器内科で処方されていた．最近，ほとんど鼻呼吸ができず，嗅覚もわからなくなったので，内科から紹介された．

当科受診時，鼻内は両側中鼻道に多発性の鼻茸を認め，ほぼ鼻腔を充満していた（❼）．さらに粘稠な鼻汁を認めた．静脈性嗅覚テストは潜時 20 秒，持続 50 秒，副鼻腔 CT は両側前頭洞，篩骨洞，上顎洞，蝶形洞に軟部陰影の充満を認めた（❽）．25 歳のときに鎮痛薬内服時に呼吸困難を起こし，救急病院を受診したことがある．

診断：JESREC スコアは，両側（3 点），鼻茸あり（2 点），CT 陰影は篩骨洞優位（2 点），末梢血好酸球 10.4％（10 点）で，スコア合計 17 点．難治性因子は因子A　2点，因子B　2点であった．以上から，重症型好酸球性副鼻腔炎と診断した．

治療：初診時，セレスタミン®2 錠を 1 週間処方してみると鼻茸は縮小し，粘稠な鼻汁は減少した．このことから，好酸球性副鼻腔炎であると確信する．ESS は通常よりも，2 回目の手術のため鼻腔内でのオリエンテーションがつけにくかった．眼窩内側壁などの損傷に気をつけ，それぞれの洞を十分に開放し，単洞化する．

術後，セレスタミン®（5 mg，1 錠/1 回，1 日 2 回，朝食・夕食後）を 2 週間，その後 1 日 1 錠にして 3 か月間内服させた．途中，血中コルチゾールを測定し，異常のないことを確認した．クラリスロマイシン（200 mg，1 錠/回，朝食後のみ），カルボシステイン（500 mg，1 錠/1 回，3 回/日，食後）は術後から 3 か月内服させ，鼻噴霧用ステロイド薬（夜，左右 2 噴霧ずつ）も併用した．生理食塩水による洗浄もできるだけ半年間継続させた．

外来通院は，近医にて原則 2 週間ごととし，当科受診は 3 か月ごととする．副鼻腔粘膜が浮腫状となったときには，セレスタミン®を処方し，大きくなるようなら外来で鉗除する．

本症例では，6 か月後にかぜをひいたのちに，膿性鼻汁が出現し鼻茸の再発を認めたが，AMPC の内服後，鼻茸の鉗除とセレスタミン®の内服で，現在小康状態となっている．術後 1 年のあいだに 3 回血中コルチゾールを測定したが，異常は認められなかった．

解説　セレスタミン®使用に関しては，いろいろ議論がある．抗ヒスタミン薬と経口ステロイドの配合剤なので，プレドニン®を処方したほうがよいという医師もいる．もっともな意見だ

と思うが，それにしてもセレスタミン®は好酸球性副鼻腔炎に非常に効果がある．そのため筆者は，必ずセレスタミン®を使用している．プレドニン®処方の場合は，術後 5 mg を 4 錠（20 mg，1回/日，朝食後）を 1 週間内服させ，その後 10 mg，5 mg，2 mg，1 mg と減量し，計約 1 か月間内服させる．途中適宜，血中コルチゾールを測定し，異常がないか確認する．

　重症の好酸球性副鼻腔炎は，きわめて鼻茸の再発をきたしやすい．とくに鼻副鼻腔の感染後に再発しやすい．患者に対しては，かぜ様の症状が起こったときには，すみやかに耳鼻咽喉科を受診するように術前から指導しておく．まずは感染を抑えた後，経口ステロイドもしくはセレスタミン®を内服させる．

　副鼻腔炎の治療をしていても粘稠な鼻汁が治ら

ないときには，好酸球性副鼻腔炎を考える．おそらく抗菌薬の投与はかなり行われているはずなので，経口ステロイドを投与してみて，その反応を調べる．反応が良い場合は，好酸球性副鼻腔炎である可能性が高く，JESREC スコアをつけてみる．

（呉　明美，藤枝重治）

引用文献

1) 春名眞一ほか．好酸球性副鼻腔炎．耳展 2001；44：195-201.
2) Tokunaga T, et al. Novel scoring system and algorithm for classifying chronic rhinosinusitis : the JESREC Study. Allergy 2015 ; 70 : 995-1003.

シリーズ関連項目

- 『耳鼻咽喉科 最新薬物療法マニュアル』「ステロイド／主な耳鼻咽喉科疾患での実際例」p.83（中丸裕爾）
- 『耳鼻咽喉科イノベーション』「好酸球性副鼻腔炎」p.154（藤枝重治）

慢性副鼻腔炎に対する内視鏡下副鼻腔手術の新分類
―新たな手術分類と評価

概要

　慢性副鼻腔炎に対する鼻科手術は，2009 年の日耳鼻全国調査で 90％ 以上に鼻内手術（内視鏡を含む）となっていた．そのような状況下で，保険手術名は鼻根治術の名称で内視鏡加算のみで運用されてきた．内視鏡手術と従来の鼻根治手術とはまったく手術概念および内容が異なっている．そこで，日本鼻科学会のアドホック委員会（副鼻腔炎手術技術評価委員会）で現行に則した新たな鼻副鼻腔手術分類が検討された．

新分類作成のポイント

　新しい手術分類を作成するにあたり，以下の点を基本とした[1]．
- 中鼻道自然口を中心としたアプローチを基本とし，各洞を開窓および開放し病的粘膜を処置する．
- 開放する副鼻腔の洞数で難易度に差をつける．
- 副鼻腔炎に伴う頭蓋底，眼窩内手術を含める．
- 副鼻腔炎に伴う前頭洞単洞手術を含める．
- 従来の上顎洞根治術および前頭洞根治術を残す．
- 従来の鼻科手術名をできるだけ包括できるようにする．

内視鏡下副鼻腔手術の分類

ESS (endoscopic sinus surgery) 分類

以下に手術分類を示す（❶）．なお，各術式には，相当する手術技術度を『手術報酬に関する外保連試案（第8版）』に準拠して A〜E とした[1]．

ESS I 型：鼻茸，腫瘍などによる鼻道閉鎖で副鼻腔自然口の閉鎖を除去し開窓するが，洞内処置なし．外来手術での運用が多いと考える．手術技術度は B.

ESS II 型：単一の副鼻腔を開放し，洞内の病的粘膜を処置する．手術技術度は B.

ESS III 型：複数の副鼻腔を開放し，洞内の病的粘膜を処置する（前部篩骨洞と後部篩骨洞は独立した副鼻腔とし，両洞を開放した場合はIII型とする）．手術技術度は C.

ESS IV 型：すべての副鼻腔を開放し洞内の病的粘膜を処置する．手術技術度は D.

ESS V 型：前頭洞炎に対する前頭洞単洞化手術（Draf III [2] あるいは modified Lothrop procedure[3]），また副鼻腔炎が頭蓋底および眼窩内に波及した場合に鼻副鼻腔経由にアプローチする方法．❷に示す施設基準がある．手術技術度は E.

鼻外手術

上顎洞根治術（Caldwell-Luc 手術）（手術技術度 B）や鼻外前頭洞根治術（手術技術度 C）が行われる頻度は少ないが，分類の項目として欄外に追加した．

再手術

初回手術同様に分類する．

ESS 分類 I〜V型症例への処置の実際

症例1：ESS I 型（右側）（❸）．右中鼻道ポリープと嗅裂のポリープを認める（❸a）．中鼻道

ESS 分類	手術術式	手術技術度 （外保連手術試案第8版に準拠）
Ⅰ	副鼻腔自然口開窓術	
Ⅱ	副鼻腔単洞手術 （前篩骨洞，後篩骨洞，前頭洞，上顎洞，蝶形骨洞）	B 卒3～4年（後期レジデント）
Ⅲ	選択的（複数洞）副鼻腔手術 （Ⅱのかっこ内の2つ以上の洞）	C 卒5～7年（専門医習得前後）
Ⅳ	汎副鼻腔手術 （一側すべての洞）	D 卒8～10年
Ⅴ	拡大副鼻腔手術 　両側前頭洞単洞化手術 　頭蓋底手術（副鼻腔炎に伴う） 　眼窩手術（副鼻腔炎に伴う）	E 限られた施設で実施される
鼻外手術	上顎洞（充填を含む）	B 卒3～4年（後期レジデント）
	前頭洞（充填を含む）	C 卒5～7年（専門医習得前後）

（春名眞一ほか．日鼻誌 2013[1] より）

❷Ⅴ型の施設基準

- 耳鼻咽喉科の常勤医師（2名以上）
- 脳神経外科の常勤医師（1名以上）
- 眼科の常勤医師（1名以上）
- 5年以上の耳鼻咽喉科の経験を有する常勤医師
- 5年以上の脳神経外科の経験を有する常勤医師
- 5年以上の眼科の経験を有する常勤医師
- 5例以上の内視鏡下鼻・副鼻腔手術Ⅴ型の経験を有する耳鼻咽喉科の常勤医師

ポリープのみをマイクロデブリッターで切除し，中鼻道の通気を保つ（❸b）．また，嗅裂の上鼻道ポリープも切除し，後部篩骨洞および蝶形骨洞の換気を保つ（❸c）．

症例2：ESS Ⅱ型（右側）（❹）．右術後性上顎洞嚢胞（❹aは術前CT）に対して，下鼻道からアプローチし，ドレナージをつけ，可及的に大きく開放する（❹b）．

症例3：ESS Ⅲ型（左側）（❺）．12歳の左上顎洞性後鼻孔ポリープ（❺aは術前CT）に対して，前篩骨洞と左上顎洞膜様部を開放し，上顎洞内の基部を処置した．❺bは術後CTを示す．

症例4：ESS Ⅳ型（❻）．汎副鼻腔炎（❻aは術前CT）に対し，すべての副鼻腔を開放し洞内を処置した．術後，左側の内視鏡所見で，上皮化した副鼻腔粘膜が観察される（❻b）．

症例5：ESS Ⅴ型（❼）．左前頭洞アレルギー性真菌性副鼻腔炎で，眼窩上壁と頭蓋底骨欠損がCTで認められた（❼aの術前CT）．Draf Ⅲを施行し（❼b），前頭洞を単洞化して，前頭洞左外側部のムチンを除去した．術後のCTにて良好な前頭洞の含気が認められる（❼c）．

本分類での術後評価

■ 自覚症状

自覚症状（鼻閉，鼻漏，後鼻漏，嗅覚障害，頭痛，日常生活支障度）のVAS（visual analogue scale）を用いて，術前後で評価した．その結果，ESS Ⅲ型，Ⅳ型ではすべて自覚症状が術後は改善していた．Ⅰ型，Ⅱ型では嗅覚障害を除いたすべての自覚症状が有意に改善し，嗅覚障害にも改善傾向が認められた（❽）．

■ 鼻内視鏡所見

術前後の鼻内所見を，0（ポリープなし），1（中鼻道内小ポリープ），2（中鼻道限局ポリープ），3（中鼻道を越え総鼻道にあるもの，あるいは嗅裂ポリープ），4（総鼻道を充満するポリープ）で評価した．両側のポリープ所見を合算したスコアを

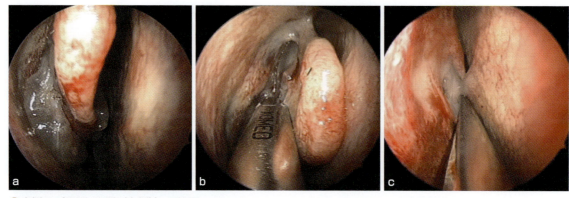

❸症例1（ESS Ⅰ型〈右側〉）の処置
a：術前，b：中鼻道ポリープの切除，c：嗅裂の上鼻道ポリープの切除.

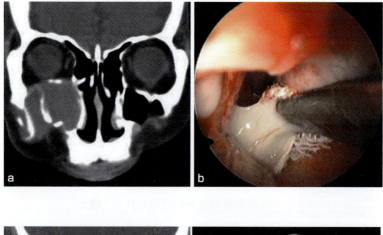

❹症例2（ESS Ⅱ型〈右側〉）の処置
a：術前CT，b：下鼻道からのアプローチ.

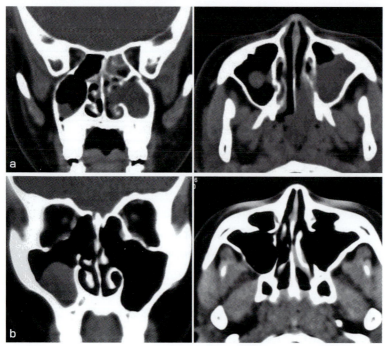

❺症例3（ESS Ⅲ型〈左側〉）の処置
a：術前CT，b：術後CT.

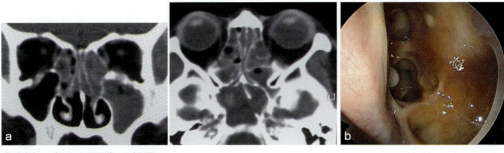

❻症例4（ESS Ⅳ型）の処置
a：術前CT，b：術後の左側の内視鏡所見．

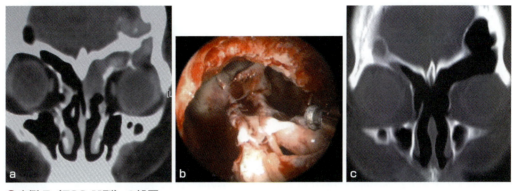

❼症例5（ESS Ⅴ型）の処置
a：術前CT，b：Draff Ⅲ施行，c：術後CT．

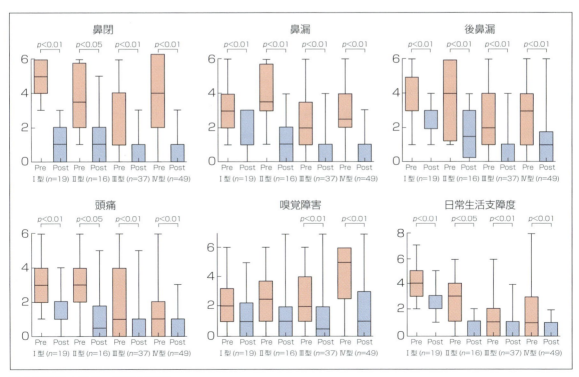

❽自覚症状の術前・術後の評価

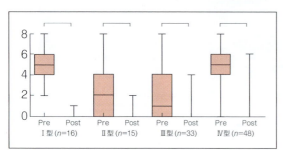

❾鼻内視鏡所見の術前・術後の評価

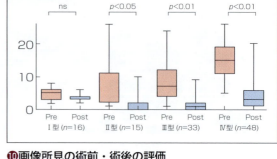

❿画像所見の術前・術後の評価

ポリープスコア（0〜8）とした．その結果，すべての ESS 分類の型において，術前後で有意にポリープスコアは減少した（❾）．

■ 画像所見

CT スコア（Lund-Mackay staging system）[4]を用い，術前後の CT 画像所見を評価した．Ⅰ型では CT 画像で改善傾向が認められたが有意差を認めなかった．もともと病変が軽微で洞粘膜を処置していないため変化がなかったものと考えられる．Ⅱ〜Ⅳ型では術前後で有意な改善が認められた（❿）．

今後の対策

新手術分類は，ほぼすべての慢性副鼻腔炎に対する内視鏡手術を含有し，術後の自・他覚的評価にも有用である．

今後は，慢性副鼻腔炎のみでなく，最近，汎用される内視鏡下鼻内腫瘍摘出術を含められるか考慮しなくてはいけない．また，手術技術度や病態

の違いをどう評価するかなど，さらなる検討の必要性もある．さらに，耳鼻咽喉科専門医および指導医が，ESS 分類のなかでどのような位置に属するかも議論しなくてはならない．

（春名眞一）

引用文献

1) 春名眞一ほか．慢性副鼻腔炎に対する鼻副鼻腔内視鏡手術—新たな手術分類とその評価．日鼻誌 2013；52：143-57.
2) Draf W. Endnasal micro-endoscopic frontal sinus surgery：The Fulda concept. Oper Tech Otolaryngol Head Neck Surg 1991；2：234-40.
3) Gross WE, et al. Modified transnasal endoscopic Lothrop procedure as an alternative to frontal sinus obliteration. Otolaryngol Head Neck Surg 1995；113：427-34.
4) Lund VJ, Mackay IS. Staging in rhinosinusitis. Rhinology 1993；31：183-4.

嗅覚障害

現況

　嗅覚障害のガイドラインは，国内はもとより海外でも存在しない．わが国では，1978年に医学書院から出版された，『嗅覚障害―その測定と治療』（豊田文一ほか著）が唯一の成書でありスタンダードとして活用されてきたが，現在は絶版となっている．また，日本鼻科学会嗅覚検査検討委員会から同委員会のポジションペーパーが2014年に発行された[1]．同著では，嗅覚検査に関してその方法や意義について詳細に解説されている．日本鼻科学会のホームページからダウンロードできる．

　2014年11月，ドレスデン大学（ドイツ）のThomas Hummelが自国で開催したClinical Chemosensation 2014の会期中に"International Committee on Smell and Taste"による会議が開催され，嗅覚に関する国際的なコンセンサスペーパー作成に関する検討が行われた．その結果，嗅覚障害に関する世界20か国，39人の嗅覚障害臨床研究者の連名によるポジションペーパーが作成され，2016年12月にRhinology誌に受理された．わが国では，日本鼻科学会学術委員会内に嗅覚障害診療ガイドライン作成委員会が設けられ，嗅覚障害診療ガイドラインの作成作業が進められ，近々，公開される予定である．

　本項では，ガイドラインのなかでコンセンサスが得られている内容について解説するとともに，ガイドライン作成における問題点，今後の展望について述べる．

現状でのコンセンサス

■ 嗅覚障害の部位別分類とその名称

　欧米では嗅覚障害は，①におい分子が嗅上皮まで到達しないために起こるconductive dysfunction，②嗅上皮あるいは嗅神経の傷害によるsensori-neural dysfunction，③嗅覚中枢の傷害によるcentral dysfunctionの3つに分類されており，新しいポジションペーパーでも同様に分類されている．

　わが国においても，豊田らは欧米と同様，①呼吸性嗅覚障害，②末梢神経性嗅覚障害，③中枢性嗅覚障害に分類したが，末梢神経性嗅覚障害を嗅上皮の傷害による嗅粘膜性嗅覚障害と嗅神経軸索の損傷による狭義の末梢神経性嗅覚障害とに細分した．また，原因として最も多い慢性副鼻腔炎では，嗅粘膜への気流障害と嗅細胞自体の炎症による障害が同時に起こっていることがあり，気流を改善しても十分に嗅覚が回復しないことがあることから，このような場合を混合性嗅覚障害と分類した．

　新たなガイドラインでは，分類名称に対する検討が行われ，欧米の分類と整合性をもつ分類となる見込みである．新たな分類とそれぞれの代表的な原因疾患を❶に示す．

■ 診断のポイント

　嗅覚障害の診断については，わが国のガイドラインと国際的ポジションペーパーとで共通のコンセンサスが得られている．嗅覚障害の診断は，原因の診断と障害の有無ならびに障害程度の診断に分けられる．

原因診断には問診が重要

　原因診断は詳細な病歴聴取から始まり，鼻内視

❶嗅覚障害の分類と原因疾患

分類名	障害部位	原因疾患
気導性嗅覚障害 (conductive dysfunction)	嗅上皮までの気流障害	慢性副鼻腔炎 アレルギー性鼻炎 鼻中隔弯曲症
嗅神経性嗅覚障害 (sensorineural dysfunction)	嗅上皮あるいは嗅神経軸索の障害	感冒 顔面・頭部外傷性 薬物
中枢性嗅覚障害 (central dysfunction)	嗅球より中枢の障害	顔面・頭部外傷 脳腫瘍 頭蓋内手術 神経変性疾患

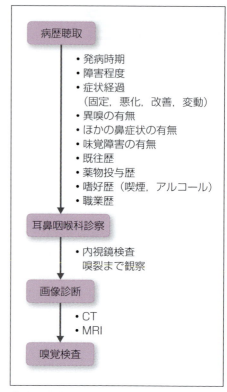

❷嗅覚障害の診断手順

鏡による嗅裂までの鼻腔内の観察，CT，MRIによる画像診断，そして嗅覚検査である．病歴聴取においても，聴取すべき内容はわが国と欧米で大きな違いはない（❷）．

嗅覚障害の原因として最も多い慢性副鼻腔炎は，ほとんどが内視鏡検査で診断可能である．内視鏡検査では上鼻甲介および嗅裂まで観察することが重要であり，一見，異常がないようにみえても，嗅裂が浮腫あるいはポリープにより閉鎖していることがある．そのような場合，CTで有用な情報を得ることができる．

原因として慢性副鼻腔炎に次いで多い感冒後嗅覚障害は病歴聴取が唯一の診断根拠となり，内視鏡検査でもCTでも異常が見いだせず，発症前の感冒罹患の有無を問うことは不可欠である．

外傷性嗅覚障害も病歴聴取による頭部顔面外傷の既往の有無が重要な診断根拠となる．確定診断のためにはCT，MRIによる損傷の診断が重要であるが，嗅神経軸索の断裂のみでも嗅覚脱失となることがあり，その場合はMRIでも異常所見が描出されないことがあるので注意が必要である．また，外傷性嗅覚障害は頭部の前後方向からの外傷により発生することが多く，嗅覚中枢が存在する前頭部のみならず，後頭部の損傷の有無を観察することも大切である．

障害程度の判定

障害程度の診断および判定には嗅覚検査が必要である．現在，保険診療で可能な嗅覚検査は，T&Tオルファクトメーターを用いる基準嗅力検査とアリナミン®注射液を用いる静脈性嗅覚検査のみである．しかし，基準嗅力検査を行える医療機関は限られており，静脈性嗅覚検査は嗅覚脱失の判定は行えるが，嗅覚閾値や障害程度の判定には不向きである．また，聴覚検査におけるABRのような他覚的検査は嗅覚検査に関してはいまだない．

近年，「日常生活のにおいアンケート」[2]ならびにVAS（visual analogue scale）測定が，嗅覚障害の程度を示すものとして報告されている．これらの評価法は客観性には欠けるものの，障害患者の経過と症状の変化を観察するうえでは有効である．

■ 嗅覚障害の治療

嗅覚障害では，原因となる疾患により治療法も異なるが，高いエビデンスレベルをもって有効性が証明されていないものが少ないことが，ガイドライン作成により明らかにされた．そのなかで有効性に対するエビデンスを有するのが副腎皮質ス

テロイドである.

副腎皮質ステロイドは古くからさまざまな剤形と投与方法で用いられてきたが，すべての原因疾患に有効ではなく，有害事象の報告も少なくないため，その投与方法，投与期間は原因と重症度により慎重に選択されなければならない．

近年，olfactory training の有効性を示す報告が増えてきており，今後，更なる論証が求められるところである．

副腎皮質ステロイドの治療効果と有害事象

慢性副鼻腔炎による嗅覚障害には副腎皮質ステロイドが有効である．投与法としては内服，懸垂頭位による点鼻，噴霧，内視鏡手術後のトリアムシロノン含浸ゼルフォームの留置など，さまざまな投与方法による有効性を示す論文が報告されている．また，副鼻腔炎に対する鼻内視鏡手術も嗅覚障害に有効であるとの報告がなされているが，ほとんどが観察研究である．

アレルギー性鼻炎による嗅覚障害に対しても副腎皮質ステロイドが有効であり，ステロイド噴霧薬の有効性が報告されている．また，アレルギー性鼻炎による嗅覚障害では，抗ヒスタミン薬も，プラセボに対する有効性を示す報告がなされている．

感冒後嗅覚障害をはじめとする神経性嗅覚障害に対しては，副腎皮質ステロイドの効果は限定的である．発症後急性期における感冒後嗅覚障害に対しては，内服による副腎皮質ステロイドの有効性は報告されているが，局所投与では無効であるとの報告のみである．また，外傷性嗅覚障害などほかの神経性嗅覚障害においてもステロイドの有効性は証明されていない．

副腎皮質ステロイドによる有害事象に関する報告も散見されており，内服，点鼻により血中コルチゾールならびに ACTH の低下が報告されている．これらの低下は一過性であり，休薬により改善したとも報告されている．一方，鼻噴霧用ステロイドに関しては，血中コルチゾール低下などの副作用の発現頻度はプラセボと同程度であったと報告されており，噴霧用ステロイドは内服，点鼻と比較して安全に使用できるといえる．

副腎皮質ステロイド有効例

症例：58歳，男性．

現病歴：3か月前から鼻閉が出現，市販の点鼻薬を使用したが効果なく近医を受診．両側鼻腔にポリープを指摘されて紹介受診となった．

嗅覚障害について問うと，3年前から嗅覚が弱く，時にまったくにおいがしないこともあったとのことである．既往歴として15年前から気管支喘息があり，内科で治療を受けている．

現症：両側鼻腔にポリープが充満し，CT では篩骨洞に充満する軟部陰影を認め嗅裂は完全閉鎖するも，上顎洞はほぼ正常であった（❸a）．血液検査で好酸球は10.5%であった．

嗅覚検査：基準嗅力検査では検知閾値，認知閾値ともにスケールアウトであったが，静脈性嗅覚検査で潜時25秒，持続30秒と嗅覚低下を示すものの，反応はあった．

診断：JESREC スコアは17点であり，好酸球性副鼻腔炎と診断した．また，血中コルチゾールが5%を超え，CT では篩骨洞優位の陰影が存在し，

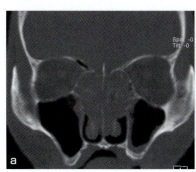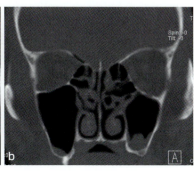

❸好酸球性副鼻腔炎の CT
a：治療前，b：治療3か月後．

気管支喘息を合併することから，重症であると診断した（「好酸球性副鼻腔炎」参照）．

治療：プレドニゾロン 10 mg を 7 日間投与後，5 mg に減量してさらに 7 日間投与したところ，嗅覚障害は 3 日後に改善し，ポリープも著明に縮小した．その後，リンデロン® 点鼻液を投与し，3 か月後には CT で副鼻腔陰影もほぼ消失したため，鼻噴霧用ステロイド（適応外）に切り替えて治療を続けている．

経過はおおむね順調であるが，感冒罹患時あるいは喘息発作出現時には症状，鼻内所見ともに悪化するため，症状に応じてプレドニン内服薬あるいはリンデロン® 点鼻薬を一時的に投与している．

解説 好酸球性副鼻腔炎は早期に嗅覚障害を合併する疾患である．しかし，嗅覚障害が年余にわたり存在しても，嗅覚低下を自覚して受診する患者は少ない．多くは鼻閉を主訴に受診し，病歴聴取で嗅覚低下の有無を問うことにより，「そういえば○年前からにおいがしていなかった」と答える患者がほとんどである．

本例のように，自覚的にも基準嗅力検査でも嗅覚脱失であっても，静脈性嗅覚検査で 10 秒程度以上の嗅感が持続する患者では，副腎皮質ステロイドの効果が期待できる．多くの患者で，前医の治療ではまったく戻らなかった嗅覚が数日でにおいが劇的に回復するため，あたかも魔法にかけられたように驚くとともに喜ばれる．

本例のように肉眼的にポリープを認めるような症例では，副腎皮質ステロイドの点鼻あるいは鼻噴霧では効果が得られにくく，まず内服でポリープを縮小させたあとに点鼻，噴霧と減量するのがポイントである．ただし，前述のように，血中コルチゾール，ACTH の低下を招く危険性があるため，点鼻でも投与は連続 3 か月までとし，その後はいったん休薬あるいは鼻噴霧薬に変更する．

ガイドライン作成のための問題点

嗅覚障害診療ガイドライン作成において問題となったのは，治療効果に関してエビデンスレベルの高い研究がなされていないことである．慢性副鼻腔炎あるいはアレルギー性鼻炎に関しては，その治療効果についてエビデンスレベルの高い研究論文が多数存在するが，症状の一つである嗅覚障害に関して治療効果を述べた報告が少なく，その大部分が自覚による評価のみであり，嗅覚検査を用いて嗅覚障害の改善度を評価した論文はさらに少ない．

神経性嗅覚障害については，olfactory training の有効性を示す前向き試験が報告されるようになったが，現時点ではいずれも欧州からの報告のみである．わが国では，感冒後嗅覚障害に対して当帰芍薬散（トウキシャクヤクサン）の有効性を示す論文が筆者のものも含めて 3 編あるが，いずれも後ろ向き的な観察研究であり，エビデンスレベルはきわめて低い．

今後の展望

近々わが国の嗅覚障害診療ガイドラインならびに国際的なポジションペーパーが公開される見込みであり，詳細はそれらをご覧いただきたい．また，エビデンスレベルの高い研究報告がない治療法も，前向き研究が進行中のもの，これから開始されるものもあり，今後の治療の選択が広がることを期待したい．

（三輪高喜）

引用文献
1) 日本鼻科学会嗅覚検査検討委員会．嗅覚検査検討委員会ポジションペーパー．日鼻誌 2014；53 別冊：S29-51.
2) 都築建三ほか．簡易な嗅覚評価のための「日常のにおいアンケート」．日鼻誌 2009；48：1-7.

鼻腔通気度検査法

概要

　鼻腔通気性は常に一定の状態ではなく，たえず変動している．鼻腔通気の評価にあたっては，左右の鼻粘膜が交互に腫脹・収縮を繰り返す nasal cycle の存在を念頭におくことが重要である．

　鼻閉の機能検査法としては鼻腔通気度測定法（rhinomanometry）と音響鼻腔計測法（acoustic rhinometry）が一般的に用いられている．鼻呼吸障害の診断には，鼻腔抵抗の測定が呼吸動態を反映するため生理学的意味としては優れている．音響鼻腔計測法は鼻呼吸障害を引き起こす部位と鼻腔開存性との関係を定量的に評価することが可能となる．この2つの検査法は互いに補完しあって，鼻腔内の生理的情報を与えるものである．

ガイドラインのポイント

- 鼻腔通気度検査は鼻腔を流れる気流量と駆動圧を測定して，鼻の通気性，その生理的変動を診断する．しかし，鼻腔通気度では鼻閉の程度は数量的に診断できても，その狭窄部位診断は困難である．
- 鼻腔通気度国際標準化委員会ではマスク法を標準としているが，チューブ装着に多少手間取るので，検査目的が固有鼻腔のみの動態であればノズル法が簡便であり，短時間で測定を終了することができるので，日常臨床検査として推奨される．
- 鼻閉感と鼻腔抵抗値が相関しない例がある場合でも，他覚的な鼻内所見と鼻腔抵抗値はよく相関することを忘れてはならない．
- 音響鼻腔計測法では，音響反射を利用して狭窄部位の特定が可能であるが，生理的機能評価としては十分とはいえない．
- 音響鼻腔計測による解剖学的開存性の情報と自然呼吸下の鼻腔抵抗の測定（鼻腔通気度測定）を併せて検討することで，正確性が増す．
- 鼻腔通気性の評価にあたっては，10〜15分の安静後に，2〜4回繰り返し測定することが大切である．

鼻呼吸の生理的役割と鼻閉

　鼻呼吸は，生体防御機能，整流，加温・加湿機能など生理的役割を担っている．鼻呼吸障害（鼻閉）は口呼吸で意識的に代償することができるため，ともするとその影響は見落とされがちである．しかし，長期にわたる鼻閉は日中の呼吸機能障害のみならず睡眠呼吸障害の原因になることもあり，鼻閉を適切に評価することが大切である．

■ 鼻腔通気性の生理学的側面

　鼻腔通気性は常に一定の状態ではなく，たえず変動している．どちらの鼻腔で主に呼吸をしているか自覚することはきわめて少ない．鼻腔通気性を調整しているのは鼻腔粘膜の血管構造である．とくに下鼻甲介には容積血管と抵抗血管が存在し，交感神経系を介して粘膜を腫脹・収縮させている．

　Kayser（1895）は，安静状態で左右の鼻粘膜

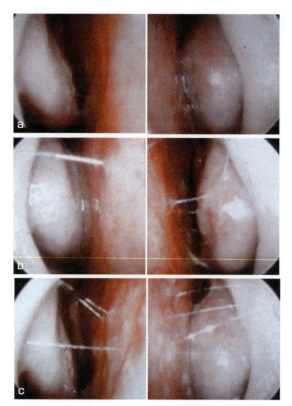

❶アレルギー性鼻炎誘発試験後,定時観察で観察された nasal cycle
a:2時間後,b:4時間後,c:6時間後.

が交互に腫脹・収縮を繰り返すことを見いだし,nasal cycle(❶)と名づけた.その平均サイクルは2.6時間とされている.nasal cycle の呼吸生理学的意味づけについては,鼻粘膜の修復や免疫機能の強化などが考えられているが,いまだ不明である.しかし鼻腔通気性を検討するうえでは,この現象を常に念頭におくことが必要である.

鼻閉の評価法

鼻閉の機能検査法として,歴史的には Glatzel の金属板法が使用されていたが,現在では鼻腔通気度測定法[1]と音響鼻腔計測法[2]が一般的に用いられ,その有用性が報告されている.過去においては鼻から下気道までの呼吸抵抗を測定するオッシレーション法があったが,現在は測定器械が入手困難なため本項では割愛する.

Glatzel の金属板法は呼気斑の大きさおよび曇りの消失する時間から鼻腔通気性を評価する.しかし,呼吸条件により呼気斑が変動するので再現性に乏しい.また記録保存が不可能なため,基準化が難しい.

鼻腔通気度検査は鼻腔を流れる気流量と駆動圧を測定して(❷),鼻の通気性,その生理的変動を診断するものである.しかし鼻腔通気度では,鼻閉の程度は数量的に診断できても,その狭窄部位診断は困難である.一方,鼻腔音響計測法(❸)では,音響反射を利用して狭窄部位の特定が可能である.

❹aは外鼻孔より硬性内視鏡にて鼻腔内を観察した所見である.右側鼻腔では,鼻中隔が左方へ弯曲しているため鼻腔容積が広く,下鼻甲介と中鼻甲介を観察できる.他方,左側鼻腔では,鼻中隔が突出しているために左側下鼻甲介のみしか観察できない.

❹bは同症例の鼻腔通気度検査記録[1]である.100 Pa(パスカル)時点での右側鼻腔吸気流速は415 mL/秒,左側は99 mL/秒であり,右側鼻腔通気性が左側鼻腔のそれに比して,はるかに良いことが容易に理解できる.

❹cは,同症例の音響鼻腔計測法による記録である.i-notch(isthmus nasi)は鼻限部に相当する.c-notch(inferior concha)は下鼻甲介前方部位を示し,鼻腔抵抗の79%を生ずる部位である.本症例では,左側への鼻中隔弯曲に応じて,c-notch での断面積が広く,左側では狭小化していることを視覚的に診断できる.

鼻腔通気度測定法ガイドラインと計測の実際

鼻腔の通気性を客観的に観察する方法は諸家によりさまざまな工夫がなされてきたが,1960年代に入り pneumotachograph が開発され,容易にかつ正確に気流速度をとらえることが可能になった.日本鼻科学会鼻腔通気度標準化委員会では2001年に鼻腔通気度測定法ガイドラインを作成した[1].鼻腔通気度検査は,鼻手術前後,いびき・

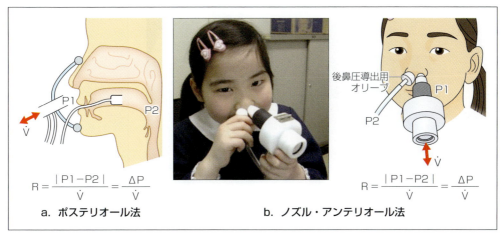

$$R = \frac{|P1-P2|}{\dot{V}} = \frac{\Delta P}{\dot{V}}$$

a. ポステリオール法

$$R = \frac{|P1-P2|}{\dot{V}} = \frac{\Delta P}{\dot{V}}$$

b. ノズル・アンテリオール法

❷鼻腔通気度測定法

ポステリオール法（a）とノズル・アンテリオール法による鼻腔通気度測定（b）．左鼻孔にニューモタコグラフ，右鼻孔に上咽頭圧導出用の嘴管を軽く挿入して測定する．

（内藤健晴ほか．日鼻科会誌 2001[1] より）

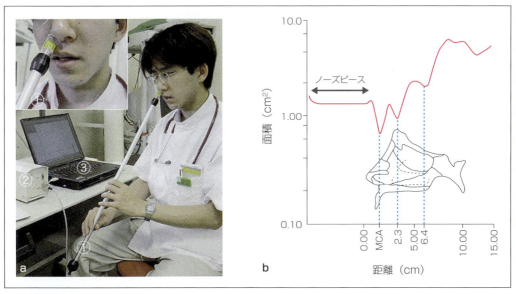

❸音響鼻腔計測の行い方と，測定曲線と解剖学的位置との関係

a：音響鼻腔計測の実測の様子．細長い鋼管性のプローブに，スピーカ，マイクロホン，ノーズピースが組み込まれている．

b：音響鼻腔測定曲線と解剖学的な位置との関係．MCA：minimum cross-sectional area（最小鼻腔断面積）．

睡眠時無呼吸の診断，神経性（心因性）鼻閉の診断に保険適用となっている．

　鼻腔抵抗とは鼻腔の通気性を客観的に表現する方法で，鼻腔に単位時間に単位空気量を流すのに要する圧の大きさ（鼻腔の前・後端のあいだに生ずる圧差）で，すなわち鼻腔抵抗 R は，

$$R = P/\dot{V}$$

P：鼻腔前後端間圧差

$\dot{V}$：単位時間あたりの気流量

で表され，この値が大きいと一定量の空気を通す

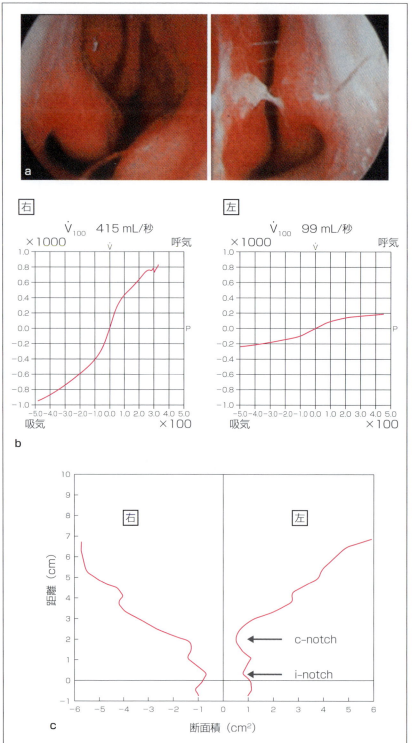

b

c

❹鼻中隔弯曲症例での鼻腔内視鏡所見，鼻腔通気度曲線，音響鼻腔計測の記録

a：右側鼻腔を硬性内視鏡で観察すると，鼻中隔は左方へ強く弯曲し，篩骨胞，中鼻甲介を観察できた．左側鼻腔では，張り出した鼻中隔と下鼻甲介により視野は制限されている．

b：通気度曲線では，一定吸気圧での流量（$\dot{V}_{100}$ Pa）を比較すると，左側では 99 mL/秒であるのに対し，右側では 415 mL/秒と，左右の鼻腔通気性の差異を定量的に判断できる．

c：音響鼻腔計測の記録では，X軸に左右別の断面積（cross sectional area），Y軸に鼻入孔部からの距離を表している．測定結果をみると，左側では鼻入口部より 2 cm の部位で（下鼻甲介前端部付近），鼻腔断面積が 0.53 mm² と最も狭い．

のに大きな駆動圧が必要で，鼻呼吸の際に空気が通りにくいことを示す．現時点では，鼻腔通気度の表現には鼻腔抵抗が世界的に用いられている．

鼻腔通気度の参考値（成人）を❺に示す．小児においては標準化がいまだ行われていない．幼小児期の早期の鼻閉の評価が諸疾患の発症予防に重要とされ，現在，日本鼻科学会学術委員会で小児参考値の検討がなされている．参考として，Kobayashiら[3)]の日本人小学生での鼻腔通気度値を❻に示す．

鼻腔通気度測定にあたり考慮すること

鼻腔抵抗の測定には，自然呼吸状態で鼻腔を通過する気流とその際に生じる鼻腔前後間の圧差を測定する方法が基本となっている．この方法は鼻腔後端の圧の取り出し方によって二分される．後端の圧を経口的に取り出す後方導出法（ポステリオール法，❷a）と一側外鼻孔から取り出す前方導出法（ノズル・アンテリオール法，❷b）である．

後方導出法は生理学的に理想的であるが，圧の経口導出ができない例が10〜20％あるので，ルーチン検査としては難点がある．

前方導出法はさらにノズル法とマスク法に細分される．マスク法は鼻前庭に嘴管を挿入しないのでより自然な状態であり，鼻腔通気度国際標準化委員会ではマスク法を標準としている．しかし，チューブ装着に多少手間取るので，検査目的が固有鼻腔のみの動態であれば，ノズル・アンテリオール法（❷b）が最も簡便で短時間で測定を終了することができるので，日常臨床検査として推奨される．

鼻腔通気度の測定では，吸気時と呼気時の鼻腔抵抗が表記される．どちらの抵抗値を採用するかについて，規定はない．一般的には，下気道の呼吸機能は1秒率など呼気時における評価である．したがって，呼吸機能全体をみる観点からは呼気時の鼻腔抵抗が適切であろう．一方，鼻で呼吸がしづらい（鼻閉）という観点からは，鼻翼筋の関与の仕方で吸気に鼻翼が虚脱して吸気時鼻腔抵抗のほうが呼気時より高くなる．したがって，鼻閉感の観点からは吸気時の鼻腔抵抗を採用するのが

❺両側鼻腔抵抗値の参考値

1.	0.75 Pa/cm³/秒 以上：高度鼻閉
	中等度から高度な鼻閉が両側にある
2.	0.50 Pa/cm³/秒 以上：中等度鼻閉
	一側の頻回または高度な鼻閉
	他側は十分または不十分な通気性である
3.	0.25 Pa/cm³/秒 以上：ほぼ正常から軽度鼻閉
	鼻閉なし，あるいは軽い一側または両側の鼻閉
	あるいは両側の鼻閉，
	あるいは間欠的な症状を認める
4.	0.25 Pa/cm³/秒 未満：正常
	通気性は良好

（内藤健晴ほか．日鼻科会誌 2001[1)] より）

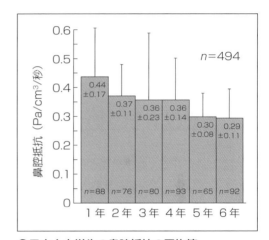

❻日本人小学生の鼻腔抵抗の平均値
(Kobayashi R, et al. Acta Otolaryngol 2012[3)])
より)

適当である．

ノズル法は西欧人のように外鼻孔が細く聳立している場合には測定上問題となることがあるが，外鼻孔が丸い日本人では問題ない．ただし，ノズル・アンテリオール法では一側ずつの抵抗値しか得られないので，総合鼻腔抵抗値は鼻腔通気度計に内蔵された計算機により算出される．

測定にあたっては❼のような点に留意する．鼻閉症例で鼻腔抵抗と自覚的な鼻閉感との相関を調べると，軽度の鼻閉感しか訴えない症例でも鼻腔抵抗が高値であったり，高度鼻閉を訴えても鼻腔抵抗値の低い例が存在する．しかし，鼻閉感と鼻腔抵抗値が相関しなくても，他覚的な鼻内所見と

❼鼻腔通気度測定上の留意点

- 緊張による一時的な通気度改善の影響を除くため5〜10分の間隔をおいて測定する.
- 検査を繰り返し,再現性を確かめる.曲線の傾きが変わったら,その時点で鼻内通気状態を観察・記録する.
- 最初に検者自身で測定し,患者に見せて実施すると協力が得られやすい.
- 最適サイズのノズルを選び,挿入角度,深さに注意する.
- モニター画面上の輝点が0点を通り,スムーズに移動することを確かめて記録する.
- 検査値と鼻鏡所見はほぼ平衡するが,自覚的鼻閉感の程度とのずれがあれば,鼻閉感の内容・性質,心因的問題の有無などを尋ね,鼻粘膜動態を説明すれば患者の理解が得られるであろう.

鼻腔抵抗値はよく相関することを忘れてはならない.

音響鼻腔計測法ガイドラインと計測の実際

音響鼻腔計測法はデンマークのオーフス大学職業環境医学研究所で開発・作成された装置[2]で,ノーズピースを介して音波を鼻腔内に導き,その反射波をマイクロホンでとらえ,部位ごとのインピーダンスを算出し,高速フーリエ変換などを用いて,外鼻孔からの距離と面積の相関曲線(area-distance curve)をパソコンで計算して求める(❸).

音響鼻腔計測法は,わが国では薬事承認がなされているが,保険適用ではないものの臨床応用は可能である.韓国では鼻腔通気度計よりはるかに多く普及している.

本法の利点は,測定管を片側鼻孔に当てるだけで,任意の体位で測定することが可能なことである.その測定曲線は❸bに示すような解剖学的な位置関係となっており,それにより鼻腔の狭窄部位と程度がわかる.❸bのarea-distance curveをみると,鼻入口部からすぐの鼻限部と,約2cm後方の下鼻甲介前端部に狭窄部のあるこ

とがわかる[★1].

本検査法も,国際標準化委員会でガイドライン[4]が作成され,測定曲線から1番目,2番目の狭小化する部位(notch)と0〜5cmの鼻腔容積を記載することとなっている.

被検者に検査中の負担がかからないことから幼少児にも測定が可能である.小児には成人より短いデバイスが準備されている.将来的に標準化が期待される.鼻腔通気性の客観的な生理学的評価は,解剖学的開存性の情報と自然呼吸下の鼻腔抵抗の測定を併せて検討することで,正確性が増す.

■ 音響鼻腔計測の実際

鼻粘膜はnasal cycleや温度,湿度などの生体内外の環境により生理的変動をしており,その点を考慮して測定する必要がある.基本的には,安静坐位を10〜15分以上とらせてから測定することが望ましい.

鼻腔通気度計による鼻腔抵抗測定法は自然呼吸の観察も考慮していることから,可能な限り前鼻孔にプローブなどを接着させないことが求められるが,音響反射を利用した音響鼻腔計測法は鼻孔に密着させることが必要である.したがって,ワセリン軟膏などをノーズピースの先端に塗ることが勧められている.

測定角度も再現性・安定性に影響を与える.測定角度の安定性が求められるため,国際標準化委員会ではノーズピースの形状について検討した.その結果,主に欧米ではその鼻孔の形状に合わせ少し角度をもたせた楕円形のノーズピースの使用を推奨している.しかし,東洋人の鼻孔形状は円形に近く,ノーズピースの形状は円筒形のもののほうが再現性が優れていると考える.

現在わが国で導入可能な(薬事申請を終えた)測定器では,ノーズピースはどちらも採用が可能で,初期設定でキャリブレーションをとる.再現性に影響を与えるのはほとんどノーズピースの当て方が重要であり,測定機器では8%以内の再現

★1 鼻腔抵抗は外鼻孔から鼻限までに36%,鼻限から梨状口縁までに43%が存在し,計79%は鼻腔断面積の最小部位,つまり鼻限と梨状口縁とのあいだの環帯状部分で生じる.

率が表示され，正確性が図られている．

　測定は片側鼻腔を2～4回繰り返す．さらに，局所血管収縮薬噴霧（国際標準化委員会ガイドライン[5]ではナシビン®使用）10分後に再度測定し，鼻粘膜の肥厚度を測定することが推奨されている．

おわりに

　鼻閉の評価は鼻疾患の診断・治療のうえで最も重要な検査である．鼻呼吸障害の診断には鼻腔抵抗の測定が呼吸動態を反映するため生理学的意味としては優れている．音響鼻腔計測法は鼻呼吸障害を引き起こす部位と鼻腔開存性との関係を定量的に評価することが可能となる．したがって，この2つの検査法は互いに補完しあって，鼻腔内の生理的情報を与えるものであり，どちらかの検査をすればよいというものではなく，まったく別の検査法であるという認識が必要である[5]．

（宮崎総一郎，大木幹文）

引用文献

1）内藤健晴ほか．鼻腔通気度測定法（Rhinomanometry）ガイドライン．鼻腔通気度測定法．日鼻科会誌 2001；40：327-31.
2）Hilberg O, et al. Acoustic rhinometry：Evaluation of nasal cavity geometry by acoustic reflection. J Appl Physiol 1989；66：295-303.
3）Kobayashi R, et al. Nasal resistance in Japanese elementary schoolchildren：Determination of normal value. Acta Otolaryngol 2012；132：197-202.
4）Clement PA, Gordts F. Consensus report on acoustic rhinometry and rhinomanometry. Rhinology 2005；43：169-79.
5）大木幹文，大越俊夫．客観的評価に基づいた鼻閉の診断と治療．耳鼻臨床 2013；106：1065-72.

シリーズ関連項目

• 『実戦的耳鼻咽喉科検査法』「鼻腔通気性の検査法」 p.212（竹内裕美）
• 『実戦的耳鼻咽喉科検査法』「心因性鼻閉症の診断における鼻腔通気度検査の有用性は？」p.220（竹内裕美）

第 **3** 章　頭頸部・咽喉頭

急性咽頭・扁桃炎

概要

　急性咽頭・扁桃炎は耳鼻咽喉科診療において日常的にみられる疾患である．一般的に抗菌薬と非ステロイド系抗消炎薬（NSAID）とが投与され，数日から 1 週間程度で治癒することが多い．しかし，EBM の概念の広がりや抗菌薬の適正使用を含めた医療経済学的な観点から重症度に対応した診療法が模索されていた．2005 年に扁桃炎研究会から急性咽頭・扁桃炎の重症度を客観的に評価するスコアリングシステムと重症度に対応した診療法が示された[1]．その後，多施設共同臨床試験が開始され，それらの有用性が実証された[2,3]．2009 年に臨床試験の結果をふまえて急性咽頭・扁桃炎診療の手引き書である『咽頭・扁桃炎のマネジメント』が出版された[4]．急性咽頭・扁桃炎におけるスコアリングシステムは耳鼻咽喉科診療において普及しつつある．

スコアリングシステムのポイント

- 成人では症状（①日常生活の困難度，②咽頭痛・嚥下痛，③発熱）と局所所見（④咽頭粘膜の発赤・腫脹，⑤扁桃の発赤・腫脹，⑥扁桃の膿栓）をそれぞれ 0,1,2 点の 3 段階にスコアリングし，6 項目の合計点数を重症度スコアとする．小児では①が不機嫌，活動性の低下，②が咽頭痛による摂食量の低下に変わる（❶，❷）．
- 軽症例（0〜3 点）では抗菌薬を投与せず，NSAID や含嗽剤による対症療法を行う．ただし，A 群 β 溶連菌迅速診断テストで陽性であれば中等症に準じて治療する．
- 中等症例（4〜8 点）に対してアモキシシリンを第 1 選択とする．
- 重症例（9〜12 点）に対する経口抗菌薬としてはニューキノロン系抗菌薬や第 3 世代セフェム系抗菌薬を用いる．重症でかつ頸部リンパ節腫脹や，血液生化学検査で炎症反応高値を認める症例は，静注抗菌薬治療を行う．

　本項では上記の診療法に従って診療する場合の注意点や耳鼻咽喉科医として念頭におくべき点について例をあげて解説する．まず，咽頭痛，発熱を主訴に受診した患者に対し，

① 詳細な問診，扁桃や咽喉頭の局所所見から，扁桃周囲膿瘍，急性喉頭蓋炎，感冒，インフルエンザ（迅速キットを使う）を診断し，それぞれの疾患に応じた治療を行う．

② 軟口蓋の点状出血，出血斑，咽頭粘膜のびらん，アフタ，歯肉炎，口唇炎などの多彩な粘膜病変がみられる場合にはウイルス性を疑う．

③ 偽膜性扁桃・咽頭炎の様相を呈した場合には細菌性のほかに，4 歳未満ではアデノウイルスも念頭におき，迅速キットにて診断する．小児や青年では伝染性単核症，成人では単純ヘルペスも念頭におき，血液検査なども行う．

④ これらに当てはまらない場合には，重症度スコアを評価するとともに，A 群 β 溶連菌迅速診断テストを行う．この際，扁桃陰窩に直接綿棒を差し込むようにして検体を採取する．本テストは 10〜15 分程度で結果が判明し，また抗菌薬投与 18 時間程度までは検出可能であるため，日常診療ではきわめて有用である．

❶急性咽頭・扁桃炎の重症度スコア

成人例

		0	1	2
症状スコア	①日常生活の困難度	さほど支障なし	支障はあるが，休むほどではない	仕事，学校を休む
	②咽頭痛・嚥下痛	違和感または軽度	中等度	摂食困難なほど痛い
	③発熱	37.5℃未満	37.5～38.5℃	38.6℃以上
咽頭・扁桃スコア	④咽頭粘膜の発赤・腫脹	発赤のみ	中等度	高度に発赤・腫脹
	⑤扁桃の発赤・腫脹	発赤のみ	中等度	高度に発赤・腫脹
	⑥扁桃の膿栓	なし	扁桃に散見	扁桃全体

小児例

		0	1	2
症状スコア	①不機嫌，活動性の低下	なし	軽度（活動性が鈍る）	高度（常時，ぐったりしている）
	②咽頭痛による摂食量の低下	なし	軽度（固形物は食べない）	高度（ほとんど食べない）
	③発熱	37.5℃未満	37.5～38.5℃	38.6℃以上
咽頭・扁桃スコア④～⑥		成人と同様		

＜評価＞軽症：0～3点，中等症：4～8点，重症：9～12点

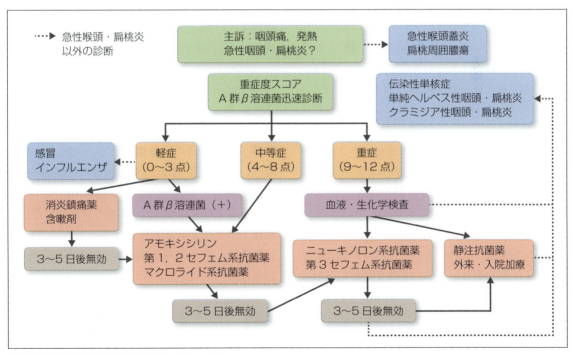

❷急性咽頭・扁桃炎診療のフローチャート

重症度スコアに応じた薬剤を3～5日間投与し，再診時に重症度スコアが0～1点で治癒と判定した症例は治療を打ち切り，重症度スコアの改善例は同じ薬剤を3～4日間追加投与する．スコアの不変・悪化例には1ランク上の治療を行う．

（坂東伸幸ほか．咽頭・扁桃炎のマネジメント．山中　昇編著．医薬ジャーナル社；2009[4]）を参考に作成）

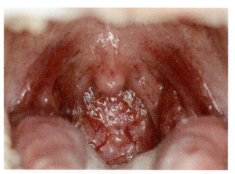

❸症例1（軽症・溶連菌陽性例）の咽頭・扁桃所見

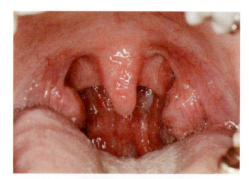

❹症例2（中等症例）の咽頭・扁桃所見

軽症例：まず，寒冒やインフルエンザを除外．軽症例であってもA群β溶連菌迅速診断で陽性であれば中等症に準じて治療する

症例1：32歳，男性．

現症：昨日から咽頭痛があり，今朝から37.0℃の発熱があった．咳や鼻汁はない．扁桃，咽頭の発赤はみられたが，膿栓はみられない（❸）．A群β溶連菌迅速診断テストは陽性であった．

診断：咽頭痛・嚥下痛（1点），咽頭粘膜の発赤・腫脹（1点），扁桃の発赤・腫脹（1点）で重症度スコアは3点であり，軽症例に分類される．

治療：軽症例であったが，溶連菌が検出されたので中等症に準じて治療した．アモキシシリンを750mg分3とNSAIDを5日間投与したところ治癒した．

解説 咽頭痛，発熱を主訴に受診した患者に対し，咳や鼻汁，高熱の有無を問診し，寒冒やインフルエンザを除外する．軽症例（0〜3点）には抗菌薬を投与せず，NSAIDによる対症療法に加えて咽頭処置，ネブライザー吸入や含嗽などの局所療法を行う．筆者らは成人軽症例において抗菌薬投与群とNSAID単独群，薬剤非投与群とのあいだで治癒率の差がなかったことを示した[4]．しかしながら，溶連菌が検出された場合，中等症に準じた治療が必要となる．溶連菌検出群は非検出群と比較して有意に初診時の白血球数，

CRP値が高く，重症化および遷延化しやすいことが示されている[3,4]．

中等症例：ペニシリン系抗菌薬を第1選択薬とする

症例2：21歳，女性．

現症：2日前から咽頭痛，嚥下痛が出現し，悪化したため来院した．発熱は37.8℃であった．扁桃と咽頭に中等度の発赤腫脹を認め（❹），扁桃に膿栓がみられた．A群β溶連菌迅速診断テストは陰性であった．

診断：日常生活の困難度（1点），咽頭痛・嚥下痛（1点），発熱（1点），咽頭粘膜の発赤・腫脹（1点），扁桃の発赤・腫脹（1点），扁桃の膿栓（1点）で重症度スコアは6点，中等症と診断された．

治療：アモキシシリンを1,500mgとNSAIDを5日間投与したところ重症度スコアが0点となり，治癒した．

解説 中等症例（4〜8点）に対しては抗菌薬を投与する．アモキシシリンは溶連菌に感受性が高く，現在，耐性化は進んでいない．アモキシシリン1,500mgを第1選択とし，3〜5日間投与する．また，βラクタマーゼ産生菌の重複感染も考慮して，複合ペニシリン系抗菌薬（アモキシシリン・クラブラン酸750〜1,000mg）や第2世代セフェム系抗菌薬（セフロキシム750mg），

ペネム系抗菌薬（ファロペネム 600 mg）も適応となる．ペニシリンアレルギーについてはマクロライド系抗菌薬（クラリスロマイシン 400 mg）やケトライド系抗菌薬（テリスロマイシン 600 mg）を選択する．筆者らの成人中等症例における検討では，アモキシシリン投与群はセフェム系抗菌薬やニューキノロン系抗菌薬群と同等の臨床的有効性が示されている[4, 5]．

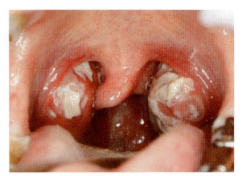

❺症例 3（重症例）の咽頭・扁桃所見

重症例：ニューキノロン系抗菌薬，または第 3 世代セフェム系抗菌薬を投与する

症例 3：35 歳，女性．

現症：3 日前から咽頭痛があり，徐々に悪化した．38.2℃の発熱があり，摂食できるが，倦怠感が強く，仕事を休んで来院した．咽頭は中等度の発赤腫脹を認め，扁桃の高度の腫大，白苔がみられた（❺）．A 群 β 溶連菌迅速診断テストは陰性．白血球数 14,000/μL，CRP 6.2 mg/dL であった．

診断：日常生活の困難度（2 点），咽頭痛・嚥下痛（1 点），発熱（1 点）咽頭粘膜の発赤・腫脹（1 点），扁桃の発赤・腫脹（2 点），扁桃の膿栓（2 点）で重症度スコアが 9 点であり，重症例と診断された．

治療：レボフロキサシン 500 mg と NSAID とを投与し，5 日後重症度スコアが 1 点となった．

解説 重症例（9〜12 点）に対し，レボフロキサシン 500 mg やガレノキサシン 400 mg[6]などのニューキノロン系抗菌薬やセフカペン（300〜450 mg）などの第 3 世代セフェム系抗菌薬を 3〜5 日間処方する．ニューキノロン系抗菌薬は PK/PD 理論から血中濃度が高いほど強力な抗菌力が期待できるため，1 日 1 回投与とする．またインフルエンザや肺炎球菌のみならず A 群 β 溶連菌についても高い感受性と組織移行性を有しているため，重症例の選択肢になりうる．

重症例でかつ①口蓋扁桃および咽頭粘膜の腫脹が著しい，②頸部リンパ節腫脹，③脱水など全身症状，④体温 38.6℃以上，⑤白血球数 15,000/μL

以上，⑥ CRP 10 mg/dL 以上のうち 2 項目以上当てはまる場合には静注抗菌薬による治療を行う．外来では半減期の長いセフトリアキソン（2 g 1 日 1 回），入院では十分な補液とアンピシリン・スルバクタム（3 g 1 日 2 回）などの静注抗菌薬治療を行う．

その他の留意すべき点

本項では重症度に応じた治療が奏効した典型例 3 例を示した．しかし，ウイルス性，伝染性単核症，単純ヘルペス，クラミジア，淋菌，梅毒などの非典型例も時に経験する．それらのなかで抗菌薬投与が奏効せず，重症化および遷延化し，診断，治療に苦慮する疾患もある．よって詳細な問診や局所所見，治療経過の推移から，本項で示した重症度に対応した診療法にとらわれることなく，それらの疾患を常に念頭におき，診療を進めることが重要である．

本項で示した症状と局所所見からなるスコアリングシステムは簡便で，重症度を客観的に評価できる．またスコアの減少率から各種抗菌薬の臨床的有用性を比較する試みも行われている[5]．今後，本項で示した急性咽頭・扁桃炎のスコアリングシステムおよび重症度に対応した診療法が関連学会で検討あるいは承認されることが望まれる．

（坂東伸幸，原渕保明）

引用文献

1) 原渕保明, 坂東伸幸. 扁桃炎の治療指針について 急性咽頭・扁桃炎. 口咽科 2005；17：189-95.

2) 坂東伸幸ほか. 成人の急性咽頭・扁桃炎における検出菌. 耳鼻感染 2005；23：132-7.

3) Suzumoto M, et al. A scoring system for management of acute pharyngo-tonsillitis in adults. Auris Nasus Larynx 2009；36：314-20.

4) 坂東伸幸ほか. Ⅱ. 咽頭・扁桃炎診療の手引き. 山中昇編著. 咽頭・扁桃炎のマネジメント. 大阪：医薬ジャーナル社；2009：177-208.

5) 坂東伸幸, 原渕保明. 耳鼻咽喉科領域のウイルス・細菌・真菌感染症治療戦略 咽頭炎・扁桃炎. ENTONI 2011；131：101-8.

6) 高原 幹ほか. 重症急性咽頭・扁桃炎におけるレボフロキサシン（500 mg）1日1回投与の有用性. 耳鼻感染 2014；2：90-3.

シリーズ関連項目

• 『のどの異常とプライマリケア』「慢性扁桃炎にはどのように対応すればよいか？」p.94（佐藤公則）

• 『口腔・咽頭疾患, 歯牙関連疾患を診る』「急性扁桃炎—扁桃周囲炎・扁桃周囲膿瘍」p.112（保富宗城, 山中 昇）

• 『風邪症候群と関連疾患—そのすべてを知ろう』「急性咽喉頭炎—風邪症候群との微妙な関係」p.75（伊藤真人）

味覚障害

概要

　今までは味覚障害への注目度は低く，訴えが傾聴されることはなかったが，現在は QOL（quality of life）が重要視されるともに感覚医学が見直されるようになった．味覚障害での受診者数は年々増加の一途にあり，2003 年の本邦の報告では年間 24 万人が味覚障害にて医療機関を受診したとされている [1]．本邦では『味覚障害診療の手引き』（池田稔編）[2] が 2006 年に発行され，現段階で唯一の味覚障害に対する手引き書である．この手引き書には味覚障害の原因分類，原因になりうる薬剤，機能検査，治療，耳鼻咽喉科の手術に関連した味覚障害について掲載されている．

手引きのポイント

- 原因分類として亜鉛欠乏性，特発性，薬剤性，全身疾患性，口腔唾液腺疾患性，心因性，中枢性，末梢神経障害，風味障害，遺伝性疾患があげられている．
- 味覚機能検査として電気味覚検査，濾紙ディスク味覚検査法，全口腔法，ソルセイブ法があげられており，方法，評価法が記載されている．保険適応をもつ検査は電気味覚検査と濾紙ディスク味覚検査法のみである．
- 薬剤性味覚障害では多種類の薬が原因薬剤となりうる．関連性が明確な例は少なく，原因薬剤の特定は難しい場合が多い．『味覚障害診療の手引き』では薬剤のもつ亜鉛キレート作用が一因とされる原因薬剤の一部が表に掲載されている．
- 味覚障害の治療として亜鉛製剤（ポラプレジンク〈プロマック®〉），漢方，ビタミン剤，唾液分泌促進薬があげられているが，亜鉛製剤以外の有効性に関する臨床試験はほとんど見当たらず，効果については明らかではない．亜鉛の有効率は亜鉛欠乏性味覚障害では 74%，特発性味覚障害では 76% とされている [2]．
- 耳鼻咽喉科領域手術に関連した味覚障害は，中耳手術，口蓋扁桃摘出術，ラリンゴマイクロサージェリー施行の際に生じる．予後は良いことが多く，鼓索神経が切断された例でも長期観察をすると 2 年以内に約 9 割で自覚症状は改善する [3]．

亜鉛キレート作用をもつ薬剤性味覚障害例

症例 1：51 歳，男性，レストラン店長．
主訴：味覚低下．
現病歴：9 か月間，間質性肺炎にて入院．退院前より食べ物が嫌な味に感じる．料理をしても塩加減がわからない．現在，ポラプレジンク（プロマック®）を服用して 9 か月経過するが改善を認め

ないため，当科紹介受診となった．
既往歴：間質性肺炎．
内服薬：プレドニゾロン（プレドニン®），アザチオプリン（イムラン®），スピロノラクトン（スピロノラクトン®）．
現症：舌視診上異常所見は認めず，味覚検査（❶）にて電気味覚検査，濾紙ディスク味覚検査法とも高度な味覚低下を示した（❷a）．血液検査では血清亜鉛値 60.9 μg/dL，鉄値 121 μg/dL，銅値

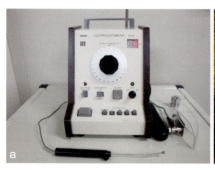
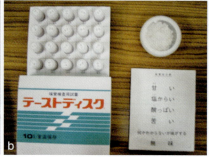

❶味覚機能検査
a. 電気味覚計
（TR-06 RION®）.
b. 濾紙ディスク
（テーストディスク®）.

❷症例1の味覚機能検査結果

a. 治療前：電気味覚検査，濾紙ディスク味覚検査法とも高度な味覚障害を呈した．

	電気味覚検査		濾紙ディスク味覚検査法							
	R	L	甘味		塩味		酸味		苦味	
			R	L	R	L	R	L	R	L
鼓索神経	24	28	5	4	s.o	5	s.o	s.o	s.o	5
舌咽神経	s.o	s.o	s.o	s.o	s.o	s.o	s.o	s.o	s.o	s.o
大錐体神経	s.o	s.o								

b. 治療後：電気味覚検査，濾紙ディスク味覚検査法とも閾値は低下した．舌咽神経甘味と苦味がs.o（スケールアウト）だが治療過程のものか，検査がうまくできなかったかの判断は困難である．必要であれば診察時に再検査する．

	電気味覚検査		濾紙ディスク味覚検査法							
	R	L	甘味		塩味		酸味		苦味	
			R	L	R	L	R	L	R	L
鼓索神経	−4	−2	2	2	2	2	4	4	4	3
舌咽神経	2	4	s.o	s.o	4	4	5	5	s.o	s.o
大錐体神経	6	10								

電気味覚検査の正常域は鼓索神経8以下，舌咽神経14以下，大錐体神経22以下．
濾紙ディスク味覚検査は1～5の5段階評価で，3以下が正常（2中央値，3上限）．

91 μg/dLとポラプレジンク内服にもかかわらず，亜鉛欠乏状態にあった．

診断：アザチオプリン（イムラン®），スピロノラクトン（スピロノラクトン®）による薬剤性亜鉛欠乏．

経過：亜鉛製剤を硫酸亜鉛300 mg（亜鉛量として約66 mg）に変更したところ，徐々に改善傾向を認め，10か月間の内服の末，自覚症状，検査値ともに治癒にて治療終了となった．治療後の血液検査は血清亜鉛値75.7 μg/dL，鉄値107 μg/dL，銅値107 μg/dLと血清亜鉛値の上昇がみられたが，内服している亜鉛量から考えると想像するより低い値であった．治療後の検査結果を❷bに示す．

解説 本症例で内服されていた薬剤のうちアザチオプリン，スピロノラクトンは構造式から間違いなく錯体をつくるとされており，亜鉛をキレートする作用をもつ薬剤である[4]．味覚障害の副作用が添付文書に記載されている薬剤は200種類以上あり，『味覚障害診療の手引き』に掲載されているものは味覚障害を起こす薬剤の一部である．厚生労働省のホームページ「重篤副作用疾患別対応マニュアル―薬物性味覚障害」や文献4）に記載されているものも合わせてチェックする必要がある．

原因薬剤と考えられても中止できない，または変更されても同様の機序をもつものになってしまうことも多い．薬剤性味覚障害で薬剤の中止や変更ができない例では治療期間は通常より長期にわたると報告されている[5]．本症例でも通常亜鉛欠乏性や特発性味覚障害が平均6か月の治療期間を要するのに対して10か月を要した．

特発性（加齢性）味覚障害例

症例2：85歳，女性．

主訴：口腔内塩味（自発性異常味覚）．

現病歴：7か月前に高脂血症の薬を内服してから症状出現．被疑薬を中止したが改善しないため，当科味覚外来を受診した．味覚低下や口腔乾燥の自覚はなし．

既往歴：高血圧，高脂血症．

内服薬：アレンドロン酸ナトリウム（ボナロン®），エルデカルシトール（エディロール®），芍薬甘草湯，ポラプレジンク（プロマック®）．

現症：舌視診上異常所見は認めず，味覚検査にて電気味覚検査，濾紙ディスク味覚検査法とも年齢相応と判断した．血液検査では血清亜鉛値 61.6 μg/dL，鉄値 121 μg/dL，銅値 91 μg/dL と亜鉛が低値であった．

診断：アレンドロン酸ナトリウムは『味覚障害診療の手引き』に味覚障害の副作用が掲載されている．本症例では被疑薬中止にて約2年経過（1年7か月間，来院せず）しても改善を認めなかったため，特発性味覚障害として加療を行った．

経過：1年7か月後症状不変として再受診した．低亜鉛血症に対して亜鉛製剤を硫酸亜鉛 300 mg（亜鉛量として約66 mg）処方したが，改善が認められず，亜鉛欠乏性の可能性が低いと判断し，加齢性として八味地黄丸を処方．1.5か月投与にて症状は VAS（visual analogue scale）80%まで改善，漢方に効果を感じ，継続を希望し，症状は安定した．

解説 本症例では薬剤性も疑われたものの被疑薬中止により改善はみられなかった．添付文書に掲載されていても原因薬とは断定できず，掲載されていなくても否定はできない．今回は，長期間の内服中止にても改善しなかったことより薬剤性は否定され，特発性味覚障害と診断された．『味覚障害診療の手引き』では特発性味覚障害の病態は潜在性亜鉛欠乏とされており，亜鉛内服療法の効果も亜鉛欠乏性と同等であるとされている．しかし本症例では亜鉛内服療法には反応しなかったことから病態は潜在性亜鉛欠乏ではなかったと考えられる．『味覚障害診療の手引き』には，漢方使用の際に自発性異常味覚（塩味）症例で八味地黄丸の適応と記載されている．本症例でも塩味の自発性異常味覚を呈しており，手引き書と一致した．また加齢性変化によく使用される八味地黄丸により治癒したことより，加齢性味覚障害と考えられた．八味地黄丸の効能に味覚障害に対する記載はないため，糖尿病や高血圧合併例がよい適応である．味覚障害の高齢者でも若年者と比較して治療期間は長期を要するものの改善率に有意差は認められず，積極的な加療が望まれる[6]．

味覚検査間に乖離を認めた症例

症例3：55歳，女性．

主訴：味覚嗅覚低下．

現病歴：自転車にて横断歩道を走行中に軽トラックと衝突し，頭部に受傷した．意識障害があり，救急搬送され，頭部CTにて右前頭葉血腫が認められた．その後血腫が増大したため，開頭血腫除去術を施行されたが，さらに脳浮腫が悪化したため，再度減圧開頭術も施行された．事故後より味覚嗅覚障害を訴え，受傷半年後に当科嗅覚味覚外来を受診した．自覚症状の程度は，嗅覚では VAS 10%，味覚は VAS 20%であった．その他の所見としては事故後意識障害，高次機能障害（遅延再生記憶障害），受傷前後数週間後の健忘，前頭葉機能障害（性格変化，注意力障害），右軽度下肢麻痺があった．初診時の味覚検査（**❸a**）と

a. 味覚機能検査

神経	電気味覚		濾紙ディスク味覚検査法							
			甘味		塩味		酸味		苦味	
	R	L	R	L	R	L	R	L	R	L
鼓索	6	0	s.o.	s.o.	s.o.	s.o.	s.o.	s.o.	s.o.	s.o.
舌咽	24	s.o.	s.o.	s.o.	s.o.	s.o.	s.o.	s.o.	s.o.	s.o.
大錐体	26	24	s.o.	s.o.	s.o.	s.o.	s.o.	s.o.	5	5

b. 嗅覚機能検査

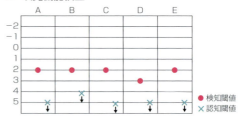

● 検知閾値
× 認知閾値

c. 頭部 MRI 画像（T1 強調，T2 強調）

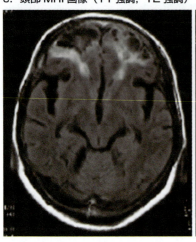
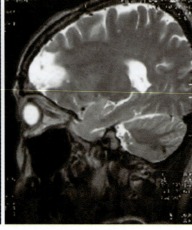

❸症例 3 の検査所見
味覚検査（a）では電気味覚検査と濾紙ディスク味覚検査法の乖離がみられた．嗅覚検査（b）も同様に検知閾値と認知閾値との乖離がみられた．本症例では前頭葉に脳挫傷がみられた（c）．

嗅覚検査（❸b），頭部 MRI（❸c）を示す．味覚検査では電気味覚が軽度障害，濾紙ディスク味覚検査法で高度障害，嗅覚検査では検知が軽度障害，認知が脱失を示し，嗅覚味覚ともに乖離がみられた．

診断：頭部外傷後嗅覚味覚障害（中枢性）．

解説 『味覚障害診療の手引き』には味覚検査結果の解釈が詳しくは記載されていない．各検査間の乖離がみられることはよく経験される．電気味覚検査が正常範囲であるのに濾紙ディスク味覚検査法で高度閾値上昇がみられる場合，早期の受容器障害，認知力低下，頭部外傷などの中枢性，心因性などが考えられる．本症例は頭部外傷後の前頭葉障害が原因となった中枢性味覚障害である．頭部画像所見に異常がみられる頭部外傷後味覚障害例では高確率に嗅覚障害を合併する．

現状の問題点・今後の課題

味覚障害に関して亜鉛内服療法の有効性は多数報告されており，唯一エビデンスをもつ治療である．その後の新しいエビデンスをもつ治療法は確立されておらず，味覚の臨床研究は十分とはいえない．

味覚障害は，口腔粘膜障害から引き起こされる局所的なものもあるが，基本的には全身疾患ととらえる．Cronkheit-Canada 症候群はまれな疾患ではあるが，7〜8 割で初発症状として味覚異常が出現し，耳鼻咽喉科医が初診医となることがある．また数は多くないが，貧血疾患や中枢性疾患，精神疾患，皮膚疾患の初発症状として発症することも経験するため，全身を診ることが時に必要である．

症例 2 のように高齢者の味覚異常，とくに自発性異常味覚のような質的味覚異常の場合，亜鉛内服療法に反応せず，漢方が著効する場合を経験す

る．しかし，漢方は科学的分析が困難で，随証に応じて漢方を選択するため，エキス単剤の有効性を評価することは難しい．今後集まった症例を後ろ向きに検討し，耳鼻咽喉科医が得られやすい舌診の所見などと照らし合わせ，統計学的に漢方が適する症例を検討する必要がある．

(任　智美，阪上雅史)

引用文献 ••••••••••••••••••••••••••••••••••••••

1) Ikeda M, et al. Taste disorders : A survey of the examination methods and treatments used in Japan. Acta Otolaryngol 2005 ; 125 : 1203-10.
2) 池田　稔. 味覚障害診療の手引き. 池田　稔編. 東京：金原出版；2006.
3) Nin T, et al. Taste function after section of chorda tympani nerve in middle ear surgery. Auris Nasus Larynx 2006 ; 33 : 13-7.
4) 冨田　寛. 薬剤性味覚障害. 味覚の全貌. 東京：診断と治療社；2010. p.316-45.
5) 坂口明子ほか. 味覚障害1059例の原因と治療に関する検討. 日耳鼻 2013 ; 116 : 77-82.
6) 岡　秀樹ほか. 高齢者の味覚障害. 口腔・咽頭科 2010 ; 23 : 147-50.

シリーズ関連項目 ••••••••••••••••••••••••••••••

• 『実戦的耳鼻咽喉科検査法』「実戦的味覚検査法」p.196（冨田　寛）
• 『口腔・咽頭疾患, 歯牙関連疾患を診る』「味覚障害」p.44（池田　稔, 野村泰之）
• 『子どもを診る 高齢者を診る』「加齢性味覚障害」p.298（坂口明子, 阪上雅史）

慢性咳嗽

概要

　3週間以内の咳を急性咳嗽，3～8週間の咳を遷延性咳嗽，8週間以上持続する咳を慢性咳嗽とよぶ．慢性咳嗽の原因は，鼻・副鼻腔，咽・喉頭，気管，肺，食道，縦隔・心臓領域および精神的背景など多岐にわたる．これらを診断治療する最新のガイドラインとして『咳嗽に関するガイドライン第2版』[1]がある．呼吸器内科，耳鼻咽喉科，小児科の医師によって執筆されており，耳鼻咽喉科が関与するものとして副鼻腔炎の後鼻漏，喉頭アレルギー，胃食道逆流，気道異物があげられている．最近ではアレルギー性疾患のone airway, one diseaseの概念や副鼻腔炎に高率に喘息が合併するなど複数の原因で咳をしている場合もあるので，このガイドラインは耳鼻咽喉科の部分だけを参考にするのではなく，全体を理解して用いることで咳の診療の有益性が高まると思われる．

ガイドラインのポイント

- ●『咳嗽に関するガイドライン 第2版』[1] の中に示されている耳鼻咽喉科が主として担当する原因疾患は，副鼻腔炎による後鼻漏（❶），喉頭アレルギー（❷），胃食道逆流症（❸），気道異物が含まれている．
- ●本ガイドラインは，一般診療所での使用を目的としていることから，喉頭アレルギーについては「あまい診断基準」を採用しており，そのため咳の期間が3週間以上という遷延性咳嗽の範疇の咳嗽期間のものが含まれている．もちろん「きびしい診断基準」では，8週間以上と定義されているので，取扱いには注意しておいてもらいたい[2]．
- ●本ガイドラインの診断のアルゴリズムは，まず肺結核，肺癌，喉頭癌，心不全など重篤な咳の原因疾患を否定し，持続する咳の原因を湿性咳嗽と乾性咳嗽に分類する．
- ●湿性の場合，副鼻腔気管支症候群として治療し，不変ならほかの原因へ，乾性咳嗽の場合，気管支拡張薬が有効であれば喘息か咳喘息，抗ヒスタミン薬が有効であれば喉頭アレルギーかアトピー咳，プロトンポンプ阻害薬（proton pump inhibitor：PPI）が有効であれば胃食道逆流症と診断し，それぞれが無効の場合，その他の原因疾患を考慮していく．

慢性副鼻腔炎症例

症例1：52歳，女性．
既往・現症：感冒にて近医内科で抗感冒薬を処方され発熱や咽頭痛は消退したが，湿性咳嗽が2か月以上続くため再度近医内科を受診するも喘鳴がなく，胸部画像所見で異常がないので，耳鼻咽喉科を受診するよう勧められた．その折，粘膿性の後鼻漏を自覚していたが，胸やけ，呑酸，げっぷ

はないとのことであった．なお，喫煙歴，アレルギー歴はない．
診断：鼻咽腔ファイバー検査にて咽喉頭に流下する粘膿性の分泌物を認め（❹），副鼻腔CTで副鼻腔に陰影を認めた（❺）．
治療：マクロライド系抗菌薬の少量投与とカルボシステインの内服とともに通院にて副鼻腔自然口解放処置，鼻ネブライザー吸入療法を行うことによって，後鼻漏の減少とともに湿性咳嗽も軽快し

❶後鼻漏による咳嗽の診断基準案（2005 年版）

1. 8 週間以上持続する，とくに夜間に多い湿性咳嗽で，プロトンポンプ阻害薬や気管支拡張薬が無効である
2. 副鼻腔炎による後鼻漏の場合は，副鼻腔 X 線か CT で陰影を認める
3. 副鼻腔炎の場合，数週間のマクロライド系抗菌薬の内服で後鼻漏と咳嗽が軽快もしくは消失する
4. 副鼻腔に陰影が見られない場合でも，後鼻漏を訴え，舌圧子にて舌奥を下げて中咽頭を観察したり，前鼻鏡検査，後鼻鏡検査，鼻咽腔ファイバースコープにて後鼻漏の存在が確認でき，副鼻腔炎以外の原因疾患（アレルギー性鼻炎，アレルギー性副鼻腔炎），慢性鼻炎，慢性鼻咽頭炎などが特定でき，原疾患に対する治療*で後鼻漏と咳嗽が消失もしくは軽快する

*アレルギー性鼻炎の場合は抗アレルギー薬、抗ヒスタミン薬、慢性鼻咽頭炎の場合は粘液溶解薬、粘液修復薬により治療する.

（藤村政樹監．慢性咳嗽の診断と治療に関する指針．前田書店；2006[2] より）

❷通年性喉頭アレルギーのあまい診断基準案（2005 年版）

1. 喘鳴を伴わない 3 週間以上持続する乾性咳嗽
2. 3 週間以上持続する咽喉頭異常感（掻痒感，イガイガ感，痰が絡んだような感じ，チクチクした感じの咽頭痛など）
3. アトピー素因を示唆する所見（注 1）を 1 つ以上認める
4. 急性感染性喉頭炎，特異的喉頭感染症（結核，梅毒，ジフテリアなど），喉頭真菌症，異物，腫瘍などその他の咳や異常感の原因となる局所所見がないこと（典型所見としては披裂部蒼白浮腫状腫脹を認める）
5. 症状がヒスタミン H_1 受容体拮抗薬が有効である

追加事項：上記のうち，1 が欠落してもよい.
注 1. アトピー素因を示唆する所見
 （1）喘息以外のアレルギー疾患の既往あるいは合併
 （2）末梢血好酸球増加
 （3）血清総 IgE 値の上昇
 （4）特異的 IgE 陽性
 （5）アレルゲン皮内テスト即時型反応陽性

（藤村政樹監．慢性咳嗽の診断と治療に関する指針．前田書店；2006[2] より）

❸胃食道逆流症（GERD）に伴う慢性咳嗽の診断基準

	8 週間以上持続する咳嗽で下記のいずれかを満たす
1. 治療前診断基準	（1）胸やけ，呑酸など胃食道逆流の食道症状を伴う （2）咳払い，嗄声など胃食道逆流の咽喉頭症状を伴う （3）咳が会話，食事，起床，上半身前屈，体重増加などに伴って悪化する （4）咳嗽の原因となる薬剤の服用（ACE 阻害薬など）がなく，気管支拡張薬，吸入ステロイド薬，抗アレルギー薬などの治療が無効であるか効果不十分
2. 治療後診断	胃食道逆流に対する治療（プロトンポンプ阻害薬，ヒスタミン H_2 受容体拮抗薬など）により咳嗽が軽快する

（藤村政樹監．慢性咳嗽の診断と治療に関する指針．前田書店；2006[2] より）

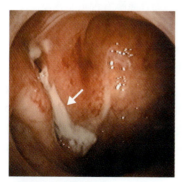

❹症例 1 の鼻咽腔ファイバー検査所見
後鼻腔に流下する粘膿性の後鼻漏がみられる（矢印）.

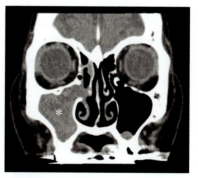

❺症例 1 の副鼻腔炎の CT 画像（前顎断）
右上顎洞に副鼻腔炎の陰影がみられる（＊印）.

てきた．6週後には咳は消退し，副鼻腔CTでも副鼻腔の陰影も消失した．

解説 副鼻腔炎は耳鼻咽喉科では日常よくみられる疾患である．慢性副鼻腔炎患者の8割が後鼻漏を訴え，そのうち3〜4割が咳嗽を伴い，そのほとんどが湿性咳嗽である．慢性副鼻腔炎に有効なマクロライド系抗菌薬の少量長期投与とカルボシステインの内服とともに鼻局所処置で後鼻漏と咳が消退すれば副鼻腔炎の後鼻漏による咳嗽と診断できるが，時に乾性咳嗽として残ることがある．副鼻腔炎患者には喘息が合併していることが知られており，その場合は喘息あるいは咳喘息の咳を考慮して追加の対応が勧められる．

喉頭アレルギー症例

症例2：31歳，女性．

既往・現症：3か月以上の乾性咳嗽にて近医内科で画像を含めた胸部の診察を受けるも異常を指摘されなかった．そのため独自判断で耳鼻咽喉科を受診した．同時にのどのイガイガ感も自覚していた．後鼻漏，胸やけ，げっぷ，呑酸は訴えなかった．またスギ花粉症が思春期からあるものの喘息は一度も指摘されたことはない．なお本人，家族に喫煙者はみられない．

診断：喉頭ファイバーにて結核，真菌，腫瘍性病変は認めなかったが，披裂部が若干蒼白浮腫状に腫脹していた．血液検査でダニのほかにゴキブリ，ユスリカの昆虫抗原のIgEが陽性を示した．

治療：上記の状態から喉頭アレルギーを想定して抗ヒスタミン薬を処方したところ2週間で咳は半減し，4週後には完全に消失した．

解説 胸部に咳の原因となる異常のないアトピー素因のある個体が，長引く乾性咳嗽，咽喉頭異常感を訴え，後鼻漏，胃食道逆流，喘息がなく，喉頭局所に明らかな異常がないとき，抗ヒスタミン薬が効果を示せば，喉頭アレルギーの診断基準（❷）のすべての項目を満たすことになる．

しかも喉頭アレルギー患者の血清特異IgE抗体検査ではゴキブリやユスリカなど昆虫抗原が陽性を示すことが多い．

胃食道逆流症

症例3：75歳，女性．

既往・現症：感冒の契機がなく5か月来の乾性咳嗽で受診した．後鼻漏はないが胸やけと呑酸があるとのこと．アレルギー歴，喫煙歴はないが，高血圧にて2年前からCa拮抗薬を服用している．ACE阻害薬は服用していない．

診断：胃食道逆流症のスクリーニングに用いられるFスケール質問票が12点，喉頭ファイバー所見で明確な異常は認めないが，披裂間ヒダの肥厚がみられた．胸部X線撮影では異常を認めなかった．

治療：胃食道逆流を想定してPPIテストを兼ねて投与した．最初の2週間は症状に変化がなかったが，4週後から咳嗽が減少しはじめ，8週後には異常感も軽快した．最終的には生活指導の効果も出て12週後には休薬しても咳も咽喉頭異常感も再燃しなかった．

解説 高齢の女性が，高血圧で平滑筋弛緩作用のあるCa拮抗薬を服用していると食道噴門接合部（EC junction）が緩み胃食道逆流が起こりやすくなる．ACE阻害薬を服用していないので薬剤誘発性咳嗽も否定できる．そのほかの原因が想定されず，定型症状である胸やけ，げっぷ，呑酸があり，Fスケール質問票で8点以上あれば，胃食道逆流の咳嗽を想定してよい．PPIが有効であるが，効果を示すまでに少し期間を要することから，拙速な効果判定は診断を誤りかねないので注意を要する．PPIだけで十分な有効性が得られない場合，消化管運動促進作用のある薬剤（モサプリド，六君子湯）の併用が推奨される．それでもまったく変化がなければ，他の原因を再考する．

その他の留意すべき点

　最も注意すべき点は，耳鼻咽喉科医が肺癌，肺結核，間質性肺炎を，呼吸器内科医が喉頭癌，喉頭結核など生命予後にかかわる，あるいは周辺に影響を及ぼす重篤な疾患を確実に否定しておくことである．8週間という経過を経ている慢性咳嗽であるので，治療抵抗性の場合はそれぞれの医師がお互いに念頭においておくべき点であると考える．

　次に，最初の治療で，ある程度改善するも咳が残る場合は，複数の原因を考慮する必要がある．たとえば胃食道逆流症は喉頭アレルギーや喘息と合併することが多い．また，副鼻腔炎やアレルギー性鼻炎は喘息を併発することが少なくない．治療の併用は時に著明な有効性を示すことがある．

　小児，思春期の場合には，時に心因性咳嗽や咳チックなど精神科的要因の咳が紛れ込んでいる．これらは精神科医，心療内科医の併診が著効を示すことがあるので，いたずらに単科で診療期間を費やすことは避け，専門家の支援を受けることを推奨する．

　耳鼻咽喉科医が専門家として見逃してはならないのが気道異物である．エピソードを見逃さず聞き取ることが重要なポイントであるのと，エピソ

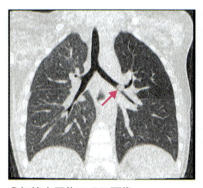

❻気管支異物のCT画像
左主気管支にピーナッツ異物がある（矢印）．

ードがはっきりしない小児では気道のCTが決め手となることがある（❻）．

（内藤健晴）

引用文献 ・・・
1）日本呼吸器学会咳嗽に関するガイドライン第2班作成員会編．咳嗽に関するガイドライン 第2版．東京：メディカルレビュー社；2012．
2）藤村政樹監．慢性咳嗽の診断と治療に関する指針．金沢：前田書店；2006．

シリーズ関連項目 ・・・・・・・・・・・・・・・・・・・・・・・・・・・・・・・・
• 『風邪症候群と関連疾患—そのすべてを知ろう』「経過が長い場合の鑑別診断」p.181（高木弘一，濱崎哲郎，井上博雅）

胃食道逆流症（GERD）

概要

　日本消化器病学会は 2009〜10 年に「胃食道逆流症（gastroesophageal reflux disease：GERD）」[1)]「消化性潰瘍」「肝硬変」「クローン病」「胆石症」「慢性膵炎」の消化器 6 疾患のガイドライン（第一次ガイドライン）を完成・上梓した．その後，2014 年に「機能性ディスペプシア」「過敏性腸症候群」「大腸ポリープ」「NAFLD/NASH」の 4 疾患について第二次ガイドラインが刊行されたが，この時点で第一次ガイドラインの作成後 5 年が経過するため，「日没ルール」（作成から長期経過したガイドラインは妥当性が担保できないため，退場させる取り決め）に従い，先行 6 疾患のガイドラインの改訂作業も併せて行うこととなった．『胃食道逆流症（GERD）診療ガイドライン 2015（改訂第 2 版)』[2)] はその一つである．

　耳鼻咽喉科医は好むと好まざるとにかかわらず，咽喉頭症状を伴う胃食道逆流症患者の診療の一部を日常診療において受け持たなければならない状況であり，本ガイドラインの概要を理解しておくことは診療上有用である．

改訂ガイドライン作成の実際

　改訂ガイドラインは国際的に主流となっている GRADE（The Grading of Recommendations Assessment, Development and Evaluation）システムの考えを取り入れている．本システムでは臨床的に重要性の高い評価項目を用いた文献を採用する．文献エビデンスの評価にあたっては研究デザインだけでなく，割り付けの妥当性，盲検化の有無，脱落例数，対象症例数，バイアスの有無，効果の一貫性と大きさなどのバイアスリスク表を作成し，エビデンスレベルを決定する．さらに推奨度決定に際してエビデンスのみならず，患者の好み，実現可能性，副作用，コストなども考慮する．このように，本システムはエビデンスを基本として，臨床現場で使用しやすいガイドラインの作成をめざしていると考えられる．

　作成委員会においてクリニカルクエスチョン（CQ）案を検討し，疫学関係 5 項目，病態関係 8 項目，診断関係 11 項目，内科的治療 9 項目，外科的治療 7 項目，術後食道炎 8 項目，食道外症状 6 項目，Barrett 食道 6 項目の合計 60 件の CQ 原案が決定された．その後評価委員会での検討が行われ，そのコメントに従った修正が作成委員会でなされた．これら CQ に解答を得るべく，1983 年から 2012 年 6 月までの文献検索が行われ，構造化抄録の作成後，バイアスリスク表も参考として，各論文のエビデンスレベルが決定された．これらの文献エビデンスに加え，患者の好み，実現可能性を考慮して各 CQ に対するステートメントが作成され，エビデンスレベル（❶）と推奨度（❷）の決定がなされた．

　以下についてはステートメントを紹介する[2)]．

■ GERD の治療について

CQ4-1　GERD 患者の長期管理の主要目的は，症状のコントロールと QOL の改善に加え，合併症の予防である．酸の GER を防ぐ治療は GERD 患者の QOL を改善する．（推奨の強さ：なし，エビデンスレベル：A）

CQ4-2　生活習慣のなかには酸の GER を引き

❶エビデンスレベル

A：質の高いエビデンス
B：中等度の質のエビデンス
C：質の低いエビデンス
D：非常に質の低いエビデンス

（日本消化器病学会編，胃食道逆流症（GERD）診療ガイドライン 2015（改訂第 2 版）. 南江堂；2015[2]）より）

❷推奨度

1（強い推奨）	"実施する"ことを推奨する
	"実施しない"ことを推奨する
2（弱い推奨）	"実施する"ことを提案する
	"実施しない"ことを提案する

（日本消化器病学会編，胃食道逆流症（GERD）診療ガイドライン 2015（改訂第 2 版）. 南江堂；2015[2]）より）

起こすものがあり，その変更や中止は PPI 療法下に行えば有効であり，生活指導を行うよう提案する．ただし，生活習慣の単独改善では症状改善につながるというエビデンスは少ない．（推奨の強さ：2，エビデンスレベル：C）

CQ4-3　びらん性 GERD の治癒速度および症状消失の速さは，薬剤の酸分泌抑制力に依存するため，その治療には強力な酸分泌抑制薬を使用することを推奨する．また非びらん性 GERD の治療にも酸分泌抑制が有効であり，酸分泌抑制薬を使用することを推奨する．（推奨の強さ：1，エビデンスレベル：A）

CQ4-5　GERD の初期治療において PPI は多剤と比較して優れた症状改善ならびに食道粘膜傷害の治癒をもたらし，費用対効果にも優れており，GERD の第一選択薬として使用することを推奨する．（推奨の強さ：1，エビデンスレベル：A）

CQ4-6　消化管運動機能改善薬，漢方薬などは単独療法の有用性を支持するエビデンスはないが，PPI との併用により症状改善効果が得られることがあり，使用することを提案する．（推奨の強さ：2，エビデンスレベル：C）

CQ4-7　常用量の PPI の 1 日 1 回投与にもかかわらず食道粘膜傷害が治癒しないもしくは強い症状を訴える場合には PPI の倍量・1 日 2 回投与を行うことを推奨する．（推奨の強さ：1，エビデンスレベル：A）

　常用量の PPI で効果が不十分な場合，PPI の種類の変更，モサプリドの追加投与，六君子湯（リックンシトウ）の追加投与，就寝時の H_2RA の追加投与を行うことを提案する．（推奨の強さ：2，エビデンスレベル：C）

CQ4-9　PPI による維持療法の安全性は高いが，長期投与に対しては注意深い観察が必要である．適切な適応症例においては，投与期間について明確な制限は存在しないが，必要に応じた最小限の要領で使用する．（推奨の強さ：2，エビデンスレベル：C）

■ GERD による食道外症状について

CQ7-2　食道・喉頭への逆流により慢性咳嗽が生じることがあるが，GER を伴う原因不明の慢性咳嗽に対する PPI の治療効果は限定的である．（推奨の強さ：なし，エビデンスレベル：C）

CQ7-3　GER は咽喉頭炎，咽喉頭症状の原因となることがあるが，咽喉頭炎や自覚症状に対する PPI や外科的 GER 防止手術の効果は確定していない．（推奨の強さ：なし，エビデンスレベル：C）

CQ7-4　喘息と GERD は合併する頻度が高く，PPI の投薬は喘息を改善する場合がある．（推奨の強さ：なし，エビデンスレベル：C）

CQ7-5　GERD は睡眠障害の原因となり，GERD に起因する睡眠障害は PPI の投薬により改善する．（推奨の強さ：なし，エビデンスレベル：D）

CQ7-6　GERD は歯牙酸食，閉塞性睡眠時無呼吸症候群（OSAS）が合併する可能性がある．副鼻腔炎，肺炎などの肺疾患，中耳炎との合併の可能性も検討されている．（推奨の強さ：なし，エビデンスレベル：C）

■ 咽喉頭症状

　咽喉頭症状に関する「CQ7-3 GERD により慢性咽喉頭炎（自覚症状のみのものも含む）が生じるか？」に対するステートメントの採用に関して 13 編の論文が引用されている．

　本ステートメントの前半部「GER は咽喉頭炎，

咽喉頭症状の原因となることがある」に対して，

(1) GERD 例における咽喉頭炎の合併頻度のリスク比が非 GERD 例より高いとの多数の検討[3] がなされている．

(2) 咽喉頭炎・症状を有する例では必ずしも胸やけなどの定型的逆流症状を伴ってはいなかったが，2 チャンネルの食道 pH モニタリングを用いた検討で高率に喉頭レベルまでの酸の GER がみられた[4]．

(3) 組織学的に検討された慢性喉頭炎所見と食道 pH モニタリングによる酸の GER が相関していた[5]．

などの肯定的な報告がある．

　ステートメントの後半部「咽喉頭炎や自覚症状に対する PPI や外科的 GER 防止手術の効果は確定していない」については，

(4) PPI により喉頭炎が改善したとの報告がある[6,7] 一方で，

(5) 喉頭炎または症状の改善に PPI とプラセボで差がみられなかったとの報告も多い[8-10]．

(6) 喉頭炎の症状改善には有効であるが喉頭炎自体の改善効果には差なしとの報告がある[11]．

(7) 急性症状には PPI が有効であるが長期投与の症状改善効果は疑問であるとの報告がある[12]．

(8) 食道 pH モニタリング上の逆流改善に比して自覚症状の改善比率が低いとの報告がある[13]．

(9) PPI，腹腔鏡下噴門形成術施行の咽喉頭症状に対する効果は，逆流症状を伴う例では有効であるが逆流症状を伴わない例では効果が少ないとの報告がある[14]．

　現時点では慢性咽喉炎に対する PPI や腹腔鏡下噴門形成術施行などの酸の GER に対する治療の効果に関しては確定していないと考えざるをえない．

　本ガイドラインでは各ステートメント作成後，フローチャートが作成され示されている（❸）．本フローチャートでは，GERD が疑われる症例に対する臨床評価から始まり，上部消化管内視鏡未施行例に対する PPI による診断的治療と内視鏡検査施行例への対応が分けて記されている．内視鏡未施行例で PPI 投与にかかわらず症状が持続したもの，あるいは薬剤の漸減もしくは中止で症状が再発した場合に上部消化管内視鏡検査が勧められるが，そのときの所見では PPI による粘膜傷害が治癒している可能性もある．GERD の初期治療は 8 週間の PPI 投与とされており，生活習慣の改善など併用可能な治療手段も示されている．

　初期治療での PPI 投与で臨床評価の改善が認められる場合には長期治療戦略への移行が行われる．一方で臨床評価の改善が認められない場合には PPI 抵抗性 GERD 戦略へ進み，PPI 倍量分割投与や他剤投与が検討される．それにもかかわらず改善がみられない場合には，食道インピーダンス・pH モニタリングや食道内圧検査による病態評価が求められている．

実臨床における対処

　これまで紹介してきた診療ガイドラインに照らし合わせて，GERD に関連する咽喉頭炎・咽喉頭症状に対する実臨床における対処を考えてみたい．

　現行の『胃食道逆流症（GERD）診療ガイドライン 2015（改訂第 2 版）』には「GER によって GERD の食道外症状が出現することがある」「GER による食道外症状のみを呈する患者はいる」との記載があり，咽喉頭炎・咽喉頭症状の原因の一つとして GER をあげることに妥当性はある．しかしながら「GER は咽喉頭炎，咽喉頭症状の原因となることがあるが，咽喉頭炎や自覚症状に対する PPI や外科的 GER 防止手術の効果は確定していない」とのステートメントがある以上，咽喉頭自覚症状あるいは咽喉頭炎の存在のみを根拠に，耳鼻咽喉科医が PPI 治療を開始することや外科的 GER 防止手術を推奨することは理想的ではない．幸い本ガイドラインには「自己記入式アンケ

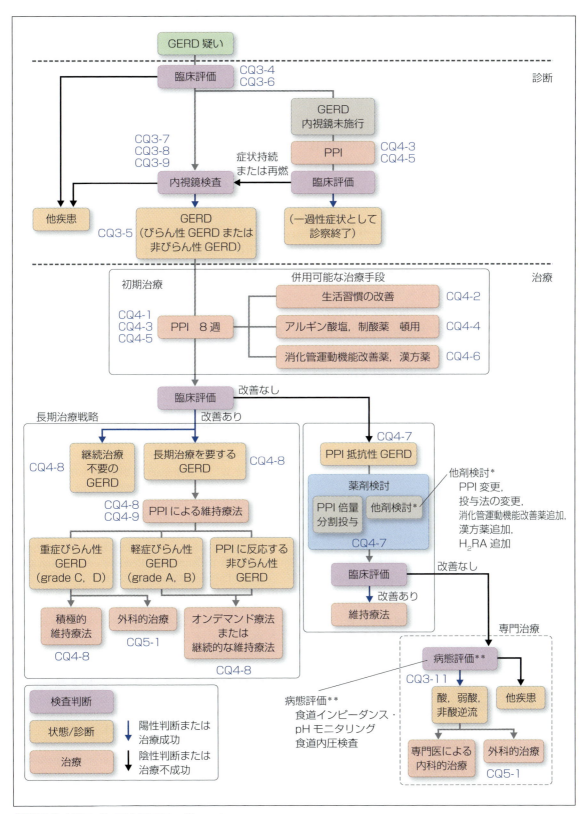

❸診療ガイドラインによるフローチャート
（日本消化器病学会編，胃食道逆流症（GERD）診療ガイドライン 2015（改訂第 2 版）．南江堂；2015[2] より）

ートは GERD の診断，治療効果の評価ともに有用であり，使用するように提案する」との記載があり，上腹部症状の問診に不慣れな耳鼻咽喉科医であっても問診票による GERD の自覚症状の評価や治療効果の評価は困難ではない．また「PPIテストは GERD およびその食道外症状の診断に有用である」「GERD の初期治療において PPI は多剤と比較して優れた症状改善ならびに食道粘膜傷害の治癒をもたらし，費用対効果にも優れており，GERD の第一選択薬として使用することを推奨する」との記載があることから，耳鼻咽喉科医であって上腹部症状を自己記入式アンケートなどの方法で評価し，GERD に対する投薬治療を行うことに正当性を見いだせる場合に初期治療として PPI 投与を行うことが，現時点では最もエビデンスに基づいた診療と考えられる．PPI 投与は GERD の診断病名において保険適応である．「生活習慣のなかには酸の GER を引き起こすものがあり，その変更や中止は PPI 療法下に行えば有効であり，生活指導を行うよう提案する．ただし，生活習慣の単独改善では症状改善につながるというエビデンスは少ない」（CQ4-2）と生活指導の併用も勧められる．

「PPI テスト」の効果判定に要する期間はフローチャートでは 8 週間とされているが，咽喉頭症状の改善には典型的食道症状の改善より時間を要することが報告されており[15)]，咽喉頭炎・咽喉頭症状に対する「PPI テスト」期間が 8 週間で十分であるというエビデンスはない．「PPI による維持療法の安全性は高いが，長期投与に対しては注意深い観察が必要である．適切な適応症例においては，投与期間について明確な制限は存在しないが，必要に応じた最小限の要領で使用する」との記載から，長期にわたり漫然と PPI を投与することは厳に慎まなければならない．8 週間の「PPI テスト」で症状改善が認められない上部消化管内視鏡未施行症例には，他疾患除外の目的も含め上部消化管内視鏡検査を勧めるべきである．本ガイドラインでは常用量の PPI の 1 日 1 回投与にもかかわらず症状改善が乏しい場合には

「PPI の倍量・1 日 2 回投与」「PPI の種類の変更」「モサプリドの追加投与」「六君子湯の追加投与」「就寝時の H_2RA の追加投与」が記載されているが，8 週間の PPI 単独投与後であること，上部消化管内視鏡検査施行済みであることが条件と考えておくべきであろう．さらに「消化管運動機能改善薬，漢方薬などは単独療法の有用性を支持するエビデンスはない」との記載から，これらの薬剤の使用を考慮する際には PPI と併用することが原則である．

GERD の症例と解説は「慢性咳嗽」を参照されたい．

（折舘伸彦）

引用文献

1) 日本消化器病学会編，胃食道逆流症（GERD）診療ガイドライン．東京：南江堂；2009.
2) 日本消化器病学会編，胃食道逆流症（GERD）診療ガイドライン 2015（改訂第 2 版）．東京：南江堂；2015.
3) el-Serag HB, et al. Comorbid occurrence of laryngeal or pulmonary disease with esophagitis in United States military veterans. Gastroenterology 1997；113：755-60.
4) Issing WJ, et al. Impact of 24-hour intraesophageal pH monitoring with 2 channels in the diagnosis of reflux-induced otolaryngologic disorders. Laryngo-rhinootologie 2003；82：347-52.
5) Kamargiannis N, et al. Chronic pharyngitis is associated with severe acidic laryngopharyngeal reflux in patients with Reinke's edema. Ann Otol Rhinol Laryngol 2011；120：722-6.
6) Williams RB, et al. Predictors of outcome in an open label, therapeutic trial of high-dose omeprazole in laryngitis. Am J Gastroenterol 2004；99：777-85.
7) Yazici ZM, et al. Laryngopharyngeal reflux might play a role on chronic nonspecific pharyngitis. Eur Arch Otorhinolaryngol 2010；267：571-4.
8) Qadeer MA, et al. Proton pump inhibitor therapy for suspected GERD-related chronic laryngitis：A meta-analysis of randomized controlled trials. Am J Gastroenterol 2006；101：2646-54.
9) Vaezi MF, et al. Treatment of chronic posterior laryngitis with esomeprazole. Laryngoscope 2006；116：254-60.
10) Steward DL, et al. Proton pump inhibitor therapy for chronic laryngo-pharyngitis：A randomized placebo-control trial. Otolaryngol Head Neck Surg 2004；

131：342-50.

11）El-Serag HB, et al. Lansoprazole treatment of patients with chronic idiopathic laryngitis：A placebo-controlled trial. Am J Gastroenterol 2001；96：979-83.

12）Eherer AJ, et al. Effect of pantoprazole on the course of reflux-associated laryngitis：A placebocontrolled double-blind crossover study. Scand J Gastroenterol 2003；38：462-67.

13）Karoui S, et al. Effect of pantoprazole in patients with chronic laryngitis and pharyngitis related to gastroesophageal reflux disease：Clinical, proximal, and distal pH monitoring results. Dis Esopagus 2010；23：290-5.

14）Wang AJ, et al. Comparison of patients of chronic laryngitis with and without troublesome reflux symptoms. J Gastroenterol Hepatol 2012；27：579-

85.

15）Oridate N, et al. Acid-suppression therapy offers varied laryngopharyngeal and esophageal symptom relief in laryngopharyngeal reflux patients. Dig Dis Sci 2008；53：2033-8.

シリーズ関連項目 ・・・・・・・・・・・・・・・・・・・・・・・・・・・・・・

● 『のどの異常とプライマリケア』「咽喉頭逆流症とは？診断と治療はどのようにすればよいか？」p.99（三枝英人）

● 『のどの異常とプライマリケア』「咽喉頭逆流症に関する最近の話題—喉頭粘膜上皮におけるペプシンの役割」p.108（折舘伸彦，溝口兼司）

● 『子どもを診る 高齢者を診る』「胃食道逆流」p.316（平林秀樹）

嚥下障害

概要

　嚥下障害は高齢化社会を迎えた現在，医療の現場でその対応が大きな問題となっている．しかし，嚥下障害は患者ごとに原因や病態がさまざまであり，さらにその病態の客観的な評価法が確立されていないことなどから，嚥下障害患者に対する標準的な診断・治療が医療現場に十分に浸透しているとは言い難い．このようなことから『嚥下障害診療ガイドライン』は，一般外来を担当する医師が嚥下障害あるいはそれを疑う患者に適切に対応することを目的として，2008年に日本耳鼻咽喉科学会から発刊された．本ガイドラインは2012年に改訂され，より臨床に即した実践的な内容になっている[1].

ガイドラインのポイント

- 本ガイドラインは，一般外来において行うべき基本的な診察手順を示し，その結果に基づいて①一般外来において経過観察を行う，②一般外来において嚥下指導を行う，③詳細な嚥下機能評価をより専門的な医療機関に依頼する，④診断あるいは評価を行ったうえで，治療をより専門的な医療機関に依頼する，⑤評価や治療の適応外との判断を行う，のいずれかへの対応を判断する手順を示している（❶）．

- ガイドラインの内容は嚥下機能の評価とそれをもとにした対応の選択に重きをおき，必ずしも嚥下障害を専門としない医師でも嚥下障害患者に適切に対応できることを支援している．そのため，嚥下機能検査としては嚥下内視鏡検査を重要視し，代表的な嚥下内視鏡検査所見の動画を添付している．2012年の改訂版では嚥下造影検査についてもその方法や観察のポイントが追加され，代表的な嚥下造影検査所見も添付された．

- 嚥下内視鏡検査では，①検査食を嚥下しない状態で，咽頭・喉頭での器質的異常の有無，鼻咽腔閉鎖，咽頭・喉頭の運動性，喉頭蓋谷や梨状陥凹の唾液貯留および食物残留，咽頭・喉頭の感覚機能を観察し，次に②着色水などの検査食を嚥下させて，早期咽頭流入，嚥下反射惹起のタイミング，咽頭残留，喉頭流入・誤嚥を観察する．

- 治療では，代表的な嚥下訓練（嚥下リハビリテーション）および外科的治療（嚥下機能改善手術および誤嚥防止手術）の概要と適応について解説している．

- なお，本ガイドラインでは，食物の認知や摂食行動などの過程に障害がある狭義の摂食障害については取り扱わないこととしている．

　以下に嚥下障害の代表例を提示し，ガイドラインを参考にしてどのように対応したかを解説する．

緩徐に進行する嚥下困難例

症例1：65歳，男性．

主訴・現病歴：数年前から嚥下時のむせ，および嚥下困難感があった．2～3か月前からむせが強

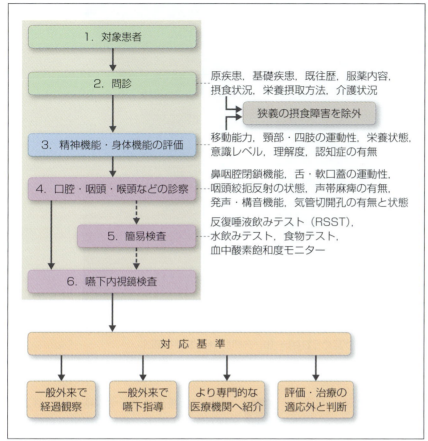

❶嚥下障害診療アルゴリズム

嚥下機能の評価においては嚥下内視鏡検査を必須の検査と位置づけ，その結果に基づいてより専門的な検査や治療に進む手順を示している．

（日本耳鼻咽喉科学会．嚥下障害診療ガイドライン2012年版．金原出版；2012[1]より）

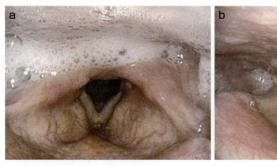

❷嚥下内視鏡検査所見（症例1）
右梨状陥凹には多量の泡沫状の唾液が貯留している（a）．唾液を吸引すると下咽頭後壁から右梨状陥凹に突出する粘膜隆起（矢印）が認められた（b）．

くなり，のどに痰が絡む感じも持続するために，近医より当科を紹介されて受診した．嚥下時痛や嗄声の自覚はない．

現症・検査所見：意識レベルや認知機能，身体機能にはとくに異常を認めない．嚥下内視鏡検査では口腔，咽頭，喉頭などの嚥下器官の運動には異常を認めないが，梨状陥凹（とくに右側）に泡沫状の唾液が多量に貯留していた（❷a）．声門閉鎖反射や嚥下反射の惹起性は良好であったが，着色水嚥下後のクリアランスがやや不良であった．

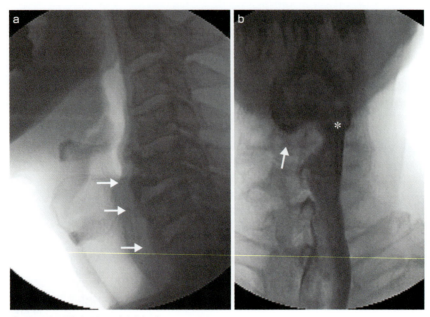

❸嚥下造影検査所見（症例1）
側面像で頸椎 C4-7 の前方に突出する骨棘を認める（a）．造影剤を嚥下させると右梨状
陥凹からは食道への造影剤流入が認められない（b，矢印）．＊：左梨状陥凹．

食道入口部右側の通過障害が疑われたため，梨状陥凹の唾液を吸引して再度内視鏡検査を行うと，下咽頭後壁から右梨状陥凹に突出する粘膜隆起を認めた（❷b）．嚥下造影検査を行うと，側面像で頸椎 C4-7 の骨棘が癒合しながら前方に突出し，正面像で右梨状陥凹から食道への造影剤通過が認められなかった（❸）．

診断：下位頸椎の骨棘増殖による下咽頭〜食道入口部の圧迫（Forestier 病）が原因の食塊通過障害と診断した．

治療：右側梨状陥凹から食道入口部の通過障害への対応として，嚥下の一口量を少なくすること，嚥下後に頸部を左に回旋して空嚥下を行うこと（左頸部回旋による複数回嚥下）などを指導した．症状が増強するようであれば，骨棘切除術を考慮する方針であるが，初診から約3年6か月を経過した現在，上記の嚥下指導により症状は軽減して落ち着いている．嚥下内視鏡検査所見の増悪もない．

解説 本症例は緩徐に進行する嚥下困難および誤嚥を主訴とした，脳血管障害や神経筋疾患の既往がない患者で，このように緩徐に進行する嚥下困難を訴える場合には，悪性腫瘍を含めた器質的疾患を鑑別診断として考えなければならない．梨状陥凹や喉頭蓋谷に唾液貯留が多い場合には，面倒でもいったん唾液を吸引した後に再度観察することでこれらの病変の診断につながる．Forestier 病は増殖した椎骨が咽頭や頸部食道を圧迫するほか，喉頭挙上時の抵抗になったり，喉頭蓋の後屈障害や輪状咽頭筋の機能障害をきたしたりすることで嚥下障害が初発症状となることがある[2]．

神経・筋疾患による嚥下障害例

症例2：67歳，女性．

主訴・現病歴：約2年前から嚥下時にのどに引っかかる感じが持続している．約1年前からは嚥下困難が持続し，1年間で約12kg の体重減少がある．数か月前からは嗄声や声の出しにくさ，呂律

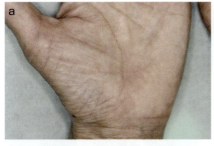
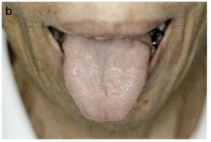

❹母指球筋および舌の萎縮（症例2）
両側の母指球筋に著明な萎縮を認める（a）. また，舌にも萎縮と線維束性攣縮を認める（b）.

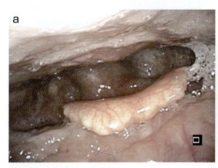
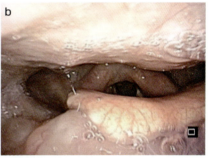

❺嚥下内視鏡検査所見（症例2）
着色水嚥下前（a）には梨状陥凹などに軽度の唾液貯留を認める. 嚥下後に数回空嚥下をすると，着色水はほぼなくなる（b）.

障害および上腕や手指の脱力感も自覚するようになった.

現症・検査所見：意識レベルや認知機能，身体機能にはとくに異常を認めない. 四肢の筋力低下があり，両側母指球筋には著明な筋萎縮を認めた（❹a）が，日常生活には支障はない. 口腔所見では舌の軽度萎縮（❹b）と線維束性攣縮を認めた. 軽度の鼻咽腔閉鎖を認めたが，咽頭や喉頭の運動麻痺は認めなかった. 嚥下内視鏡検査では咽頭に軽度の唾液貯留があるものの（❺a），声門閉鎖反射や嚥下反射の惹起性は良好であった. 3 mLの着色水を数回に分けて嚥下する分割嚥下と軽度のクリアランス低下を認めたが，誤嚥はほとんどなかった（❺b）.

診断：以上の所見より，進行性の神経・筋疾患を疑い神経内科に紹介した. その結果，両側上腕・前腕の線維束性攣縮，僧帽筋および三角筋の針筋電図検査で線維束自発電位（fasciculation potential）や陽性鋭波（positive sharp wave）などの活動性脱神経所見を認めたことから，筋萎縮性側索硬化症（amyotrophic lateral sclerosis：ALS）と診断された.

治療・経過：当初は誤嚥はほとんどなかったため，少量ずつ頻回に食事を摂取するように指導して経過観察を行っていた. しかし，嚥下障害および構音障害が比較的急速に進行し，体重減少もあることから初診の3か月後に栄養管理目的に胃瘻を増設したうえで，経過観察を行っている.

解説 嚥下障害を主訴とする神経・筋疾患は少なくない. 本症例は舌の萎縮や線維束性攣縮，四肢筋の筋力低下などを認めたことから，神経・筋疾患を疑うことでALSの診断に至った. ALS以外にも重症筋無力症，筋ジストロフィー，脊髄小脳変性症，Parkinson病などでは嚥下障害や嚥下困難などの症状を契機として診断に至る場

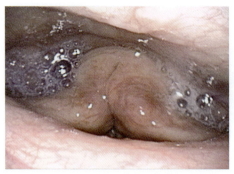

❻嚥下内視鏡検査所見（症例3）
声門閉鎖反射や嚥下反射の惹起性は良好であったが，着色水嚥下時の咽頭クリアランスが不良で，誤嚥も認めた．

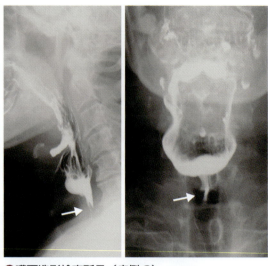

❼嚥下造影検査所見（症例3）
嚥下反射の惹起性は良好であったが，食道入口部（矢印）の開大が非常に不良であった．

合も少なくない[3]．嚥下に関する症状はもちろん，身体症状や構音障害などについての問診や診察が重要である．ALSの嚥下内視鏡検査所見の特徴としては，咽頭・喉頭の感覚機能や嚥下反射の惹起が良好である一方，鼻咽腔閉鎖不全や咽頭収縮不全，嚥下後の咽頭クリアランス低下，分割嚥下などの所見がみられる．

輪状咽頭筋切断術施行例

症例3：73歳，男性．

主訴・現病歴：約1年前から誘因なく摂食時の嚥下困難，違和感，残留感が出現し，徐々に進行してきた．数か月前からは食物や水嚥下時に口腔内や鼻咽腔への逆流，およびむせもみられるようになってきた．構音障害や四肢の筋力低下はない．

既往歴：肥大型心筋症，発作性心房細動，糖尿病，高脂血症あり．また，約7年前に内科で肺門部リンパ節主張と血中ACE上昇によりサルコイドーシスを疑われているが，サルコイドーシスに起因する自覚症状はない．

現症・検査所見：意識レベルや認知機能に異常はない．心疾患のために運動制限はあるが，頭頸部および全身の器官の運動障害はない．嚥下内視鏡検査では咽頭・喉頭の感覚機能や嚥下反射惹起は良好であったが，着色水嚥下時に著明な誤嚥を呈し，咽頭クリアランスも不良であった（❻）．嚥

下造影検査でも喉頭挙上は良好なものの，食道入口部の開大がきわめて不良であった（❼）．

診断：明らかな原因は不明であったが食道入口部括約筋である輪状咽頭筋の機能障害による，いわゆる輪状咽頭嚥下困難症と診断した．

治療・経過：経口摂取は自立できていたことから，食道入口部の開大障害に対して喉頭挙上訓練（Shaker法）などの嚥下訓練を行いながら経過をみたが，嚥下困難の改善が得られず食事に長時間を要することから，嚥下困難の改善を目的として両側輪状咽頭筋切断術を行った（❽）．手術の1週間後に行った嚥下造影検査で，食道入口部の造影剤通過は良好であったため経口摂取を再開した．嚥下困難や誤嚥は著明に改善し，手術の2週間後には普通食を完食できるようになった．

病理検査所見：切除した輪状咽頭筋の病理組織検査で，筋線維の線維化と筋束内に小型の肉芽腫を認めた．肉芽腫には壊死はなく，多核巨細胞を伴っていた．サルコイドミオパチーの所見であった．なお，胸骨甲状筋など下咽頭収縮筋以外の筋には異常を認めなかった．

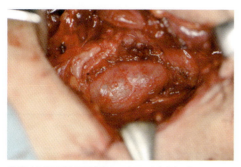

❽輪状咽頭筋切断術の所見（症例3）
輪状咽頭筋を切断することで食道入口部の粘膜が膨隆している．食道入口部の絞扼がとれ，術後に嚥下困難は著明改善した．

解説 本症例では経口摂取はなんとか自立できていたが，嚥下機能の改善を希望したため輪状咽頭筋切断術を行った．『嚥下障害診療ガイドライン2012年版』[1]では，輪状咽頭筋切断術は「経口摂取を可能にすることを目的とした」手術法と位置づけている．本症例では経口摂取機能を改善させることを目的として手術を行ったが，良好な結果が得られた．本例は，下咽頭収縮筋に限局したサルコイドミオパチーにより輪状咽頭筋の機能障害が起こり，食道入口部の開大障害につながった非常にまれな症例である．輪状咽頭筋切断術は食道入口部開大障害を主病変とする嚥下障害例に対しては有効な治療法であり[4]，さらに本症例のように原因診断につながることもあり，積極的に実施してもよいのではないかと考える．

嚥下障害診療におけるガイドラインの位置づけ

嚥下障害はさまざまな原因によりもたらされ，その障害様式や程度も症例によって大きく異なる．したがって，まずは嚥下障害の原因診断および病態診断に努めなければならない．そのためには嚥下内視鏡検査による評価が重要である[4,5]．しかし，現在のガイドラインでは嚥下内視鏡検査

の評価基準が示されておらず，検者の主観に左右される問題点がある．次回のガイドライン改訂時には，評価基準が示される予定である．嚥下障害の治療においては年齢，認知機能，ADL（activities of daily living），リハビリテーション環境，介護環境なども考慮しなければならない．このため，すべての嚥下障害患者を包括する評価基準や標準的な治療指針を作成することは難しい．他の多くの診療ガイドラインにおいてはエビデンスに基づいた治療指針が提示されているが，嚥下障害の治療においてはエビデンスレベルが高いメタアナリシスやランダム化比較試験に関する文献もほとんどない．

本ガイドラインは嚥下障害患者への初期対応を示しているが，実際の臨床現場では治療法選択においてガイドラインのみではカバーできない場合も多く，症例ごとの障害様式や重症度はもとより，家庭環境や生活状況なども勘案したうえで柔軟に対応することが必要である[1]．

（兵頭政光）

引用文献 ••••••••••••••••••••••••••

1) 日本耳鼻咽喉科学会．嚥下障害診療ガイドライン2012年版．東京：金原出版；2012．
2) 兵頭政光ほか．Forestier病（強直性脊椎骨増殖症）による嚥下障害に対する外科的治療．耳鼻臨床 2010；103：155-61．
3) 西窪加緒里ほか．嚥下障害を主症状とした重症筋無力症例．口腔・咽頭科 2007；19：257-63．
4) 兵頭政光．嚥下障害の病態診断と治療．日耳鼻会報 2012；115：767-72．
5) 兵頭政光．ガイドラインからみた嚥下障害への対応．日耳鼻会報 2014；117：1216-7．

音声障害

概要

　音声障害に関する診療ガイドラインは，本邦では 2016 年現在まだ作成されていない．音声障害診療の指針として臨床現場で最も頻用されているのは，『新編 声の検査法』（日本音声言語医学会編）[1] であろう．1979 年に発刊された『声の検査法』および，1994 年に発刊された第 2 版である『声の検査法 基礎編』『同 応用編』の後継として，2009 年に発刊された本書は，単なる検査の説明書ではなく，生理から臨床まで幅広くカバーする音声学の指南書として広く活用されている．本項では，この『新編 声の検査法』を取り上げて，頻度の高い疾患を例にあげつつ診療のポイントについて解説する．

診察の手順

　音声障害患者の診察の手順を示す（❶）．

■ 主訴

　音声障害患者の訴えは，嗄声だけではなく，「高い声が出なくなった（加齢や声帯瘢痕など）」「大きな声が出ない（Parkinson 病など）」「声が震える（音声振戦症など）」など，多彩である．全身性の神経筋疾患患者が音声障害を主訴に外来を初診することもまれではなく，主訴を正しく理解し，想定される疾患の予想を立てつつ，問診に移る．

■ 問診

　問診では，とくに喫煙歴などの生活習慣や，音声酷使に関連しうる職業歴や趣味（カラオケやコーラスなど）についての聴取に注意する．また，診察時の会話の音声を聞くことも重要であり，問診が終了した時点で，ある程度の疾患の予測が完了していることが理想である．

VHI（Voice Handicap Index）

　音声に関する 30 項目の自覚的評価表で，世界的に広く使用されている．120 点満点で，点数が高いほど音声障害を強く自覚していることになる．10 項目のみに絞った VHI-10 で代用されることも多い．日本音声言語医学会から，日本語推奨版が公表されている（http://www.jslp.org/pubcomm/vhi.pdf）．

■ 診察

喉頭内視鏡検査

　しっかりと sniffing position をとらせ，経鼻的にファイバースコープを挿入する．病側があらかじめわかっている場合は，その対側の鼻腔から挿入すると病変を詳細に観察しやすい．

ストロボスコピー

　声帯の振動振幅や粘膜波動を評価するには必須の検査である．粘弾性の評価以外にも，振動減弱を観察することで腫瘍性病変の浸潤範囲を予測することも可能である．

GRBAS 尺度

　聴覚心理的評価法，嗄声を❷の要素について 0～3 の 4 段階で評価する（0 は嗄声なし）．

■ 検査

空気力学的検査

MPT（maximum phonation time）：最長持続発声時間．発声は話声位の /a/ で 3 回行い，その最大値を採用する．健常成人の平均値は，男性で約 30 秒，女性で約 20 秒である．加齢とともに MPT は低下し，70 歳代の男女の平均値はそれぞれ約 15 秒，約 10 秒程度である．肺活量の影響を

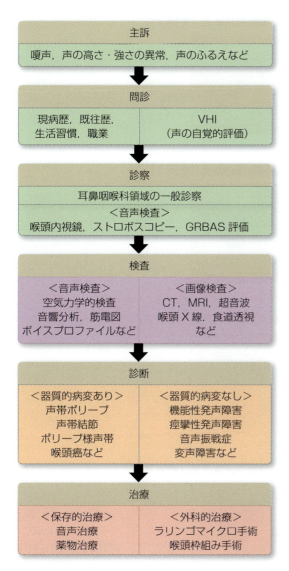

❶フローチャート
（日本音声言語医学会編. 新編 声の検査法. 医歯薬出版；
2009[1] より抜粋）

❷嗄声の GRBAS 尺度

G（Grade）	総合的な嗄声の程度
R（Rough）	粗糙性
B（Breathy）	気息性
A（Asthenic）	無力性
S（Strained）	努力性

❸嗄声の程度のパラメータ

PPQ	Pitch Period Perturbation Quotient（周期の変動指数）
APQ	Amplitude Perturbation Quotient（振幅の変動指数）
NHR	Noise-to-Harmonic Ratio（雑音成分/調波成分のパワー比）

受けるので注意が必要である．特別な機器を用いることなく，診察室で簡便に施行が可能である．
MFR（mean air flow rate）：発声時に1秒間に声門を通過する呼気の体積．正常値は，男性で100〜150 mL/秒，女性で80〜110 mL/秒．声門閉鎖不全があると増加する．

音響分析

音声をデジタル信号に変換し，基本周波数やスペクトル解析を行う．❸にあげるような嗄声の程度を表すパラメータ（数値が大きいほど，嗄声が強いことを示す）に注目することが多い．

画像検査

CT や MRI などで腫瘍性病変や喉頭の形態異常（喉頭斜位など）の診断を行う．

診断

非腫瘍性病変：声帯結節，声帯ポリープ，ポリープ様声帯，声帯嚢胞，喉頭肉芽腫症，声帯溝症など．

腫瘍性病変：乳頭腫，扁平上皮癌など．

炎症性病変：声帯炎など．

非器質的病変：反回神経麻痺，痙攣性発声障害，音声振戦症，機能性発声障害，変声障害など．

治療

外科的治療

ラリンゴマイクロ手術：主に声帯の器質性病変に対して行われる．

喉頭枠組み手術：甲状軟骨形成術，披裂軟骨内転術など．

音声治療

発声法の変更（改善）により，声帯への機械的刺激を減少させ，病変を改善させる．

薬物治療

内服治療，吸入治療，声帯局所注入など．

臨床での頻度が多いと思われる疾患について，症例を提示し，診療のポイントについて解説する．

声帯ポリープ例

症例1：77歳，女性.

現症：仕事で大声を出した後から，嗄声出現．近医で保存的加療を3か月行うも改善しないため受診した．趣味で幼少期から長唄をしており，現在は百貨店で服の販売（呼び込み）をしている.

所見：右声帯中央に赤色の隆起性病変あり（**4**）．聴覚心理的評価はG3R3B1A0S1.

診断：右声帯ポリープ.

治療経過：ラリンゴマイクロ手術下にポリープ切除を行った．術後3日間の沈黙療法を行い，経過良好である（**5**）.

解説 声帯ポリープは，声の多用や乱用による声帯粘膜への機械的刺激により，粘膜固有層浅層の血液循環不全が起こり，血腫や浮腫が形成される．声帯膜様部中央付近に好発する．早期のものは自然消退することもあるが，器質化していれば手術を勧めてよい．近年は，上皮を温存し，内容物のみを除去するmicroflap methodも行われている.

声帯結節例

症例2：44歳，女性.

現症：半年前に嗄声にて近医受診，両声帯の隆起性病変を指摘される．改善傾向なく受診した．障害者施設に勤務しており，体操時などに大声を出すこともある.

所見：両声帯の中央に白色隆起性病変を認めた．ストロボスコープでは，白色病変を中心に粘膜波動の低下を認めた．NBI（narrow band imaging）内視鏡では異常血管増生を認めなかった（**6**）．聴覚心理的評価は，G2R1B2A0S0.

診断：声帯結節.

治療：軟起声発声やチューブ法などの音声治療を5か月間行い，経過良好である（**7**）.

解説 声の多用や乱用による声帯粘膜への機械的刺激により，上皮の肥厚や粘膜固有層浅層の浮腫が起こる．振幅が最も大きくなる両側の声帯中央部に好発する．音声治療（喉つめ発声や硬起性発声の改善など）が第1選択となるが，大きな結節や音声治療で改善傾向のない症例では，切除を行うこともある.

4術前検査所見（症例1）

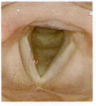

VHI	MPT（秒）	MFR（mL/秒）
59	9	72
PPQ（%）	APQ（%）	NHR
1.768	4.216	0.256

5術後検査所見（症例1）

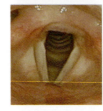

VHI	MPT（秒）	MFR（mL/秒）
7	20	119
PPQ（%）	APQ（%）	NHR
0.214	1.525	0.096

6治療前検査所見（症例2）

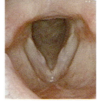

VHI	MPT（秒）	MFR（mL/秒）
56	15	330
PPQ（%）	APQ（%）	NHR
1.339	2.91	0.121

7治療後検査所見（症例2）

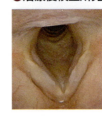

VHI	MPT（秒）	MFR（mL/秒）
39	20	289
PPQ（%）	APQ（%）	NHR
0.288	2.717	0.113

❽術前検査所見（症例 3）

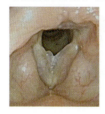

VHI	MPT（秒）	MFR（mL／秒）
21	10	275
PPQ（%）	APQ（%）	NHR
0.532	6.369	0.214

❿術前検査所見（症例 4）

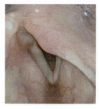

VHI	MPT（秒）	MFR（mL／秒）
71	3	1,057
PPQ（%）	APQ（%）	NHR
測定不能	測定不能	測定不能

❾術後検査所見（症例 3）

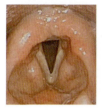

VHI	MPT（秒）	MFR（mL／秒）
18	12	155
PPQ（%）	APQ（%）	NHR
0.236	2.268	0.133

⓫術後検査所見（症例 4）

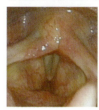

VHI	MPT（秒）	MFR（mL／秒）
0	20	279
PPQ（%）	APQ（%）	NHR
0.92	3.23	0.151

ポリープ様声帯例

症例 3：62 歳, 女性.

既往・現症：十数年前から嗄声と喉の違和感あり. 近医で経過観察していたが, 仕事に支障が出始めたため受診した. 職業は看護師で, 喫煙歴は 10 本／日 × 40 年以上.

所見：両声帯全体がポリープ様に変化している（❽）. 聴覚心理的評価は G2R2B1A0S0.

診断：ポリープ様声帯.

治療：ラリンゴマイクロ手術下に粘膜下のゼリー状貯留物と余剰粘膜を除去した. 術後より禁煙を開始し, 1 年経過した現在, 良好な経過を示している（❾）.

解説 声帯粘膜固有層浅層全体の浮腫状変化, ムコ多糖類や酸性糖蛋白などの蓄積を母体とする. 欧米では, Reinke 浮腫とよばれ, 喫煙による化学的影響が示唆されている. 手術では, 上皮を温存し, 内容物のみを除去（sucking and squeezing, pinching）する. 術後の禁煙指導は必須である.

反回神経麻痺例

症例 4：64 歳, 男性.

既往・現症：1 年前に肺癌に対し左肺切除術施行, その直後より嗄声出現. 左声帯固定を認め, 半年間経過観察するも改善傾向を認めず, 手術目的に入院となった.

所見：左声帯が傍正中位で固定している. 左右声帯のレベル差は軽度で, 後方の声門間隙はさほど広くない（❿）. 聴覚心理的評価は G3R1B3A0S0.

診断：左反回神経麻痺.

治療：甲状軟骨形成術Ⅰ型を行った. 局所麻酔下に甲状軟骨を開窓し, 患者に発声させながらゴアテックス®を開窓部より挿入し, 音声が十分に改善したのを確認して固定した. MPT も著明に改善した（⓫）.

解説 甲状軟骨の開窓部より充塡物を挿入し声帯を内側移動させることで声門閉鎖を改善する. 侵襲は軽度であり, pre-terminal 患者にも施行しやすい. ただし, レベル差の解消や後部声門の大きな間隙の閉鎖は困難であり, そのような症例では披裂軟骨内転術が勧められる.

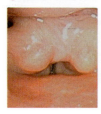

⓬治療前検査所見（症例5）

VHI	MPT (秒)	MFR (mL/秒)
33	1	測定不能
PPQ (%)	APQ (%)	NHR
9.472	22.723	2.251

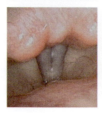

⓭治療後検査所見（症例5）

VHI	MPT (秒)	MFR (mL/秒)
1	15	217
PPQ (%)	APQ (%)	NHR
0.585	2.689	0.121

機能性発声障害例

症例5：36歳，女性．

既往・現症：半年前に全身麻酔下に膝の手術を受け，その後からほぼ失声状態となった．挿管性麻痺など器質的異常を疑われたが喉頭に異常所見なく，紹介となった．病院事務職で，2年前に機能性難聴の通院歴あり．

所見：声門上部構造に過緊張が認められるにもかかわらず，声門は閉鎖不全（低緊張）を呈している（⓬）．聴覚心理的評価はG3R0B3A0S0．

診断：機能性発声障害（低緊張性発声障害）．

治療：音声治療（軽いプッシング法をしながらの短文発声練習など）を行った．約半年で70 dB程度の発声ができるようになった（⓭）．

 機能性発声障害は，発声器官に神経学的，器質的異常を有しない発声障害の総称で，

厳密な定義は定まっていない．過緊張性の発声障害には，喉頭マッサージや「あくびため息法」を，低緊張性の発声障害には，口唇・舌のtrill訓練や咳払いを利用した有響性起声などの音声治療を行う．ストレスや心理的な問題が原因のものもあり，音声治療を行いながら，そのような問題が隠れていないかを探ることも重要である．本症例では，職場での対人関係が契機となっていた．

（末廣　篤，大森孝一）

引用文献
1）日本音声言語医学会編．新編 声の検査法．東京：医歯薬出版；2009．

シリーズ関連項目
• 『のどの異常とプライマリケア』に関連項目多数．
• 『子どもを診る 高齢者を診る』「老人性音声障害」p.312（山内彰人）

睡眠障害

概要

　これまで睡眠に関する障害は，慣例として「不眠症（insomnia）」という用語が用いられてきた．睡眠障害国際分類（ICSD-3）[1] は近年，不眠症は生活上に発生する単なる軽い症状ではなく，身体的にも高次機能にも重篤な障害を与えることを重視し，「不眠障害（insomnia disorder）」という用語に切り替えた．前版の ICSD-2[2] では，疾病個々の病態生理により分類していたのに対して，ICSD-3 は主に不眠の頻度と持続期間に着目し，大きく3つのグループに分けている（慢性不眠障害，短期不眠障害，その他の不眠障害）（❶）．

　この改訂の背景には，現在の医療には不眠治療に対する誤認が多々あるためといわれている．さまざまな問題を解決するため，日本睡眠学会は 2013 年に『睡眠薬の適正な使用と休薬のための診療ガイドライン』（以下『睡眠診療ガイドライン』）[3] を作成し，ウェブ上で公開した（❷）．この『睡眠診療ガイドライン』[3] の意図を要約する．

不眠治療の第一歩は投薬ではない：睡眠ガイドラインに基づく治療計画（❷）

　一般診療所で患者から「眠れない」と訴えられると，これまでは安易に睡眠関連薬を投与してきた．なぜ患者は眠れないのか，不眠についての診断をせずに投薬することは適切ではない．

ポイント（❸）

①診療の第一歩は診断であり，治療が必要かどうかを判断する．

②治療の第一歩は睡眠衛生指導である．それのみでは効果がない場合，投薬を併用する．

③薬剤投与のポイント：慎重に薬剤を選択し，非ベンゾジアゼピン系睡眠薬から開始する．

④投薬例は，症状の改善がみられた場合には休薬の計画を立てる．効果が無効な場合，薬物離脱が困難な場合は，認知行動療法を導入する．

以下，上記ポイントに沿って概説する．

■ ポイント①：診断

　「診療の第一歩は診断」ということは，医学的概念としては当然なことだが，不眠については診断もせずに安易な投薬から開始したことが，ベンゾジアゼピン系睡眠薬の問題（後述する）を引き起こしている一因である．不眠障害の ICSD-3 診断基準にもあるように，不眠の頻度と持続期間で診断が異なるうえ，その後の治療方針が異なることがある．外来初診時，問診とともに睡眠日誌（❹）や睡眠アンケートを用いると，次の診察時，治療方針決定に役立つ．

■ ポイント②：睡眠衛生指導とは（❺）

　患者の睡眠行動に関与せず，薬剤投与のみで，睡眠を根本的に改善させることは困難である．

　❺[4] は厚生労働省のホームページから抜粋した睡眠衛生指導に必要な対処指針である．

　不眠を引き起こす原因の一つに，早すぎる入床があるといわれている．つまり眠くないのにふとんに入ることである．早く床に入れば十分な睡眠が取れるというのは誤認であり，むしろ離床を勧めるべきである．入床してしばらくして眠れないと思ったら，いったんふとんを出る．眠気が出てから再び入る．これを繰り返すと，条件反射でふ

❶ ICSD-3 における不眠障害の診断基準

①慢性不眠障害（chronic insomnia disorder）
A．患者あるいは患者の親や介護者が，以下の1つあるいはそれ以上を報告する
   1．入眠困難
   2．睡眠維持困難
   3．早朝覚醒
   4．適切な時間に就床することを拒む
   5．親や介護者がいないと眠れない
B．患者あるいは患者の親や介護者が，夜間の睡眠困難に関連して，以下の1つあるいはそれ以上を報告する
   1．疲労または倦怠感
   2．注意力，集中力，記憶力の低下
   3．社会生活上，家庭生活上，職業生活上の支障，または学業低下
   4．気分がすぐれなかったり，イライラする（気分障害または焦燥感）
   5．日中の眠気
   6．行動の問題（過活動，衝動性，攻撃性）
   7．やる気，気力，自発性の減退
   8．過失や事故を起こしやすい
   9．睡眠について心配したり不満を抱いている
C．眠る機会や環境が適切であるにもかかわらず，上述の睡眠・覚醒障害を生じる
D．睡眠障害とそれに関連した日中の症状は，少なくとも週に3回は生じる
E．睡眠障害とそれに関連した日中の症状は，少なくとも3か月間認められる
F．この睡眠・覚醒困難は，他の睡眠障害では説明できない

②短期不眠障害（short-term insomnia disorder）
●慢性不眠障害とA，B，C，Fの項目内容は同一
●慢性不眠障害のD，Eの項目内容が，「睡眠障害とそれに関連した日中の症状が認められるのは，3か月未満である」

③その他の不眠障害（other insomnia disorder）

(ICSD-3 を筆者翻訳)

とんに入ったら眠れるようになる．

また，病院に受診する患者の割合はどうしても中高年が多い．たとえば飲料についても，具体的に日本茶などにカフェインが入っていることに注意を促している．

■ ポイント③：薬剤投与
ベンゾジアゼピン系睡眠薬の問題点

今われわれがイメージとして描く「睡眠薬」というのは，実は抗不安薬であるベンゾジアゼピン系睡眠薬であり，主に4つの効果スペクトラムをもつ．つまり①抗不安作用（大脳皮質・辺縁系に対する作用），②鎮静・催眠作用（睡眠潜時の短縮，覚醒レベルの低下，レム睡眠時間の短縮とレムサイクルの増加），③筋弛緩作用（脊髄レベルにおける作用・筋緊張性頭痛に用いられる），④抗痙攣作用（脳幹部を含む広範囲な中枢神経系─とりわけGABA神経系の賦活）である[5]．

これら薬剤は頻繁に投与される一方，長期使用すると依存性が生じ，減量や断薬に際して深刻な睡眠障害，不安と緊張の増加，パニック発作，手の振戦，発汗，記憶障害，動悸，頭痛，幻覚など，多彩な反跳退薬症候（ベンゾジアゼピン離脱症候群）をきたすことが知られるようになった．すなわち，不眠治療のために用いられたベンゾジアゼピン系睡眠薬は長期に用いると断薬もできず，逆にさらに悪化した不眠障害を生み出す可能性がある[5]．

ベンゾジアゼピン系睡眠薬への規制に国や学会団体も乗り出した．以前は投与数にも投薬日数にも規制が緩かったが，これまで曖昧な薬品名として使われた「精神安定薬」などを使わず，ベンゾジアゼピン系睡眠薬を抗うつ薬・精神病薬の群に

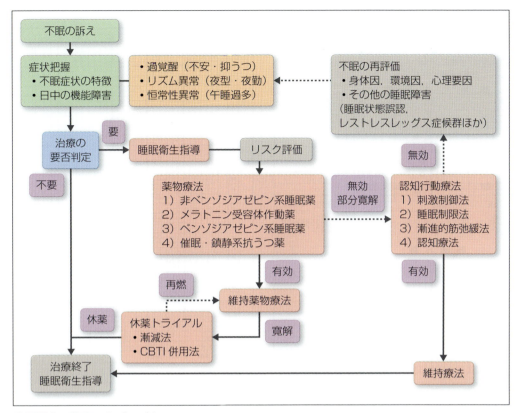

❷不眠症の治療アルゴリズム

（厚生労働科学研究・障害者対策総合研究事業「睡眠薬の適正使用及び減量・中止のための診療ガイドラインに関する研究班」および日本睡眠学会・睡眠薬使用ガイドライン作成ワーキンググループ編. 睡眠薬の適正な使用と休薬のための診療ガイドライン―出口を見据えた不眠医療マニュアル. 2013[3] より）

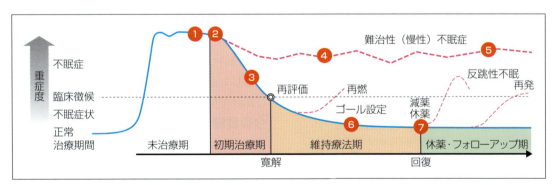

❸不眠医療のステージ

初診時（❶），診断・衛生指導を経て（❷），初めて投薬するが，その反応が良好な場合（❸），維持と休薬（❻❼）を経て，休薬する．治療効果が不良の場合，薬剤変更，認知行動療法などの治療法も検討する（❹❺）．

（厚生労働科学研究・障害者対策総合研究事業「睡眠薬の適正使用及び減量・中止のための診療ガイドラインに関する研究班」および日本睡眠学会・睡眠薬使用ガイドライン作成ワーキンググループ編. 睡眠薬の適正な使用と休薬のための診療ガイドライン―出口を見据えた不眠医療マニュアル. 2013[3] より）

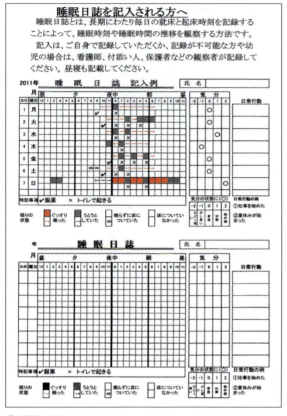

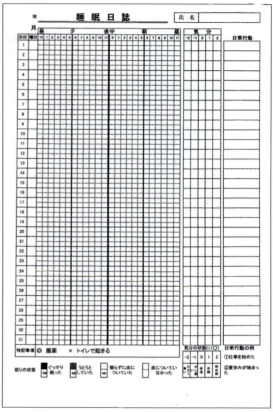

❹睡眠日誌

（名古屋市立大学病院睡眠医療センター）

❺睡眠 12 箇条

1. 良い睡眠で，からだもこころも健康に．
2. 適度な運動，しっかり朝食，ねむりとめざめのメリハリを．
3. 良い睡眠は，生活習慣病予防につながります．
4. 睡眠による休養感は，こころの健康に重要です．
5. 年齢や季節に応じて，ひるまの眠気で困らない程度の睡眠を．
6. 良い睡眠のためには，環境づくりも重要です．
7. 若年世代は夜更かし避けて，体内時計のリズムを保つ．
8. 勤労世代の疲労回復・能率アップに，毎日十分な睡眠を．
9. 熟年世代は朝晩メリハリ，ひるまに適度な運動で良い睡眠．
10. 眠くなってから寝床に入り，起きる時刻は遅らせない．
11. いつもと違う睡眠には，要注意．
12. 眠れない，その苦しみをかかえずに，専門家に相談を．

（厚生労働省健康局．健康づくりのための睡眠指針 2014[4]より）

指定し，平成 28（2016）年度診療報酬改定後，これらの薬剤の多剤投与は減算されるようになった．この『睡眠診療ガイドライン』[3] でも，とくに高齢者へ睡眠関連薬を投与する際にはベンゾジアゼピン系睡眠薬を第 1 選択としないようにと呼びかけている．

今後登場する可能性のある薬剤

ガイドラインの投薬について，①非ベンゾジアゼピン系睡眠薬，②メラトニン受容体作動薬，③ベンゾジアゼピン系睡眠薬，④催眠・鎮静系抗うつ薬となっている．ところが先ほど述べたベンゾジアゼピン系睡眠薬の問題点などを考慮し，一般診療医は主に①と②の使用が望ましく，③や④は精神科医による処方を勧める．2013 年に報告されたガイドラインから投薬について，今後多少変化がみられることが予測される．

2017 年 2 月現在ガイドラインでは紹介されて

いないが，今後登場する可能性のある薬剤を含めて述べる．

少し前まで，「非」ベンゾジアゼピン系睡眠薬とは，ゾピクロン（アモバン®），ゾルピデム（マイスリー®），エスゾピクロン（ルネスタ®）の3剤であった．ところが近年，この3剤に対して「非」ベンゾジアゼピン系睡眠薬とよぶには問題があり，実際はベンゾジアゼピン系睡眠薬ではないかという疑問が投げかけられている．というのも，ベンゾジアゼピン系睡眠薬も「非」ベンゾジアゼピン系睡眠薬もGABA受容体を賦活し，脳全体に抑制的に働くためである．

2016年10月から，ゾピクロンの作用は限りなくベンゾジアゼピン系睡眠薬に類似すると認められ，それまで向精神薬指定から外れていたエチゾラム（デパス®）とともに，向精神薬に指定された．それにより本邦の保険医療において長期投与が禁止された．となると，より安心して投与できる「非」ベンゾジアゼピン系睡眠薬は，ゾルピデムかエスゾピクロンとなる．

ところが近年，ゾルピデムが頻繁に転倒事象を引き起こすことが国際的に問題視されている．2007年から2年間行われた大規模データベース研究で，大腿骨骨折や頭部骨折を起こした65歳以上の患者において，ゾルピデムの使用が有意差をもってエスゾピクロンより高かいことがわかった[6]．本邦でもこのことを重視し，日本転倒予防学会が『転倒予防白書2016』[7]を出版し，啓発している．エスゾピクロンについては，味覚異常（苦み）を訴える場合がある．このことが服用の妨げにならなければ，現時点では「非」ベンゾジアゼピン系睡眠薬のなかでは他剤に比較して副作用報告が少なく，初回投与に適した薬剤といえる．ただし，前述したように，「非」ベンゾジアゼピン系睡眠薬も基本的にはGABA受容体に作用するベンゾジアゼピン類似薬ではないかという議論が残されている．今後も見守るべき課題である．

■ポイント④：休薬計画

一度投薬して改善傾向がみられたら，次に断薬に向けて計画を立て，非薬物療法を検討する．効果が得られなければ薬物療法を試みるが，不眠が一度でも改善したら，薬剤を中止する計画を立てる．これまでのように蔓延と薬剤を投与する治療法は好ましいものではない．いったんは治療を終了して再発したら再治療を行う．この点はガイドラインが最も強調したい部分である．

薬剤の離脱が困難な場合，認知行動療法という非薬物療法がある．近年，最も科学的根拠がある精神療法といわれている治療法である．日本睡眠学会ではその一方法を学ぶ研修会を毎年開催しており，書籍も発売されているので，詳細は他誌に委ねる．

次世代への睡眠関連薬

これまでの不眠患者を睡眠に導くため，脳活動を抑制するGABA受容体に着目した薬物が使用されてきた．GABA受容体は脳の広範囲に存在し，そのためGABA受容体が引き起こす作用が結果的に副作用となり重荷となった．つまりGABA受容体に作用する薬剤は，脳の活動を抑制することにより「睡眠」を引き起こしたと勘違いする薬理作用であり，自然の睡眠に導く方法ではない．

理想の睡眠関連薬とよべるものは，睡眠動態を考慮した薬剤がふさわしいであろう．そのため，睡眠をつかさどるホルモンが着目されるようになった．現在ガイドラインにあげられているメラトニン受容体作動薬と，今後ガイドラインに載るであろうと思うオレキシン受容体拮抗薬について説明する．

■メラトニン受容体作動薬：ラメルテオンの開発

メラトニンホルモンの発見から約半世紀，2010年に武田薬品工業がメラトニン受容体に作用するアゴニストであるラメルテオン（ロゼレム®）[8]の開発に成功し，世界をリードして販売を開始した．この年から，自然睡眠に作用する睡眠関連薬新世代が始まった．

これまで「睡眠薬」とよばれたものは，即効性が求められてきた．より即効性があることを患者は要求し，医療者も患者の声に応じようと努めた．そしていつしか即効性のない薬物は「効かない」という誤認が世間に蔓延するようになった．

さて，ラメルテオンは催眠作用に関しては即効性が低い．そもそもメラトニンは15時前後，太陽が沈みはじめるころから分泌され，ある程度の分泌量がないと眠気は強く出現しない．また，メラトニンの大切な役割は睡眠の維持，リズムの調整といわれている．そのため，即効性がないという理由で，ラメルテオンの服用を諦めて以前のベンゾジアゼピン系睡眠薬に戻りたがる患者もいる．この薬剤を投与する際には，まず医療者自身が催眠作用の即効性に対する概念を改める必要がある．さらに即効性には頼らないと患者に説明することが重要性である．つまり，即効性のある薬剤は副作用も伴いやすいのに対し，ラメルテオンは自然睡眠に近い状態をつくるため，ゆっくりと効くものである．

■ オレキシン受容体拮抗薬：スボレキサントの発売

長年，睡眠をつかさどるのは夜のホルモンであるメラトニンと認識されたが，メラトニンの分泌時間とちょうど逆の位相をもち，覚醒をつかさどる昼間のホルモンであるオレキシンが発見された．メラトニンとオレキシンがバランス良く拮抗しながら共存することで，良質な睡眠が保たれることがわかった．オレキシンは櫻井武・柳沢正史のグループによって1998年に発見され，報告された[9]．

日本と米国が2014年の同時期に，選択的デュアルオレキシン受容体拮抗薬であるスボレキサント（ベルソムラ®）[10]を発売した．オレキシンを抑制する薬剤は何のために開発されたのか．それは逆転の発想から出てきたものである．これまで不眠とは，夜のホルモンであるメラトニンが不足しているためと考えられてきた．ところがオレキシンの出現により，不眠患者は睡眠中に覚醒作用をもつオレキシンが過度に分泌されているための症状だと考えられるようになった．そのため不眠治療として，スボレキサントが睡眠関連薬として参入し，過去にまったくなかった最新の薬理作用をもつ薬物となった．この薬剤は発売されてからまだ間もないので，今後の学術的追跡報告が待たれる．

おわりに

睡眠診療ガイドラインが最も伝えたいことは，ベンゾジアゼピン世代の時代は終わり，非ベンゾジアゼピン世代を経て，2010年から新しい薬理作用をもつ睡眠関連薬世代が出現したこと，しかしその前にしっかりと睡眠診療を行って，睡眠衛生指導から治療を開始すること，そして投薬したら一度は終了する計画を立てることである．

筆者はそれに加え，ぜひ伝えたいことがある．現在世界の睡眠医療は一致して睡眠ホルモンの役割に注目した方針に向かっているなか，自然睡眠に誘導する新しい2種類の薬剤はともに日本で開発され，本邦が世界をリードしていることである．

（中山明峰）

引用文献

1) American Academy of Sleep Medicine. International Classification of Sleep Disorders. 3rd ed（ICSD-3）. Darien：AASM；2014.

2) American Academy of Sleep Medicine. International Classification of Sleep Disorders. 2nd ed（ICSD-2）：Diagnostic and Coding Manual. Westchester：AASM；2005.

3) 厚生労働科学研究・障害者対策総合研究事業「睡眠薬の適正使用及び減量・中止のための診療ガイドラインに関する研究班」および日本睡眠学会・睡眠薬使用ガイドライン作成ワーキンググループ編．睡眠薬の適正な使用と休薬のための診療ガイドライン―出口を見据えた不眠医療マニュアル．2013.
http://www.jssr.jp/data/pdf/suiminyaku-guideline.pdf

4) 厚生労働省健康局．健康づくりのための睡眠指針2014.
http://www.mhlw.go.jp/file/06-Seisakujouhou-10900000-Kenkoukyoku/0000047221.pdf

5) 伊豫雅臣．ベンゾジアゼピン系薬の臨床薬理．分子精神医学 2004；4：182-6.

6) Tom SE, et al. Nonbenzodiazepine sedative hypnotics and risk of fall-related injury. Sleep 2016；39：1009-14.

7) 日本転倒予防学会，武藤芳照ほか．転倒予防白書 2016．東京：日本医事新報社；2016.

8) ロゼレム添付文章．https://www.takedamed.com/mcm/medicine/download.jsp?id=144&type=ATTACHMENT_DOCUMENT

9) Sakurai T, et al. Orexins and orexin receptors：A family of hypothalamic neuropeptides and G protein-coupled receptors that regulate feeding behavior. Cell 1998：92（4）：573-85.

10) ベルソムラ添付文章．http://www.tsukamoto-naika.org/Belsomra%20Tablets%2015mg,20mg%20Tenpububsyo.pdf#search=%27スボレキサント％27

睡眠時無呼吸症候群

概要

　睡眠呼吸障害（sleep disordered breathing：SDB）には閉塞性睡眠時無呼吸（obstructive sleep apnea：OSA）以外にも中枢性睡眠時無呼吸（central sleep apnea：CSA）症候群，睡眠関連低換気障害群などさまざまな病態が含まれる（❶）[1]．本邦では 2005 年に『成人の睡眠時無呼吸症候群診断と治療のためのガイドライン』[2] が発行されているが，このガイドラインは主に成人の閉塞性睡眠時無呼吸のみを対象としており，他の SDB についての記載が不足していた．OSA 以外の SDB の病態は非常に複雑であり，多くの科の協力（科・科連携）や地域医療連携が重要であることから，2008 年にこれらを包括的にまとめた『睡眠呼吸障害の診断・治療・連携ガイドライン』[3] が作成されている．また循環器疾患や慢性呼吸不全に伴う CSA や睡眠関連低換気障害などに対しては『循環器領域における睡眠呼吸障害の診断・治療に関するガイドライン』（2010 年）[4] や『NPPV（非侵襲的陽圧換気療法）ガイドライン（改訂第 2 版）』[5]（2015 年）などを応用させる必要がある．

ガイドラインのポイント

- SDB に関連してさまざまな立場によるガイドラインが作成されており（❷），症例や状況に応じて使い分ける必要がある．そのなかで『睡眠呼吸障害の診断・治療・連携ガイドライン』では一般医療機関と睡眠医療専門機関において担うべき診療連携の指針がまとめられており，さらに治療方針についても現行の保険診療の基準を考慮した内容になっていることから，一般臨床においては最も実践的なガイドラインといえる．
- SDB が疑われる患者が受診したら，問診，質問票などのほかに，Epworth Sleepiness Scale（ESS）による眠気の評価，簡易無呼吸診断装置または経皮的動脈血酸素飽和度（SpO_2）モニターでスクリーニングを行う．SDB が疑われる場合，その多くは OSA だが，むずむず脚症候群やナルコレプシーなどの他の疾患が混入しているケースもあるので，最終的には終夜睡眠ポリグラフ検査（polysomnography：PSG）による鑑別診断が必要となる（❸）．
- 治療は，無呼吸低呼吸指数（apnea hypopnea index：AHI）≧ 20 では経鼻持続陽圧呼吸（nasal continuous positive airway pressure：CPAP）が第 1 選択，5 ≦ AHI<20 では口腔内装置（oral appliance：OA）が第 1 選択とされているが，OSA 治療前に上気道疾患の評価を行い，適応があれば外科的治療を行うことが推奨されている（❹）．手術療法の適応や術式選択については『成人の睡眠時無呼吸症候群診断と治療のためのガイドライン』[2] を参照するとよい．

CPAP アドヒアランス（継続性）不良にて軟口蓋形成術が奏効した例

症例 1：34 歳，男性．
既往・現症：10 年来の日中の眠気，いびき，睡

眠中の呼吸停止を主訴に，近医睡眠外来を受診．睡眠ポリグラフ検査にて，AHI 29.0 の閉塞型優位の睡眠呼吸障害が認められたため CPAP 治療が開始されたが，マスクの違和感によるアドヒアランス不良のため，手術治療の適応コンサルト目

❶ ICSD-3 における睡眠関連呼吸障害群（SRBDs）の分類

閉塞性睡眠時無呼吸障害群（obstructive sleep apnea disorders）

1. 閉塞性睡眠時無呼吸，成人
2. 閉塞性睡眠時無呼吸，小児

中枢性睡眠時無呼吸症候群（central sleep apnea syndromes）

1. Cheyne-Stokes 呼吸を伴う中枢性睡眠時無呼吸
2. Cheyne-Stokes 呼吸を伴わない内科的疾患による中枢性睡眠時無呼吸
3. 高地周期性呼吸による中枢性睡眠時無呼吸
4. 薬物または物質による中枢性睡眠時無呼吸
5. 原発性中枢性睡眠時無呼吸
6. 乳幼児期の原発性中枢性睡眠時無呼吸
7. 未熟児の原発性中枢性睡眠時無呼吸
8. 治療により発現した中枢性睡眠時無呼吸

睡眠関連低換気障害群（sleep related hypoventilation disorders）

1. 肥満低換気症候群
2. 先天性中枢性肺胞低換気症候群
3. 視床下部機能障害による遅発性中枢性低換気
4. 特発性中枢性肺胞低換気
5. 薬物または物質による睡眠関連低換気
6. 内科的疾患による睡眠関連低換気

睡眠関連低酸素血症障害（sleep related hypoxemia disorder）

1. 睡眠関連低酸素血症

単発症状と正常亜型（isolated symptoms/normal variants）

1. いびき
2. カタスレニア（睡眠関連うなり）

(American Academy of Sleep Medicine. International Classification of Sleep Disorders. 3rd ed. AASM；2014[1] を筆者和訳)

❷ 国内でこれまでに作成された主なガイドライン

ガイドライン名	編集	発行年
成人の睡眠時無呼吸症候群診断と治療のためのガイドライン	睡眠呼吸障害研究会	2005
睡眠呼吸障害の診断・治療・連携ガイドライン	厚生労働省精神・神経疾患委託費による研究班	2008
睡眠呼吸障害の口腔内装置（OA）治療のための医療連携ガイドライン		
循環器領域における睡眠呼吸障害の診断・治療に関するガイドライン	日本循環器学会ほか 7 学会による合同研究班	2010
閉塞性睡眠時無呼吸症候群に対する口腔内装置に関する 診療ガイドライン	日本睡眠歯科学会	2013
NPPV（非侵襲的陽圧換気療法）ガイドライン（改訂第 2 版）	日本呼吸器学会 NPPV ガイドライン作成委員会	2015

的にて当院紹介となった．小児期より扁桃肥大を指摘されており，現在も年に 2，3 回の扁桃炎による発熱がある．ESS：10/24 点．

一般的所見：身長：171 cm，体重：68 kg，BMI：23.3 kg/m²，血圧：131/59 mmHg.

耳鼻咽喉科的所見：咽頭視診では口蓋扁桃は Mackenzie 分類で 2 度の肥大であった（❺）．鼻咽腔・喉頭ファイバーによる観察では鼻腔内に異常は認めず，通気性は良好．舌根レベルでの狭窄は認められなかった．

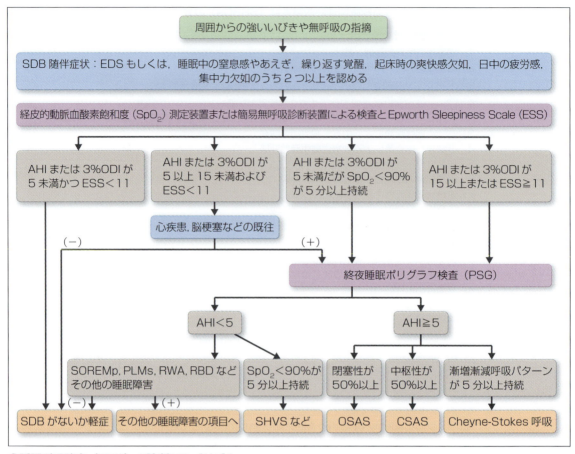

❸睡眠呼吸障害（SDB）の診断アルゴリズム

EDS：excessive daytime sleepiness（日中の過度の眠気），SOREMp：sleep onset REM period（入眠時レム睡眠期），PLMs：periodic limb movements in sleep（睡眠時周期的脚運動），RWA：REM sleep without atonia（筋活動抑制を伴わないレム睡眠），RBD：REM sleep behavior disorder（レム睡眠行動障害）.

（篠邉龍二郎ほか．睡眠呼吸障害の診断・治療・連携ガイドライン．2008[3]より）

セファロメトリー：PNS-P（軟口蓋長）：45 mm，小下顎，下顎後退の所見なし．

鼻腔通気度検査：両側鼻腔抵抗値 0.18 Pa/cm³/秒.

近医でのPSG所見：AHI：29.0，最低酸素飽和度：71%，3%酸素飽和度低下指数（3% ODI）：20.4.

診断：CPAPアドヒアランス不良の中等症閉塞性睡眠時無呼吸症候群である．肥満，小顎，鼻閉は認めず，閉塞の主な原因は口蓋扁桃肥大および軟口蓋過長であると考えられる．

治療経過：全身麻酔下に口蓋扁桃摘出術および口蓋垂軟口蓋皮弁（uvulo-palatal flap：UPF）を用いた軟口蓋形成術を施行した．術後経過は良好で，術後出血や摂食困難など認めず，術後6日目に退院．術後3か月に当院で施行したPSGではAHIは29.0から6.1に改善．いびきも消失し，ESSも10点から4点まで減少した．軽度の呼吸障害が残存しているものの，自覚症状が著明に改善し，本人も希望しなかったため口腔内装置などの追加治療は行わず経過観察を行っている．術後咽頭の瘢痕狭窄など認めず経過良好である（❻）．

解説　耳鼻咽喉科診療において，睡眠専門施設よりOSAに対する手術適応についてのコンサルトを受ける機会は少なくない．咽頭視診，鼻咽腔・喉頭ファイバー，鼻腔通気度検査（睡眠

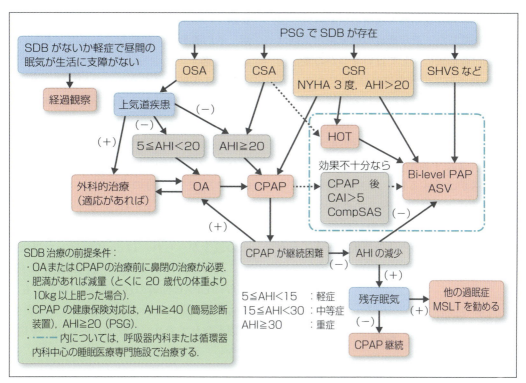

❹睡眠呼吸障害（SDB）の治療アルゴリズム

CSR：Cheyne-Stokes 呼吸，HOT：Home Oxygen Therapy（在宅酸素療法），Bi-level PAP：Bi-level positive airway pressure（二相式陽圧呼吸），ASV：adaptive servo-ventilation（適応補助換気），CAI：central apnea index（中枢性無呼吸指数），MSLT：multiple sleep latency test（反復睡眠潜時検査）. （篠邉龍二郎ほか. 睡眠呼吸障害の診断・治療・連携ガイドライン. 2008[3] より）

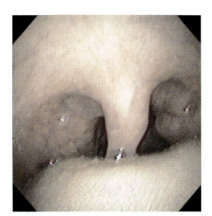

❺手術前の咽頭所見（症例1）
口蓋扁桃肥大、口蓋垂過長を認める.

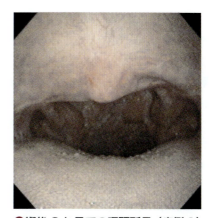

❻術後3か月での咽頭所見（症例1）
口蓋扁桃摘出，軟口蓋形成術後. 咽頭後壁が十分観察できる.

時無呼吸症候群で保険適応あり），セファロメトリー（頭部側面X線規格写真）などの検査によって上気道形態の評価を行い，閉塞部位および手術適応について検討する．『成人の睡眠時無呼吸症候群診断と治療のためのガイドライン』[2]では口蓋垂軟口蓋咽頭形成術（uvulo-palato-pharyngoplasty：UPPP）のよい適応は「扁桃肥大を伴い，軟口蓋長が45mm以上の症例」とさ

れており，本症例も軟口蓋形成術と口蓋扁桃摘出術の適応と判断した．近年術後の瘢痕狭窄を避けるため，軟口蓋形成に関してはいくつかの変法術式が報告されており，本症例ではUPFを用いた術式を選択し良好な結果を得た．本症例のように扁桃肥大など，上気道の形態異常が睡眠呼吸障害の主な要因の場合は，手術単独でOSAが改善する例がある．また手術治療によってCPAPのアドヒアランスが改善する例や，OA，減量などを組み合わせることによりCPAPの離脱が可能な例もあることから，OSAの治療に際しては十分な上気道形態の評価と治療法の選択を行うことが重要となる．

圧の調整，睡眠指導によってCPAPアドヒアランスが改善した例

症例2：68歳，男性．

既往・現症：家人より20年来のいびき，睡眠中の無呼吸を指摘されている．1年前から倦怠感，夜間覚醒を自覚するようになった．糖尿病，高血圧にて通院中の当院代謝内科で相談したところ，SDBが疑われ当科紹介受診となった．ESS：6/24点．

一般的所見：身長：168.9 cm，体重：74.0 kg，BMI：25.9 kg/m²，血圧：140/69 mmHg．

耳鼻咽喉科的所見：口蓋扁桃はMackenzie分類で1度の肥大で，軟口蓋低位を認めた．鼻咽腔・喉頭ファイバーによる観察では鼻中隔は軽度左へ凸弯曲を認めたが，下鼻甲介の腫脹なく通気性は良好．軟口蓋レベルで全周性の狭窄を認めた．その他の神経学的異常は認められなかった．セファログラム上，小下顎傾向なし．

鼻腔通気度検査：両側鼻腔抵抗値 0.11 Pa/cm³/秒．

簡易無呼吸診断装置による在宅検査でAHI 43.2の呼吸障害が認められたため，一泊入院でPSG検査を行った．

PSG所見：AHI：50.7，最低酸素飽和度：42%，3% ODI：48.3．

診断：PSGの結果より重症OSAである．軽度肥満，軟口蓋低位，加齢などが原因と考えられる．

治療経過：ガイドライン上CPAP治療の適応であり，まず外来にてauto CPAP（4～12 cmH₂O）にて治療を開始した．また普段の飲酒量が多かったため節酒を強く指導した．auto CPAPを3か月使用した時点での使用率は40%程度と不良であり，マスク装着による不眠や口渇を訴えたため，CPAP圧設定目的のPSG（タイトレーションPSG）を行った．CPAP圧を4 cmH₂Oより上昇させていくと，10 cmH₂O以上の圧で無呼吸低呼吸の減少がみられ，14 cmH₂O以上でほぼ消失した．auto CPAPの圧を8～14 cmH₂Oに修正し，さらにCPAP付属の加湿器を併用して在宅治療を再開したところ，使用率は80%まで改善した．節酒も守れており，自覚的な倦怠感，中途覚醒も減少し，現在外来通院中である．

解説 CPAPは中等度～重度のOSAに対する最も一般的な治療であり，他覚的・自覚的な眠気，QOLおよび神経認知機能を効果的に改善させる．しかしながら長期にわたる装用継続を必要とし，患者自身のライフスタイルの変容を必要とするなどの負担も少なくない．CPAPの適応基準については多くのガイドラインに記載されているものの，CPAP治療導入後の管理法についてまとめられた指針はない．CPAPのアドヒアランスを確保するためには，本症例のようにタイトレーションPSGによる適正圧の決定や，口内乾燥感に対する加湿器の併用など，CPAP適正使用のための細やかな対処を行う必要がある．またOSA患者にみられる不適切な睡眠習慣のなかには，睡眠不足やアルコール，ニコチン，カフェインの過剰摂取など，OSAそのものの病態を悪化させる習慣もあり，患者の習慣に合わせた生活指導，睡眠衛生指導を随時行うことも重要である．

現状と問題点，将来への課題

①本邦では1998年からOSAに対するCPAP治

療が保険適応として認められ，脳波検査を含む PSG で AHI が 20 以上かつ頻回の睡眠の分断などの睡眠障害が確認された場合，もしくは脳波検査による睡眠障害の証明がなくとも AHI が 40 以上の症例が保険対象となっている．現在本邦で用いられているガイドラインの多くはこの保険制度に準拠したものであり，ICSD-3 などの国際基準や最新の医学的根拠に基づいた診療指針とは必ずしも一致していないことに留意が必要である．

②SDB は多くの診療科が関連する疾患であり，現在本邦ではガイドラインが林立して作成されている感があるが，耳鼻咽喉科や口腔外科の立場からのガイドラインはまだ作成されていない．いうまでもなく，上気道や顎顔面形態の正確な評価および外科的治療の適切な介入は SDB 診療において重要な部分を占めており，閉塞部位診断や外科的治療に関するガイドラインも必要と思われる．

③小児の SDB については米国小児科学会が 2012 年に『小児の閉塞性睡眠時無呼吸症候群（OSAS）の診療ガイドライン』[6] を発表しているが，本邦では『小児の睡眠呼吸障害マニュアル』[7] が出版されているのみで，ガイドラインに相当するものはまだない．小児 SDB は学習障害や行動障害，注意欠如・多動性障害

（ADHD）様症状など，成人とは異なる症候を呈し，身体・精神発達にも影響を及ぼす疾患であるため，短期，長期予後を加味した診療ガイドラインが早期に作成されることが望まれる．

（北村拓朗，田畑貴久，鈴木秀明）

引用文献

1) American Academy of Sleep Medicine. International Classification of Sleep Disorders. 3rd ed. Darien：AASM；2014. p49-141.
2) 睡眠呼吸障害研究会編．成人の睡眠時無呼吸症候群診断と治療のためのガイドライン．東京：メディカルレビュー社；2005.
3) 篠邉龍二郎ほか．睡眠呼吸障害の診断・治療・連携ガイドライン．睡眠医療 2008；2：271-8.
4) 日本循環器学会．循環器領域における睡眠呼吸障害の診断・治療に関するガイドライン．Circ J 2010；74（Suppl II）：963-1051.
5) 日本呼吸器学会 NPPV ガイドライン作成委員会．NPPV（非侵襲的陽圧換気療法）ガイドライン．改訂第 2 版．東京：南江堂；2015.
6) Marcus CL, et al. Clinical Practice Guideline：Diagnosis and management of childhood obstructive sleep apnea syndrome. Pediatrics 2012；130（3）：576-84.
7) 宮崎総一郎ほか編．小児の睡眠呼吸障害マニュアル．東京：全日本病院出版会；2012.

シリーズ関連項目
• 『実戦的耳鼻咽喉科検査法』「実戦的な睡眠時呼吸障害の検査」p.222（鈴木雅明）
• 『耳鼻咽喉科イノベーション』「小児扁桃肥大に伴う閉塞性睡眠時無呼吸の新たなエビデンス」p.203（鈴木正志，渡辺哲生）

頭頸部癌

概要

　頭頸部は呼吸や摂食，嚥下など生命維持に直結した臓器と，視覚，嗅覚，味覚，聴覚，平衡覚などの感覚器などヒトが人として生きていくために必要な器官が集まっており，頭頸部癌に対する治療では根治と生活の質（QOL）の維持との両立が求められる．こうした背景から他の領域に先駆けて，1960年代より手術・放射線治療・薬物療法を組み合わせたさまざまな集学的治療法が開発されてきた．頭頸部癌診療ガイドラインは，こうした治療法のなかから個々の患者に最適な治療を選択するためのガイドブックとして初版が2009年に出版され，国際対がん連合（UICC）の「TNM悪性腫瘍分類」や「頭頸部癌取扱い規約」の改訂を受けて，2013年に第1回目の改訂が行われた[1]．本項では，口腔癌，上顎洞癌，咽頭癌，喉頭癌について例をあげて解説する．詳細は『頭頸部癌診療ガイドライン2013年版』[1]をご覧いただきたい．

ガイドラインのポイント

- ●『頭頸部癌診療ガイドライン2013年版』[1]では，初版と同様に標準的な治療法をアルゴリズムで示すとともに，現状で最も妥当と考えられる診断法や治療法を34項目のClinical Question（CQ）として取り上げ，推奨グレード（❶）を提示している．
- ●口腔癌：舌癌病期Ⅰ・Ⅱ症例のハイリスク群に対して予防的頸部郭清術は生存率の向上に寄与する（CQ2-2 ▶推奨グレードC1）．
- ●上顎洞癌：超選択的動注化学療法は放射線治療との同時併用により臓器温存に寄与する可能性がある（CQ3-2 ▶推奨グレードC1）．
- ●中咽頭癌：HPV（ヒトパピローマウイルス）検査は中咽頭癌の治療感受性，予後を予測するうえで有用である（CQ5-1 ▶推奨グレードC1）．
- ●下咽頭癌：早期例に対しては根治照射あるいは喉頭温存手術のいずれかを選択する（CQ6-1 ▶推奨グレードB）．進行例に対してもQOLの観点から白金製剤同時併用化学放射線療法を行う施設が増えてきた（CQ11-2 ▶推奨グレードB）．
- ●喉頭癌：早期癌に対しては，放射線療法，経口的切除いずれも，高い局所制御率で機能を温存できる（CQ7-1 ▶推奨グレードA）．進行癌に対してもQOLの観点から化学放射線同時併用療法や喉頭温存手術を行う施設が増えてきた（CQ11-2 ▶推奨グレードB）．

❶推奨グレード

A	利用・実践することを強く勧める
B	利用・実践することを勧める
C1	利用・実践することを考慮してよい
C2	利用・実践すべきかコンセンサスは得られてない
C3	利用・実践することを勧めない
D	利用・実践しないことを勧める

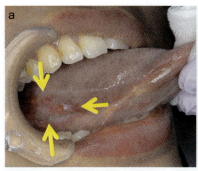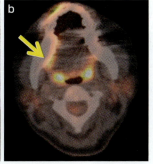

❷舌癌．T2N0M0（症例1）
a：一部潰瘍を伴う腫瘍を右舌縁に認める．
b：FDG-PET/CT にて同部に集積を認める．リンパ節への集積は認めなかった．

舌癌：予防的頸部郭清術を行った例

症例1：43歳，女性．
現病歴：1年前から右舌縁後方に肉芽を伴う白斑を認めた（❷）．最近，増大してきたため受診．
現症：右可動部舌縁に中央部に潰瘍を伴うやや隆起した長径30 mm，短径20 mm，厚さ8 mmの腫瘍を認めた．頸部リンパ節転移は触知せず，ほかに耳鼻咽喉・頭頸部に異常所見は認めなかった．
既往歴：特記すべきことなし．喫煙歴：なし．飲酒歴：なし．
画像：PET-CT にて左可動部舌縁に強い集積を認めた．頸部リンパ節や遠隔臓器への集積はみられなかった．
病理：舌縁部からの生検の結果は扁平上皮癌であった．
診断：舌癌，T2N0M0，病期Ⅱ．
治療：舌部分切除・左頸部郭清術（supraomohyoid neck dissection）を施行した．
経過：病理報告では原発巣の断端は陰性で，頸部リンパ節に転移は認めず，術後治療は行わず退院となった．現在，術後2年経過し，再発は認めない．

解説 舌癌病期Ⅰ・Ⅱ症例に対する予防的頸部郭清術（elective neck dissection：END）の意義に関しては，いまだに意見が分かれている．

世界を代表するハイボリュームセンター TATA Memorial Hospital の2009年の報告[2]では END の意義が認められなかったが，2015年に同施設から発表された最新の無作為化比較臨床試験[3]では経過観察群の成績が有意に悪く，予防的頸部郭清術を推奨している．しかし，同試験では頸部リンパ節転移の評価に CT や PET-CT は用いられておらず，その結果は本邦に当てはまるとは限らない．現在，JCOG（日本臨床腫瘍研究グループ）において，原発巣と頸部リンパ節の診断法・経過観察法を統一した大規模な前向き試験が計画されている．本症例では硬結を伴い深部浸潤がみられたことからハイリスク群と判断し，予防的な頸部郭清術を原発巣の切除と同時に行った．

上顎洞癌：超選択的動注化学療法併用放射線治療を行った例

症例2：62歳，男性．
現病歴：1か月前から左頬部の違和感が生じた．最近，増大傾向がみられたため来院．
現症：左頬部の腫脹を認めた．頸部リンパ節転移は触知せず，ほかに耳鼻咽喉・頭頸部に異常所見は認めなかった．
既往歴：特記すべきことなし．喫煙歴：なし．飲酒歴：機会飲酒．
画像：CT，MRI にて左上顎洞内に軟部陰影を認

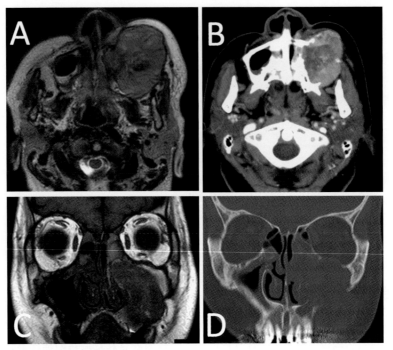

❸左上顎洞癌（症例2）
A, C：MRI，B, D：CT.
A, B：上顎洞前壁を破壊し、頬部軟部組織への浸潤が認められる.
C, D：眼窩下壁を破壊し、眼窩内への進展がみられる.

めた（❸）．眼窩下壁と上顎洞前壁の骨破壊がみられ，眼窩内と顔面頬部への進展が認められた．PET-CTでは頸部リンパ節や遠隔臓器への集積はみられなかった．

病理：歯齦部切開により生検した結果は，扁平上皮癌であった．

診断：上顎洞癌，T4aN0M0，病期ⅣA.

治療：超選択的動注化学療法併用放射線治療を行った．放射線治療は2Gy/日，週5日，7週間（総線量70Gy）を施行．第1週より第6週まで週1回，左顎動脈と左顔面動脈よりシスプラチン100mg/m²を超選択的に投与し，チオ硫酸ナトリウムで中和した．

経過：腫瘍は著明に縮小し，左眼球偏位と左頬部腫脹は消失した．3か月後のPET-CTにて腫瘍への集積は認めず，治療終了後3年現在，再発は認めない．

解説 超選択的動注療法とは，外頸動脈から分枝した血管，すなわち上甲状腺動脈，舌動脈，顎動脈などに選択的にカテーテルを挿入し，そこから抗癌薬を投与する方法である． 通常は大量のシスプラチンを動注し，経静脈的にチオ硫酸ナトリウムにて中和して副作用を軽減することにより，毎週動注を行う．放射線治療との同時併用 として行われることが多い．オランダで行われた口腔，中・下咽頭，喉頭癌を対象とした無作為化比較試験[4] では，シスプラチンを経静脈的に投与する通常の化学放射線療法を上回る成績は得られなかったが，腫瘍が片側に限局し血管支配が比較的単純な上顎洞については良好な成績が報告されている[5,6]．本症例では外科的切除では顔面皮膚と眼窩内容の摘出を要する．腫瘍が片側に限局し，頸部や脳の血管にも異常が認められなかったことから，整容面を考慮して，超選択的動注療法同時併用放射線治療を行った．

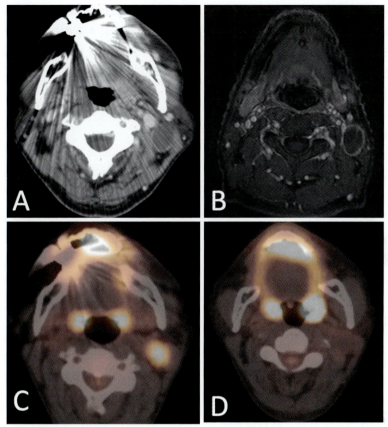

❹左中咽頭癌（症例3）
A：造影 CT，B：MRI T2 強調画像，C，D：PET-CT.
左レベルⅡに嚢胞性リンパ節転移が認められ（A，B），PET-CT にて同部に比較
的淡い集積が認められる（C）．左口蓋扁桃に強い集積が認められる（D）.

中咽頭癌（HPV 陽性）：治療中に腎機能が低下した例

症例3：49 歳，男性.

現病歴：3 か月前に右頸部の腫瘤に気づいた．徐々に増大してきたため受診.

現症：左上頸部にリンパ節を触知した．視診にて左口蓋扁桃が腫大していた．ほかに耳鼻咽喉・頭頸部に異常所見は認めなかった.

既往：特記すべきことなし．喫煙歴：なし．飲酒歴：なし.

画像：造影 CT，MRI にて左レベルⅡに直径 25 mm の嚢胞性リンパ節腫大を認め，MRI では右口蓋扁桃は左に比べやや腫大していた．PET-CT では嚢胞上の左頸部リンパ節と左口蓋扁桃に集積がみられた（❹）.

病理：左口蓋扁桃より生検した結果は低分化型扁平上皮癌で，p16 蛋白に対する免疫染色では 80％以上の腫瘍細胞に強陽性であった.

診断：HPV 陽性中咽頭癌，T2N1M0，病期Ⅲ.

治療：シスプラチン同時併用の化学放射線療法を開始した．良好な縮小が認められたが，腎機能が Cr2.1，eGFR（推定糸球体濾過量）28.2 と著明に悪化したため，2 回目以降のシスプラチン投与を見送り，放射線治療のみ予定の回数を継続した.

経過：治療終了後の PET-CT では原発巣，転移巣ともに腫瘍陰影は消失し，集積も認められなかった．治療後 5 年経過し，再発は認めない.

解説 HPV は子宮頸癌の原因としてよく知られているが，2000 年代に入り HPV 感染が発症原因と考えられる中咽頭癌が世界的に増加している[7,8]．性行為の若年化，多様化が増加の背景因子として考えられ，本邦においても中咽頭癌の約 50％が HPV 関連で，その大半が HPV16 である[9]．腫瘍組織における HPV の検出方法としてはウイルスの DNA を PCR や *in situ* ハイブリッド形成法で同定する方法もあるが，臨床的には HPV 感染のマーカーとして知られている p16 蛋白の免疫組織化学染色法が用いられる．HPV 関連中咽頭癌の大半は側壁癌で，非喫煙者・非飲酒者にも多い．陰性の癌に比し放射線感受性も化学療法感受性も高く，予後良好であることが知られている[10]．治療強度を下げて良いかは議論のあるところだが，少なくとも予後や治療効果の予測には有用である．

本症例は飲酒歴がなく p16 陽性であり，典型的な HPV 関連中咽頭の臨床像を呈していた．標準治療としてシスプラチン同時併用の化学放射線療法を開始したが，1 コース目後に腎機能が低下した．HPV 関連中咽頭癌であり放射線単独でも良好な効果が期待されることから，2 コース目以降のシスプラチン投与は見送り，放射線治療を完遂した．

その他の留意すべき点

①本ガイドラインは，ここに示されていない治療法を規制するものではない．さまざまな治療法が選択できるようになった現在，それぞれの症例に最も適切な治療を検討するためのガイドブックとして利用していただきたい．
②2013 年の改訂後にも分子標的薬や免疫チェックポイント阻害薬など新たな治療選択肢が登場し，臓器温存や機能温存を目指した低侵襲な外科的治療も日々進歩している．ガイドラインで示したアルゴリズムや CQ の推奨度が，必ずしも最新の情報でないことにご留意いただきたい．

（丹生健一）

引用文献

1) 日本頭頸部癌学会編．頭頸部癌診療ガイドライン 2013 年版．東京：金原出版；2013.
2) D'Cruz AK, et al. Elective neck dissection for the management of the N0 neck in early cancer of the oral tongue：Need for a randomized controlled trial. Head Neck 2009；31：618-24.
3) D'Cruz AK, et al. Head and Neck Disease Management Group. Elective versus therapeutic neck dissection in node-negative oral cancer. N Engl J Med 2015；373：521-9.
4) Rasch CR, et al. Intra-arterial versus intravenous chemoradiation for advanced head and neck cancer：Results of a randomized phase 3 trial. Cancer 2010；116：2159-65.
5) Robbins KT, et al. Intra-arterial chemotherapy for head and neck cancer：Is there a verdict? Cancer 2010；116：2068-70.
6) Homma A, et al. Superselective high-dose cisplatin infusion with concomitant radiotherapy in patients with advanced cancer of the nasal cavity and paranasal sinuses：A single institution experience. Cancer 2009；115：4705-14.
7) D'Souza G, et al. Case-control study of human papillomavirus and oropharyngeal cancer. N Engl J Med 2007；356：1944-56.
8) Chaturvedi AK, et al. Human papillomavirus and rising oropharyngeal cancer incidence in the United States. J Clin Oncol 2011；29：4294-301.
9) Hama T, et al. Prevalence of human papillomavirus in oropharyngeal cancer：A multicenter study in Japan. Oncology 2014；87（3）：173-82.
10) Ang KK, et al. Human papillomavirus and survival of patients with oropharyngeal cancer. N Engl J Med 2010；363：24-35.

シリーズ関連項目
• 『がんを見逃さない―頭頸部癌診療の最前線』

甲状腺腫瘍

概要

　甲状腺分化癌，とくに乳頭癌の手術を含めた治療法は世界的にも各施設によって異なり，なかなか標準治療が確立されなかった．わが国では，甲状腺全摘が避けられる傾向にあり，反面，リンパ節郭清はたとえ臨床的な転移が明らかでなくても，中央区域のみならず外側区域まで予防的に施行されてきた．しかし再発リスクの低い症例に広汎な予防的リンパ節郭清を行うことは，それに伴う長い手術瘢痕や愁訴，頻度は高くないが乳び漏，副神経麻痺，顔面神経麻痺，Horner 症候群などの合併症を考慮すれば，患者にとって利益となるかどうかは疑問である．

　一方，甲状腺全摘は副甲状腺機能低下症や反回神経麻痺のリスクが若干高くなるが，術後の血中サイログロブリン値やサイログロブリン抗体値の変動が再発の指標となるメリットがあるので，再発リスクの高い症例には推奨される．そして再発が画像上で確認されれば放射性ヨウ素を用いたアイソトープ治療をただちに行い，それが無効であり，かつ転移巣が進行性であれば分子標的薬を用いた薬物療法を行うことになる．

　こういった一連の治療を滞りなく行うためには，初回手術あるいは初回の再発手術での甲状腺全摘が必須である．2017 年に出版される『甲状腺腫瘍診療ガイドライン 第 2 版』では，乳頭癌を 4 つにリスク分類し，おのおのに対してどういう治療を行うべきかを明記している [1]．

ガイドラインのポイント

- 甲状腺腫瘍診療ガイドラインでは，乳頭癌を再発予後および生命予後のリスクごとに超低，低，中，高リスクの 4 つに分類している（❶）．
- 高リスク症例は再発および生命予後不良因子を有するので全摘術を行い，放射性ヨウ素によるアイソトープ治療や薬物療法を行う，あるいはそれらに備えるのが妥当である．
- 中リスク症例の甲状腺切除範囲は臨床所見や患者背景を十分に考慮して，症例ごとに決定することが推奨されている（当院では全摘を行っている）．
- 臨床的なリンパ節転移のある症例に対し，治療的な郭清は必須である．
- 中央区域の予防的郭清は予後を改善するというエビデンスに乏しいが，中央区域は甲状腺摘出術と同一の視野にあり，予防的郭清に長時間を要しない．また，この区域への再発に対する手術は反回神経損傷や永続性副甲状腺機能低下症などの重篤な合併症の懸念が増す．したがって初回手術時に予防的中央区域郭清を行っておく意義はある（当院では片葉切除であれば原発巣と同側のみの，全摘であれば両側の中央区域郭清を行っている）．
- 外側区域の予防的郭清は，低リスク症例には推奨しない．中リスク症例ではその他の予後因子や患者背景，意思を考慮したうえで決定する．高リスク症例には行ってもよい．

❶乳頭癌の超低リスク，低リスク，中リスク，高リスク分類

超低リスク	T1aN0M0
低リスク	T1bN0M0
中リスク	超低，低，高リスクのいずれにも該当しない症例
高リスク	以下のうち1項目以上を満たす症例 ①40 mmを超える腫瘍径 ②術前所見または手術所見としてEx2に相当する所見が原発巣あるいは転移リンパ節にある ③30 mmを超えるリンパ節転移 ④画像上明らかな遠隔転移

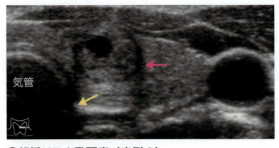

❷超低リスク乳頭癌（症例1）
経過観察のよい適応である.
➡：反回神経，➡：乳頭癌.

　本項ではガイドラインをふまえて，リスク別にどのような手術が適切かを検討したい.

超低リスク症例

症例1：75歳，女性.
既往・現症：乳癌検診を近くの病院で受けた際，同時に施行された甲状腺エコーで小結節を指摘され，当院紹介となる.
検査・診断：当院でエコーを再検したところ，右葉に最大径9 mmの単発性結節を認める．結節は充実性で辺縁がやや不整であり，細胞診で乳頭癌と診断された．画像上，気管浸潤はなく，反回神経の走行経路からも離れていた（❷）．転移を疑う腫大リンパ節を認めず，CTで肺転移なし．なお，甲状腺機能は正常であり，甲状腺抗体も陰性であった.
治療：ガイドラインにおける超低リスク症例，すなわち低リスク微小癌である．ガイドラインでは十分な説明を受けたうえで希望する場合には，適切な診療体制のもとで経過観察を行ってもよいとされる．当院では①経過観察の成績が，10年間でサイズが3 mm以上増大した症例は8%，新たにリンパ節転移が発見された症例は3.8%と非常に良好であること[2)]，②腫瘍径の増大（初回に比べて3 mm以上増大）や新たなリンパ節転移の出現といったprogression signsがみられてから救援手術を行っても，その後重大な再発や癌死を起

こした症例がないこと[2)]，③当院のような専門病院で超低リスク症例の手術を行っても永続性反回神経麻痺（反回神経損傷による）が0.2%，永続性副甲状腺機能低下症が1.6%に生じていること[3)]，④日本の保険制度下では経過観察のほうが手術および術後フォローよりもコストが低いこと[4)]を考慮し，経過観察を第1選択としている．こういった知見を総合的に鑑みれば，経過観察のほうが患者にとって明らかに利益があると判断したからである．経過観察中に上記のprogression signsが確認された場合には，救援手術を行う.

解説　この症例は手術を行うとすれば右葉峡部切除および同側中央区域郭清となる．しかし微小癌とはいえ，上記のとおり，重大な合併症が起こる確率は皆無ではない．本症例は高齢であるが臨床癌と異なり，超低リスク症例を経過観察した場合，高齢者（60歳以上）ほど進行しにくいことがわかっている[2)]．したがって本症例は経過観察のよい適応といえる.

　ここで微小癌の経過観察についてまとめておく．微小癌であればどのような症例でも経過観察が適応となるわけではない．❸に経過観察の適応外となる因子をまとめた．臨床的にリンパ節転移や（きわめてまれであるが）遠隔転移がある症例は超低リスク乳頭癌ではないので，ただちに手術や術後アイソトープ治療を施行すべきである．同様に癌が反回神経の走行経路にあり，すでに同側の声帯麻痺をきたしている症例は，腫瘍径が小さ

❸微小癌経過観察の適応外となる因子

臨床的に 高リスク	①画像検査でリンパ節転移や（まれではあるが）遠隔転移がある ②声帯麻痺があり，癌の占拠部位から反回神経浸潤が考えられる ③細胞診で high-grade malignancy が疑われる（まれ） ④経過観察中に進行してくる
臨床的に 経過観察が 不適切	腫瘍が気管に面で接しているか反回神経走行経路にあり，それらに浸潤している可能性がある

くても高リスク乳頭癌であるので，ただちにきちんとした外科的治療を行うべきである．細胞診で high-grade malignancy を疑う微小癌はきわめてまれではあるが，それでも低分化癌や高細胞型を疑うような所見があった場合は手術の適応とすべきである．また，経過観察を行っているうちに進行してくる症例も，その時点で手術を行うべきである．画像上，気管に面で接している症例や背面に存在して反回神経の走行経路にある症例は，本当にそれが oncological に高リスクな症例かどうかはわからないが，気管や反回神経へ浸潤しているリスクを考慮して経過観察せず，手術を施行すべきである．気管に対しては気管軟骨と腫瘍壁との角度が参考になる[5]．両者の交わる角度が鋭角であれば，気管浸潤の可能性はまずないが，鈍角である場合は腫瘍径が 7 mm 以上であれば 24% に Ex2 に相当する浸潤がみられた．反回神経浸潤は腫瘍と反回神経走行経路との間に正常甲状腺が認められるかどうかが目安になる[5]．正常甲状腺組織が画像上認められた場合は浸潤の可能性はまずないが，それがない場合は 7 mm 以上の微小

癌であれば 9% に Ex2 相当の浸潤がみられた．なお，位置的に気管や反回神経浸潤の可能性があるが，腫瘍辺縁が不明瞭なため評価が困難な場合は，無理に経過観察をせず，手術を施行したほうがよい．

なお，妊娠の可能性があることや多発の可能性，そして家族歴は経過観察を妨げる因子とはならない．当院の研究で，これらがあるからといって微小癌が進行しやすく，救援手術を行っても再発を繰り返すということはなかったからである．なお，筆者らは経過観察中に進行した微小癌に対する手術を救援手術（rescue surgery），一般的に再発に対する手術を救難手術（salvage surgery）と使い分けている．

高リスク症例

症例2：60 歳，女性．

既往・現症：左頸部腫瘤を主訴として前医受診．エコーで左頸部リンパ節腫大および甲状腺左葉にも腫瘤を認めたため，当院紹介となる．

所見・診断：甲状腺機能は正常で，当院のエコーでは甲状腺左葉に 13 mm の単発性結節を認めた（❹ a）．また，同側外側区域にリンパ節腫大が多発しており，その最大径は約 40 mm であった（❹ a, b）．左葉の結節および左の腫大リンパ節の細胞診で，リンパ節転移を伴う甲状腺乳頭癌と診断された．他院からオーダーされていた PET 検査では甲状腺左葉および左頸部にのみ有意な取込みを認めた．当院で施行した胸部 CT では明らかな肺転移は認めず，頸部 CT では癌巣はやや前面に突出しているが，気管や反回神経とは離れていた．

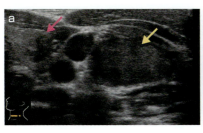
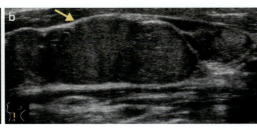

❹高リスク症例（症例2）
原発巣は小さいが，転移リンパ節は 30 mm を超えている．
➡：原発巣，
➡：転移リンパ節．

また，中央区域には転移を疑うリンパ節は指摘できなかった．

治療：甲状腺内の癌巣は13mmと小さく，左葉に限局し，かつ単発ではあるが，転移リンパ節が累々とあり，リンパ節の最大径が30mmを超えているので高リスク症例に分類される．甲状腺内の原発巣は小さく，かつ単発であるが，この症例には甲状腺全摘および中央区域郭清，そして治療的外側区域郭清が推奨される．術後のサイログロブリン値およびその変動によっては放射性ヨウ素を用いたアブレーションも考慮すべきであり，甲状腺刺激ホルモン（TSH）抑制下での慎重な経過観察が必要である．

解説 手術時に遠隔転移のない乳頭癌に対し，最も強い生命予後因子は年齢である（55歳以上）[6]．また，30mmを超えるリンパ節転移も再発予後のみならず生命予後に強く影響することが知られている[7,8]（❶）．したがってこの症例は，生命を脅かす術後再発をきたす可能性が高い．こういった症例の術後経過観察をきちんと行うには，サイログロブリン値あるいはサイログロブリン抗体値（抗体陽性の場合）を経時的にモニターしなくてはならない．サイログロブリン抗体陰性であれば，サイログロブリン値の変化を観察するのは非常に重要である．Miyauchiらは術後のサイログロブリン値倍加時間が，生命予後に大きく影響することを示した[9]．とくに倍加時間が1年未満の症例の予後は悪く，10年疾患関連生存率は50%であった．反面，倍加時間が1〜3年の症例の10年疾患関連生存率は95%であり，それ以上の症例では100%であった．この倍加時間を計算するcalculatorは，隈病院のホームページ[10]からダウンロードできるので活用されたい．また，サイログロブリン抗体が陽性の場合はサイログロブリン抗体値自体が代理マーカー（surrogate marker）となりうる[11]．サイログロブリン値に比べて感度は鈍いが，抗体値が甲状腺全摘後に低下しない，あるいは経時的に上昇してくる場合は要注意である．こういったマーカーをきちんと経

過観察するには甲状腺が残存していてはきわめて不都合である．また，画像検査で遠隔再発が発見されれば放射性ヨウ素を用いたアイソトープ治療や，それが無効で，なおかつ転移巣が進行性の場合には，分子標的薬による薬物治療を行うことになるが，アイソトープ治療は甲状腺全摘を施行していなければ不可能である．さらに分子標的薬による薬物療法の適応は，現時点ではアイソトープ治療が無効な症例に限られている．したがって，このような治療を行う可能性がある程度の確率で見込まれる症例に対しては，初回手術時に全摘を施行するべきである．癌巣が片葉に限局していれば，つい片葉切除でよいと考えがちであるが，こういった先々のことを見越して初回手術を行う必要がある．

補足

ガイドラインのリスク分類は腫瘍径，浸潤性，リンパ節転移，遠隔転移を評価することによって形成されている．これ以外にも予後因子として取り上げられているものとしては，年齢，性別，組織型などがある．年齢についてはすでに述べたように高齢であるほど，生命予後は不良である．性別については男性がやや再発予後不良ではあるが，筆者らの研究では生命予後は必ずしも悪いとはいえない[6]．組織型はたいへん重要で，高細胞型や現在の取扱い規約にある低分化癌（規約上は乳頭癌や濾胞癌とは別に分類される）は再発予後，生命予後とも不良である[12]．ガイドラインにも記述があるが，乳頭癌の管理方針決定にはこれらの予後因子も参考となる．

（伊藤康弘，宮内　昭）

引用文献

1) 日本甲状腺外科学会，日本内分泌外科学会編．甲状腺腫瘍診療ガイドライン 第2版．東京；金原出版；2017（発行予定）．

2) Ito Y, et al. Patient age is significantly related to the progression of papillary microcarcinoma of the thyroid under observation. Thyroid 2014；24：27-34.

3) Oda H, et al. Incidences of unfavorable events in the management of low-risk papillary microcarcinoma of the thyroid by active surveillance versus immediate surgery. Thyroid 2016；26：150-5.

4) Oda H, et al. Comparison of the costs of active surveillance and immediate surgery in the management of low-risk papillary microcarcinoma of the thyroid. Endocr J 2016［Epub ahead of print］

5) Ito Y, et al. Revisiting low-risk thyroid papillary microcarcinomas resected without observation：Was immediate surgery necessary? World J Surg 2016；40：523-8.

6) Ito Y, et al. Prognostic factors for recurrence of papillary thyroid carcinoma in the lymph nodes, lung, and bone：Analysis of 5,768 patients with average 10-year follow-up. World J Surg 2012；1274-8.

7) Ito Y, et al. Establishment of an intraoperative staging system （iStage） by improving UICC TNM classification system for papillary thyroid carcinoma. World J Surg 2010；34：2570-80.

8) Sugitani I, et al. A novel classification system for patients with PTC：Addition of the new variables of large （3 cm or greater） nodal metastases and reclassification during the follow-up period. Surgery 2004；135：139-48.

9) Miyauchi A, et al. Prognostic impact of serum thyroglobulin doubling-time under thyrotropin suppression in patients with papillary thyroid carcinoma who underwent total thyroidectomy. Thyroid 2011；21：707-16.

10) 日本語版 http://www.kuma-h.or.jp/about/663/
英語版 http://www.kuma-h.or.jp/english/about/doubling-time-progression-calculator/）

11) Yamada O, et al. Changes in serum thyroglobulin antibody levels as a dynamic prognostic factor for early-phase recurrence of thyroglobulin antibody-positive papillary thyroid carcinoma after total thyroidectomy. Endocr J 2014；61：961-5.

12) Ito Y, et al. Prevalence and prognostic significance of poor differentiation and tall cell variant in papillary thyroid carcinoma in Japan. World J Surg 2008；32：1535-43.

シリーズ関連項目 ••••••••••••••••••••••••••••••••

- 『実戦的耳鼻咽喉科検査法』「甲状腺機能検査」p.281（滋賀清人）
- 『がんを見逃さない―頭頸部癌診療の最前線』「甲状腺腫瘍」p.227（髙北晋一）

甲状腺疾患

概要

　甲状腺疾患診断ガイドラインは他のガイドラインのように出版物として刊行されておらず，日本甲状腺学会のホームページに掲載されている．ガイドラインは日本甲状腺学会会員でなくともホームページで自由に閲覧することが可能で，無料で最新のガイドラインを知ることができる[1]．

　『甲状腺疾患診断ガイドライン2013』では日常診療でよく遭遇する①バセドウ病，②甲状腺機能低下症，③無痛性甲状腺炎，④慢性甲状腺炎（橋本病），⑤亜急性甲状腺炎（急性期）の5疾患が取り上げられている[1]．頻度の高いこの5疾患を理解すれば一般臨床で遭遇するほとんどの甲状腺疾患に対応は可能である[2,3]．

要点（1）

①バセドウ病（TSH低値，FT4高値，TRAbまたはTSAb陽性，放射性ヨウ素またはテクネチウム摂取率高値）

- バセドウ病の診断には頻脈，体重減少，手指振戦，発汗増加などの甲状腺中毒症状が重要で（❷），びまん性甲状腺腫大，眼球突出があればバセドウ病である確率は高い．しかし，高齢者の場合は典型的な症状がなく心疾患や悪性腫瘍と間違われることもあるので注意が必要である．小児では学力低下や落ち着きのなさで気づかれることもある．
- 血液検査ではコレステロール低値，アルカリホスファターゼ高値を示すことも多く，FT4は正常でFT3のみが高値の場合もある．尿中ヨウ素の低値が無痛性甲状腺炎との鑑別に有用である．

②甲状腺機能低下症（原発性：TSH高値，FT4低値，中枢性：TSH低値～正常，FT4低値）

- 原発性の多くは橋本病によって起こる．中枢性の場合は下垂体ホルモン分泌刺激試験が必要なので，専門医への紹介が望ましい．
- 臨床症状は無気力，易疲労感，眼瞼浮腫，寒がり，動作緩慢などがあり（❷），高齢者ではしばしばうつ病や認知症と間違われることもあるので注意が必要である．
- コレステロール高値，クレアチンホスホキナーゼ高値を示すことが多い．まれに阻害型抗TSH受容体抗体が原因で発症することがある．
- 出産後やイソジン® ガーグルなどのうがい薬によるヨード摂取過多，造影CTなどのヨウ素造影剤の使用で機能低下になることもある．薬剤性，とくに最近では分子標的治療薬による機能低下にも注意が必要である．

③無痛性甲状腺炎（TSH低値，FT4高値，TRAb陰性，放射性ヨウ素またはテクネチウム摂取率低値）

- 甲状腺組織が一過性に破壊されることによって甲状腺機能亢進を認めるが，甲状腺に痛みや発熱がないのが特徴である．慢性甲状腺炎（橋本病）や寛解中のバセドウ病の経過中に発症することが多く，出産後に発症することもある．原因は明らかではないが，甲状腺に対する自己免疫反応が原因とも考えられ，TgAbまたはTPOAbが陽性であることが多い．

④慢性甲状腺炎（橋本病）（TSH高値，FT4低値，TgAbまたはTPOAb陽性，放射性ヨウ素ま

たはテクネチウム摂取率低値）

- TgAb または TPOAb が陽性で，びまん性甲状腺腫大があり，細胞診でリンパ球を認める.
- 甲状腺機能は病期によって異なるが，しばしば甲状腺機能低下症を伴う．エコー検査で内部エコー低下や不均一を認めるものは慢性甲状腺炎（橋本病）の可能性が高い.

⑤亜急性甲状腺炎（急性期）（TSH 低値，FT4 高値，TRAb 陰性，CRP 陽性，赤沈亢進，放射性ヨウ素またはテクネチウム摂取率低値）

- 有痛性の甲状腺腫が特徴で，疼痛はしばしば反対側にも移動する．上気道感染症の前駆症状を伴い，微熱から高熱まで多様な発熱を伴う.
- 甲状腺機能は一過性に亢進し，その後機能低下となり多くは 2〜3 か月で正常化するが，一部に永続性機能低下となる症例がある．再発はまれである．甲状腺エコーでは疼痛部に一致した低エコーを認める.
- 診断のポイントは前頸部痛，甲状腺の圧痛，CRP・赤沈などの炎症反応である.

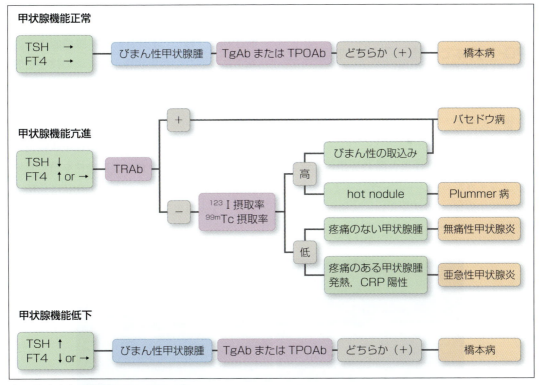

❶甲状腺疾患の鑑別フローチャート
TSH：甲状腺刺激ホルモン，FT4：サイロキシン，TRAb：TSH 受容体抗体，TPOAb：抗ペルオキシダーゼ抗体，TgAb：抗サイログロブリン抗体.

❷甲状腺機能異常で現れる臨床症状

甲状腺機能亢進	甲状腺機能低下
動悸	皮膚乾燥
息切れ	むくみ
振戦	寒がり
発汗	便秘
全身倦怠感	動作緩慢
いらいら	記憶力低下
体重減少	体重増加
周期性四肢麻痺	筋力低下
高血糖	コレステロール高値
尿糖陽性	無月経

動悸，息切れなどは甲状腺機能低下症でもみられる．甲状腺機能亢進と甲状腺機能低下で共通する臨床症状もあるので総合的に判断することが重要である．

抗 PD-1 抗体で破壊性甲状腺中毒症を発症した慢性甲状腺炎例

症例 1：58 歳，女性．

主訴：前頸部腫脹．

既往歴：慢性甲状腺炎．

現病歴：皮膚科にて悪性黒色腫の摘出後，DAVフェロン（ダカルバジン＋ニドラン＋オンコビン＋インターフェロン）療法を 5 コース施行したが，

リンパ節転移を認めたため抗 PD-1 抗体（ニボルマブ）を投与した．投与 3 日目に前頸部腫脹をきたし，その後も腫脹が増強したため 6 日目に当科を紹介され受診した．初診時，甲状腺両葉は高度に腫脹していたが，圧痛や発熱は認めなかった．超音波検査で内部エコーは不均一で低エコーを示し，血流は低下していた（❸）．投与前の甲状腺機能は正常で，TgAb と TPOAb は陽性であった．投与 6 日目に甲状腺機能は軽度上昇し，13 日目にはさらに亢進し（TSH 0.02 μIU/mL，FT4 2.04 ng/mL，FT3 6.77 pg/mL），動悸・全身倦怠感の臨床症状を呈するようになった（❹）．TRAb と TSAb は陰性で，テクネチウム摂取率の低下を認めたことから破壊性甲状腺中毒症と診断された（❺）．34 日目に甲状腺機能は亢進から低下になったため甲状腺ホルモンの投与を開始した．

解説 抗 PD-1 抗体の副作用には甲状腺機能障害が報告されており，慢性甲状腺炎を有する症例には甲状腺中毒症の可能性を想定して適切に対処することが重要である．今後は免疫チェックポイント阻害薬の臨床応用の拡大に伴い，同様

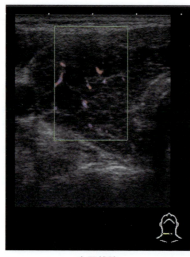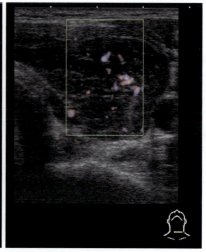

右甲状腺　　　　　　　　　　　　左甲状腺

❸ニボルマブ投与後 13 日目の超音波画像（症例 1）
甲状腺はびまん性に腫大し，内部エコーは不均一で低エコーを示し，血流の低下を認める．

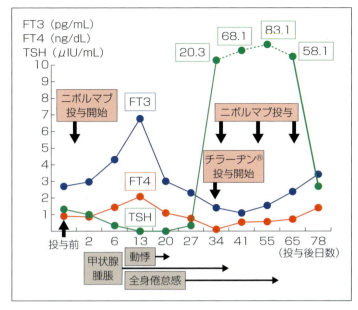

❹ニボルマブ投与後の甲状腺ホルモン，臨床症状の変化（症例1）

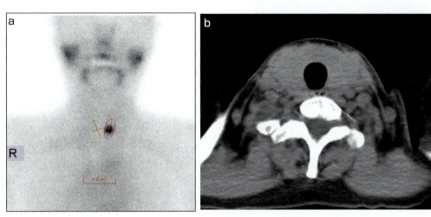

❺ニボルマブ投与後のテクネチウムシンチグラム，CT画像（症例1）
　a．投与後16日目の^{99m}Tcシンチグラム：^{99m}Tc摂取率：0.4%（摂取率低下）．甲状腺右葉への集積は欠損し，左葉にわずかなup takeを認める．
　b．投与後18日目の単純CT：甲状腺は均一なびまん性腫脹を認め，左葉に明らかな結節は認めない．

の破壊性甲状腺中毒症に注意する必要がある．

心房細動を合併した亜急性甲状腺炎例

症例2：70歳，男性．
主訴：前頸部腫瘤および圧痛，発熱．
既往歴：糖尿病，高血圧．
現病歴：2，3週間前から38℃の発熱，咽頭痛を認め，近医内科を受診した．抗菌薬，鎮痛薬で自

覚症状はやや改善したものの，前頸部腫瘤を触知し，甲状腺疾患が疑われるとのことで当科紹介となった．
　来院時は解熱しており，前頸部に軽度の圧痛を認め，発汗，血圧上昇，心房細動を伴っていた（❻）．血液検査ではFT4高値，TSH低値，CRP・赤沈高値を示し，頸部エコー検査では甲状腺全体が低エコーであった（❼）．TRAbは陰性，テクネチウム摂取率の低下を認め（❽），亜急性甲状腺炎

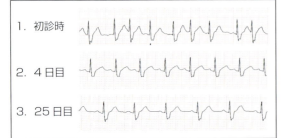

❻心電図所見（症例2）

1. 初診時
2. 4日目
3. 25日目

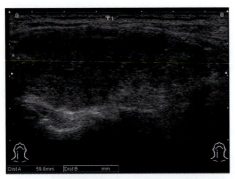

❼亜急性甲状腺炎の超音波所見（初診時）（症例2）
甲状腺右葉の著明な腫脹を認め，圧痛部位に一致した低エコー域が描出される．

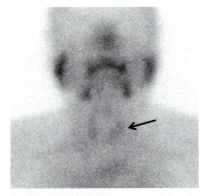

❽亜急性甲状腺炎のテクネチウムシンチグラム（症例2）
^{99m}Tc シンチグラムで甲状腺は描出されない（矢印）．摂取率 0.3%．

と診断された．

治療：甲状腺中毒症による心合併症を疑い，循環器内科にコンサルト．心電図モニターによる入院管理のうえプレドニゾロン（プレドニン®）30 mg とビソプロロールフマル酸塩（メインテート®）の処方を開始した．入院初期には，心房細動はいったん洞調律に戻ったが，発作が再発することもあり，抗凝固薬の追加投与を行った．その後は血液検査，頸部エコーを行いながらプレドニン® を漸減し，1か月後に退院となった．

解説 亜急性甲状腺炎は前頸部の圧痛を主訴に，日常診療でもしばしば遭遇する疾患であり，血液検査，甲状腺エコー所見から診断は比較的容易である．治療には抗炎症薬，ステロイド薬が用いられ，予後は一般に良好である．しかし，甲状腺中毒症による合併症を見落とさないことが重要であり，とくに心房細動や心不全などの心合併症を伴う症例では，当該科と連携し入院管理が望まれる．

留意すべき点

甲状腺ホルモンが過剰に存在する甲状腺中毒症には，バセドウ病のようなヨウ素を取り込み甲状腺ホルモンの合成が高まっている「甲状腺機能亢進症」と，甲状腺に炎症が生じて一過性に甲状腺ホルモンが漏出する「破壊性甲状腺中毒症」の2種類がある．両者を正確に鑑別する方法は「放射性ヨウ素またはテクネチウム摂取率の測定」であり，摂取率が高ければ甲状腺機能亢進症，低値であれば破壊性甲状腺中毒症と簡単に鑑別することができる．

シンチグラフィを行う場合，放射性ヨウ素とテクネチウムのどちらを選択するかについては，ヨウ素制限食の必要のないテクネチウムシンチグラフィのほうが簡便で使用しやすい．

（家根旦有）

引用文献
1) 日本甲状腺学会．甲状腺疾患診断ガイドライン 2013. 日本甲状腺学会ホームページ http://www.japanthyroid.jp/doctor/guideline/japanese.html
2) 浜田　昇編．甲状腺疾患診療パーフェクトガイド．東京：診断と治療社；2007.
3) 日本甲状腺学会編．甲状腺専門医ガイドブック．東京：診断と治療社；2016.

第 4 章 関連領域

遺伝性血管性浮腫

概要

　血管性浮腫は 1882 年に Quincke によって最初の報告がされており，眼瞼や口唇に突然発症する浮腫は Quincke 浮腫として広く知られている．その後，研究が進められ遺伝的素因のある血管性浮腫は遺伝性血管性浮腫（hereditary angioedema：HAE）として疾患概念が確立された．HAE は補体 C1 を不活化する C1-inhibitor（C1-INH）の先天的欠損または機能低下により，ブラジキニンが過剰産生されて全身の血管透過性が亢進し，主に皮膚，消化管粘膜，気道粘膜の反復性発作性浮腫を呈する疾患である．HAE は常染色体優性遺伝疾患であり，欧米では 5 万人に 1 人の有病率であるとされているが，本邦での有病率は不明であり，まれな疾患とされてきた[1]．しかし，喉頭浮腫による窒息により心肺停止となった症例報告もあり，注意を要する疾患である[2]．2010 年には本邦から HAE ガイドラインが発表され，さらに 2014 年には改訂版[3] が発表された．また，2012 年には世界アレルギー機構（WAO）ガイドライン[4] が発表されており，現在はこれらのガイドラインに基づいて診断と治療が行われている[3-5]．

ガイドラインのポイント

● HAE ガイドラインには疫学，病型，診断，治療，予防についての記載がある．とくに重要な項目は診断と治療であるが，HAE は認知度の低い疾患であり，まずはこの病気を知ることが重要である．

● 発作時には顔面，頸部や口腔内の浮腫，さらには喉頭浮腫を引き起こす可能性があるため，耳鼻咽喉科医として HAE を理解することは重要である．

● HAE の唯一の治療方法は C1-INH 製剤投与であり，ステロイド治療は原則無効である．

● 耳鼻咽喉科医として，HAE を疑った場合には，気道確保と適切な治療の手配が非常に重要になる．

　HAE はその症状から，発作時に耳鼻咽喉科を初診する患者がいることが予想されるが，この疾患を知らない限り診断することは不可能である．本項では，ガイドラインを参照しながら，耳鼻咽喉科医として注意すべき点を解説する．

典型例

症例：46 歳，男性．
既往・現症：20 年程前より時々手指の腫脹を認めていたが，自然に改善するため経過をみていた．兄弟にも同様の症状を認めており，弟が HAE の診断を受けていた．

　12 年前に喉頭浮腫により当科に救急受診した．軟口蓋や舌根部に浮腫を認め，喉頭内視鏡検査では喉頭蓋や披裂部に浮腫を認めた（❶）．緊急気管切開術も念頭におき，副腎皮質ホルモン薬と抗ヒスタミン薬の投与を行ったところ，数時間後には浮腫の軽減を認め，2 日後には浮腫は消失した．HAE の家族歴があったため，補体などの測定を行ったところ，C4 低下，C1-INH 活性の低下を認め，HAE の診断となった．喉頭浮腫改善後にアレルギー膠原病内科に紹介し，以後フォローとなっていた．6 年前に咽頭喉頭浮腫を認め，ふたたび当科で入院加療を行っているが，このときにも浮腫は自然軽快しており，気管切開や C1-INH

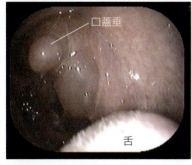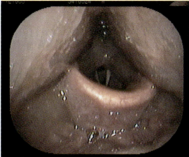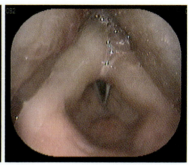

❶症例の口頭内視鏡検査所見
軟口蓋，口蓋垂，舌根，喉頭蓋，披裂部に浮腫を認める．

製剤投与は行っていない．当院には C1-INH 製剤の登録がなかったため，県内に常備する施設より取り寄せを行っている．その後は当科での治療歴はないが，仕事の出張先で喉頭浮腫の発作が出現し，C1-INH 製剤投与を 2 回施行されており，その際には当院での診断や治療歴を記載した紹介状を常に持参していたため，初診である他院でも迅速に C1-INH 製剤投与が行われ，著明な改善を認めたと報告を受けている．

解説 HAE は診断が難しい疾患であるが，本症例は典型的な症状と家族歴から，HAE を疑うことは比較的容易であったと考えられる．また，C1-INH 製剤を使用せずとも，浮腫の改善がみられたが，浮腫の悪化を認めた場合には気管切開が必要になった可能性がある．通常の喉頭浮腫ではステロイド治療が行われるが，HAE にはステロイド治療は無効であるため，急激に喉頭浮腫が進行する可能性があり，厳格な呼吸状態の管理が必要になってくる．また，患者に HAE の病態を理解してもらい，紹介状や患者カードなどを作成しておくことは，不測の発作などへの対応の際に非常に有用であった．

耳鼻咽喉科医の留意すべきポイント

■ 診断

典型的なものは，外傷や外科手術，抜歯，感染症，精神的ストレス，妊娠，月経，薬剤などが誘因となり，全身に反復性で発作性の浮腫を生じる．臨床症状から HAE を疑った場合にはまず血清 C4 濃度と C1-INH 活性を測定する．両者とも低値である場合には血管性浮腫と診断でき，さらに家族歴があれば HAE と診断することができる．1〜3 型に分類される病型の診断のためには C1-INH 蛋白定量や C1-INH 遺伝子解析を行う必要があるが，保険適用外の検査である．

HAE の鑑別診断として，薬剤性血管浮腫と後天性血管浮腫（acquired angioedema：AAE）がある．薬剤性血管浮腫はブラジキニンに関係するアンジオテンシン変換酵素（ACE）阻害薬，アンジオテンシン受容体拮抗薬（ARB），ジペプチジルペプチダーゼ-4（DPP-4）阻害薬での頻度が高い．特異的な検査はなく，薬剤使用歴などの詳細な問診が必須となる．後天性血管浮腫はリンパ増殖性疾患に伴うものと C1-INH に対する自己抗体が産生するものに分けられる．

■ 治療

急性発作に対して最も効果的な治療法はヒト血漿由来 C1-INH 製剤の補充療法であり，保険適用がある．HAE では喉頭浮腫の際に一般的に用いられるステロイド薬や抗ヒスタミン薬は無効で，アドレナリンも効果は少ないとされており，HAE 発作が疑われる喉頭浮腫で気道緊急を認める場合には診断的治療として C1-INH 製剤を用いることが考慮される．しかし，C1-INH 製剤は高価であり，絶対的な使用数が少ないため常備している医療機関は限られており，対応に苦慮する

ことも考えられる.

　また，顔面や頸部の浮腫は喉頭浮腫に進展する可能性があるため注意が必要となる．呼吸困難などの窒息リスクが非常に高い状態では緊急気道確保が必要となるが，口腔内や舌根部の浮腫が強く，気管挿管が困難である場合が多いため，輪状甲状靭帯切開などを考慮する必要もある．外科手術のように侵襲が大きい治療の前などの短期予防治療としては術前に C1-INH 製剤を投与し，術後の発作に備えておく必要がある.

（越塚慶一，岡本美孝）

■引用文献■····················

1) Visentin DE, et al. C1-esterase inhibitor transfusion in patients with hereditary angioedema. Ann Allergy Asthma Immunol 1998；80：457-61.
2) 永田　功ほか. 喉頭浮腫による窒息で心肺停止となった遺伝性血管性浮腫の一症例. 日救急医会誌 1212；43：391-400.
3) 日本補体学会 HAE ガイドライン作成委員会. 遺伝性血管性浮腫（HAE）ガイドライン 改訂 2014 年版. 2014.
4) Craig T, et al. WAO Guideline for the Management of Hereditary Angioedema. World Allergy Organ J 2012；5(12)：182-99.
5) 越塚慶一ほか. 【外来で要注意！アレルギー周辺疾患】遺伝性血管性浮腫. 耳鼻咽喉科・頭頸部外科 2015；87(9)：679-83.

■シリーズ関連項目■····················

● 『耳鼻咽喉科イノベーション』「遺伝性血管性浮腫」p.220（鈴木大士，三浦智広，大森孝一）

Sjögren 症候群

概要

　Sjögren 症候群は外分泌腺を系統的に侵す自己免疫疾患であり，女性に多く乾燥性角結膜炎や口腔乾燥症（sicca syndrome）などの症状を示す．乾燥症状のみを呈する場合を一次性 Sjögren 症候群，慢性関節リウマチ，全身性エリテマトーデス（SLE），強皮症などの膠原病を合併する場合を二次性 Sjögren 症候群と称している．耳鼻咽喉科診療では口腔乾燥，反復する耳下腺腫脹がみられ，時に痛みを伴う．しばしば耳下腺内の嚢胞や硬い腫瘤を形成し，さらに悪性転化として MALT（mucosal-associated lymphoid tissue）リンパ腫の発生をみることがある．なお Sjögren 症候群は 2014 年 10 月 21 日厚生労働省告示第 393 号で指定難病とされている．

ガイドラインについて

● 本邦ではこれまで本疾患に関する確立した診療ガイドラインはなかったが，厚生労働科学研究費補助金 難治性疾患政策研究事業（住田班）として 2017 年中には刊行が予定されている．内科，眼科，歯科，皮膚科，耳鼻咽喉科（筆者も協力員として参加）など複数の科の班員，協力員により本疾患にかかわる検査，治療などがエビデンスレベルに基づき検討され，作成中である．

診断基準

　本邦における診断基準については 1977 年に提唱され，次いで 1999 年に改訂，以後現在に至るまで汎用されている（❶）[1]．米国・ヨーロッパ（American-European Consensus Group：AECG）分類基準（2002 年）（❷）では，抗 SS-A 抗体あるいは抗 SS-B 抗体陰性では口唇腺生検が必要となる，口腔乾燥と眼乾燥が証明されても診断されないなどの問題点がある[2]．2011 年の米国リウマチ学会（ACR）の分類基準（❸）では，Schirmer 試験，ローズベンガル試験，BUT（tear

❶ Sjögren 症候群の日本改訂診断基準（1999 年）

下の 4 項目のうち，いずれか 2 項目以上を満たせば Sjögren 症候群と診断する．

①生検病理組織検査で次のいずれかの陽性所見を認めること	Ⓐ口唇腺組織で 1 focus/4 mm^2（導管周囲に 50 個以上のリンパ球浸潤）以上
	Ⓑ涙腺組織で 1 focus/4 mm^2（導管周囲に 50 個以上のリンパ球浸潤）以上
②口腔検査で次のいずれかの陽性所見を認めること	Ⓐ唾液腺造影で Stage1（直径 1 mm 未満の小点状陰影）以上の異常所見
	Ⓑ唾液分泌量低下（ガム試験にて 10 mL/10 分以下または Saxon テストにて 2 g/2 分以下）があり，かつ唾液腺シンチグラフィーにて機能低下の所見
③眼科検査で次のいずれかの陽性所見を認めること	Ⓐ Schirmer 試験で 5 mm/5 分以下で，かつローズベンガル試験（van Bijsterveld スコア）で 3 以上
	Ⓑ Schirmer 試験で 5 mm/5 分以下で，かつ蛍光色素試験で陽性
④血清検査で次のいずれかの陽性所見を認めること	Ⓐ抗 Ro/SS-A 抗体陽性
	Ⓑ抗 La/SS-B 抗体陽性

（シェーグレン病診断基準．厚生省特定疾患免疫疾患調査研究班，平成 10 年度研究報告書．1999[1] より）

❷米国・ヨーロッパ改訂分類基準（AECG基準：2002年）

Ⅰ. 眼症状 質問3項目中1項目以上	a. 3か月以上毎日ドライアイに悩まされていますか？ b. 目に砂や砂利が入った感じが繰り返しますか？ c. 目薬を1日に3回以上使いますか？
Ⅱ. 口腔症状 質問3項目中1項目以上	a. 口の乾きが3か月以上毎日続いていますか？ b. 唾液腺が繰り返しあるいは常時腫れますか？ c. 乾いた食物を飲み込む際にしばしば水を飲みますか？
Ⅲ. 眼所見 眼他覚所見2項目中1項目以上が陽性	a. Schirmer試験（5 mm/5分以下） b. ローズベンガル試験（van Bijsterveldスコア）で4以上
Ⅳ. 病理組織学的所見	口唇小唾液腺組織所見で1 focus/4 mm^{2}以上
Ⅴ. 唾液腺所見 唾液腺他覚所見3項目中1項目以上が陽性	a. 唾液腺シンチグラフィー b. 耳下腺造影 c. 無刺激下での唾液分泌の低下（1.5 mL/15分以下）
Ⅵ. 血清自己抗体の存在 項目中1項目以上が陽性	a. 抗Ro/SS-A抗体 b. 抗La/SS-B抗体

〈診断〉原発性Sjögren症候群
ⓐ他疾患の合併がなく，上記6項目中4項目を満たす場合（ただし，ⅣあるいはⅥが陽性の場合）
ⓑ客観的所見4項目（Ⅲ，Ⅳ，Ⅴ，Ⅵ）のうち3項目を満たす場合

（住田孝之ほか．シェーグレン症候群の診断と治療マニュアル．第2版．日本シェーグレン症候群学会編．診断と治療社：2014[2]）より）

❸米国リウマチ学会（ACR）の分類基準

Sjögren症候群を示唆する徴候や症状を有する人で下記3項目中2項目以上が陽性のときSjögren症候群と分類される．

1. 抗SS-A抗体 and/or 抗SS-B抗体 or（リウマチ因子陽性 or 抗核抗体320倍以上）
2. 口唇生検で1 focus/4 mm^{2}以上
3. 角結膜染色試験（OSS）3点以上（0～12点評価）

〈除外項目・疾患〉頭頸部に放射線治療を受けた既往のある者，C型肝炎，AIDS，サルコイドーシス，アミロイドーシス，移植片対宿主病，IgG4関連疾患．

（Shiboski SC, American College of Rheumatology classification criteria for Sjögren's syndrome, et al. Arthritis Care Res 2012[3]）より）

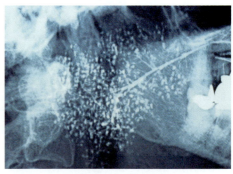

❹ Sjögren症候群耳下腺造影所見
apple-tree appearanceとよばれる点状～顆粒状漏洩像を認める．

---

film break-up test）など，またドライマウスにおける唾液腺造影，口唇腺生検，唾液腺シンチグラフィー刺激または非刺激唾液分泌検査などの選択は検査者に委ねられていること，各々の検査法に同等の診断力は不明であり，多くの課題が残されている[2]．

国際的なSICCA（Sjögren's International Collaborative Clinical Alliance）基準（2011）は世界6か国から得られたデータに基づいており，信頼性の高い基準となっている[3]．

耳鼻咽喉科で行える検査

診断基準のうち唾液分泌に関してはガムテスト（海外では必ずしも採用されていない），Saxonテスト，放射線核医学科に依頼し^{99m}TcO$_4^-$シンチグラフィー，また眼科的検査のうちSchirmer試験は耳鼻咽喉科で行える検査である．手技を必要とするものとして耳下腺シアログラフィー（造影），口唇腺生検があげられる．Sjögren症候群における耳下腺シアログラフィーの典型的な所見

❺ Rubin-Holt の分類

stage 0	normal	異常を認めない
stage Ⅰ	punctuate	直径 1 mm 以下の点状陰影が腺内に認められる
stage Ⅱ	globular	直径 1〜2 mm の顆粒状陰影が認められる
stage Ⅲ	cavitary	陰影が嚢胞状になり大きさも不揃いなもの
stage Ⅳ	destructive	主導管部が不規則に拡張し破壊状を呈するもの

(Rubin P, et al. Am J Roentogenol 1957[4] より)

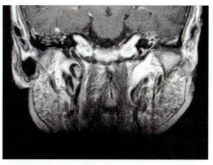

❻ MRI による耳下腺の salt and pepper sign

は, 腺全体に点状陰影や導管系の漏洩像 (apple-tree appearance)（❹）である. 耳下腺組織は良性リンパ上皮性病変と称され, リンパ球浸潤に伴う導管系の変性による漏洩や嚢状拡張が画像上示される. 障害の程度分類は漏洩所見の性状から Rubin-Holt の分類[4]（❺）が頻用される.

診断基準の項目ではないが MR シアログラフィーは耳下腺の造影検査より侵襲が少なく, Rubin-Holt 分類の stage Ⅳ を除き類似の結果が得られる. $^{99m}TcO_4^-$ シンチグラフィーによる検査は現在の診断基準の項目に含められている検査の一つである. 通常の MRI も本疾患では低信号と高信号領域が混在する "salt and pepper sign"（❻）という特徴的所見を呈する.

治療

耳鼻咽喉科医がかかわる治療は口腔乾燥を中心に行われる. 治療の要点として
① うがい, デンタルケアなど口腔環境を整える.
② 唾液分泌を促進するため酸味のある食物摂取.
③ 人工唾液（サリベート®）, 保湿剤（グリセリン塗布, オーラルバランス® など）の使用.
④ 薬物療法として
　ⓐ 漢方薬：麦門冬湯（バクモンドウトウ）, 白虎加人参湯（ビャッコカニンジントウ）, 滋陰降火湯（ジインコウカトウ）などの内服.

　ⓑ ムスカリン作動薬：塩酸セビメリン（エボザック®, サリグレン®）, 塩酸ピロカルピン（サラジェン®）の内服や口腔リンス.
　ⓒ 抗 AChE・胃潰瘍薬：ニザチジン（アシノン®）は唾液分泌促進作用を有する.
　ⓓ 気道粘液分泌の改善を目的としたカルボシステイン, アンブロキソール塩酸塩内服.
　などがあげられる.

さらに唾液量低下に起因する二次的な味覚障害や口腔粘膜疾患に対するケアも行う必要がある.

（吉原俊雄）

引用文献

1) シェーグレン病診断基準. 厚生省特定疾患免疫疾患調査研究班, 平成 10 年度研究報告書. 1999. p.135.
2) 住田孝之ほか. シェーグレン症候群の診断と治療マニュアル. 第 2 版. 日本シェーグレン症候群学会編. 東京：診断と治療社；2014. p.2-21.
3) Shiboski SC, American College of Rheumatology classification criteria for Sjögren's syndrome, et al. A data-driven, expert consensus approach in the Sjögren's International Collaborative Clinical Alliance cohort. Arthritis Care Res 2012；64：475-87.
4) Rubin P, et al. Secretory sialography in diseases of the major salivary glands. Am J Roentogenol 1957；77：575-98.

シリーズ関連項目

•『口腔・咽頭疾患, 歯牙関連疾患を診る』「口腔乾燥症」p.34（吉原俊雄）

IgG4 関連疾患

概要

　IgG4 関連疾患は，高 IgG4 血症および罹患臓器への著明な IgG4 陽性形質細胞浸潤と線維化を特徴とする全身性・慢性炎症性疾患である．かつては比較的まれな疾患と考えられていたが，疾患認知度の拡大に伴い今日では日常診療でもよく遭遇し，臨床医は常に念頭におくべき疾患の一つとなっている．現在，本疾患の診断には 2 つの診断ガイドラインが用いられており，特徴的な臨床所見および病理組織学的所見を柱に，悪性疾患をはじめとする鑑別診断が重要となっている．

ガイドラインのポイント

- 耳鼻咽喉科領域で診断することの多い IgG4 関連涙腺・唾液腺炎（いわゆる Mikulicz 病）の診断は，「IgG4 関連ミクリッツ病」診断基準[1]（2008 年，日本シェーグレン症候群研究会）（❶），もしくは「IgG4 関連疾患」包括診断基準[2]（2011 年，厚生労働省研究班）（❷）が用いられている．
- いずれの診断ガイドラインも，理学・画像所見，血清学的所見，病理組織学的所見から構成される．
- 包括診断基準のコンセプトとして，①各臓器病変の専門医以外の臨床医でも使用できる，②各臓器の診断基準と併用できることを前提とする，③できるだけ簡潔化する，④悪性腫瘍を除外するために病理組織所見を重視する，⑤ステロイドの診断的治療は推奨しない，といった点があげられる．

❶ IgG4 関連ミクリッツ病診断基準
（2008 年，日本シェーグレン症候群研究会）

1. 涙腺，耳下腺，顎下腺の持続性（3 ヶ月以上），対称性に 2 ペア以上の腫脹を認める．
2. 血清学的に高 IgG4 血症（135 mg/dL）を認める．
3. 涙腺，唾液腺組織に著明な IgG4 陽性形質細胞浸潤（強拡大 5 視野で IgG4 陽性／IgG 陽性細胞が 50％以上）を認める．

上記項目 1 および 2 または 3 を満たすものを IgG4 関連ミクリッツ病と診断する．しかしサルコイドーシスやキャッスルマン病，ウェゲナー肉芽腫症，リンパ腫，癌を除外する必要がある．

（日本シェーグレン症候群研究会編．シェーグレン症候群の診断と治療マニュアル．診断と治療社：2009[1] より）

❷ IgG4 関連疾患包括診断基準の診断項目
（2011 年，厚生労働省研究班）

(1) 臨床所見：単一または複数臓器に，びまん性あるいは限局性腫大，腫瘤，結節，肥厚性病変を認めること
(2) 血液所見
　　高 IgG4 血症（135 mg/dL 以上）を認めること
(3) 病理学的所見
　　a. 著明なリンパ球，形質細胞の浸潤と線維化
　　b. IgG4/IgG 陽性細胞比 40％以上かつ IgG4 陽性形質細胞が 10/HPF を超えること

上記のうち，(1)＋(2)＋(3) を満たすものを確定診断群（definite），(1)＋(3) を満たすものを準確診群（probable），(1)＋(2) のみを満たすものを疑診群（possible）とする．ただし，可能な限り組織診断を加えて，各臓器の悪性腫瘍（癌，悪性リンパ腫など）や類似疾患（シェーグレン症候群，原発性硬化性胆管炎，キャッスルマン病，二次性後腹膜線維症，多発血管炎性肉芽腫症，サルコイドーシス，チャーグ・ストラウス症候群など）と鑑別することが重要である．

（Umehara H, et al. 日内会誌 2012[2] より）

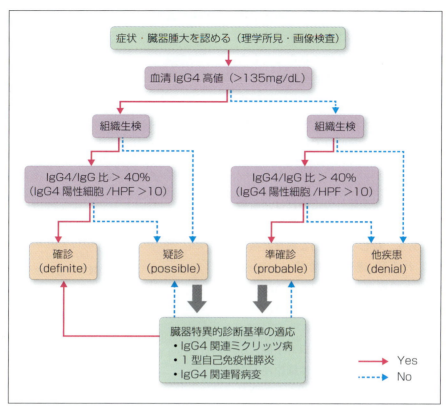

❸包括診断基準に基づく診断アルゴリズム

図中テキスト:
症状・臓器腫大を認める(理学所見・画像検査)
血清 IgG4 高値(>135mg/dL)
組織生検
IgG4/IgG 比 > 40%(IgG4 陽性細胞/HPF >10)
確診(definite)
疑診(possible)
準確診(probable)
他疾患(denial)
臓器特異的診断基準の適応
・IgG4 関連ミクリッツ病
・1 型自己免疫性膵炎
・IgG4 関連腎病変
Yes
No

(Umehara H, et al. 日内会誌 2012[2] より)

包括診断基準に従った診断

　包括診断基準に基づいた IgG4 関連疾患の診断アルゴリズム[2] を❸に示す．本包括診断基準は，当該臓器専門外の医師でも臨床的に IgG4 関連疾患を包括的に診断できることを目標とした．あくまでミニマムコンセンサスである点に注意したい．以下，本診断基準に従った診断要点をまとめる．

理学的所見

　典型例では持続する無痛性の唾液腺(とくに顎下腺)および涙腺の腫脹が対称性に認められるため，初診時に IgG4 関連涙腺・唾液腺炎を疑うのは比較的容易であるが，唾液腺腫脹をきたす疾患を鑑別する必要がある．60 歳代を中心とする中高年に多いが全年代でみられ，男女差はほぼ等しい．乾燥症状や嗅覚障害を伴うこともあるため，併せて確認したい．

血清学的所見

　血清 IgG4 高値(135 mg/dL 以上)はほぼ必発であり，血清 IgG4 値を採血にて確認する(保険適応)．血清 IgG4 値以外では，高ガンマグロブリン血症(とくに IgG 高値)，IgE の上昇，好酸球増多，可溶性 IL-2 レセプター値の上昇などを認めることがある．限局性の小病変やごく初期の症例では，IgG4 値が 135 mg/dL 未満となる場合もあるが，血清 IgG4/IgG 値比 > 8%で代用可能とされる．血清 IgG4 高値は Castleman 病やアレルギー性疾患(気管支喘息やアトピー性皮膚炎など)にも認められるため，"IgG4 高値 = IgG4 関連疾患"と即断してはならない点に注意が必要である．

画像検査

　造影 CT や MRI では，罹患臓器のびまん性・限局性腫大や結節性・肥厚性病変を認める．本疾患は全身性疾患であり，全身検査を行うのが望ま

しい．頭頸部領域では三叉神経（とくに眼窩下神経）などに神経腫脹を認めることも多く[2]，画像検査で偶然発見されて精査を依頼されることもあるため知っておきたい．IgG4関連疾患病変には[18]F-FDG（fluorodeoxyglucose）が高度に集積するため，[18]F-FDG-PET検査が全身検索や生検部位の選択に有用であるが，現時点で保険適応外である．

病理組織学的所見

確定診断および悪性疾患除外のためには，組織学的診断が必要となる．IgG4陽性形質細胞浸潤は補助的な所見であり，むしろ特徴的な病理組織学的所見，すなわち花筵様線維化（striform fibrosis）や渦巻き様線維化（swirling fibrosis），閉塞性静脈炎（唾液腺では少ない）が主要所見とされる．

生検部位は腫脹した顎下腺（または耳下腺）が勧められる．小唾液腺ではIgG4陽性細胞浸潤が約4割に認められず，特徴的な線維化などの所見に乏しいうえ，悪性疾患（とくに悪性リンパ腫）の除外ができないためである[3]．

診断における注意点

❹に主要鑑別疾患を示す．除外疾患として悪性疾患および類似疾患があげられる[4]．とくに多中心性Castleman病は診断基準を満たすが，IgG4関連疾患ではなく高IL-6症候群である．診断基準を満たす非IgG4関連疾患としてとくに鑑別を要するのが悪性リンパ腫である．組織中にIgG4陽性細胞の増加が認められる，あるいは高IgG4血症を呈する非IgG4関連疾患が存在することにも留意する．副鼻腔炎や乳突洞炎でもIgG4陽性細胞浸潤を認めることがあり注意したい．

またIgG4関連疾患では経過中に悪性疾患の合併を認めることが多く，IgG4関連涙腺・唾液腺炎では一般集団と比較し，悪性疾患の合併がおよそ3.5倍であったとの報告[5]があるため注意を要する．

❹主な鑑別疾患

除外すべき疾患	
悪性腫瘍	癌，悪性リンパ腫
類似疾患	Sjögren症候群，多中心性Castleman病，ANCA関連血管炎，サルコイドーシス
血清IgG4高値となりうる非IgG4関連疾患	
Sjögren症候群，多中心性Castleman病，Behçet病，気管支喘息，ANCA関連血管炎，癌，健常者	
組織中にIgG4陽性細胞が増加しうる非IgG4関連疾患	
炎症性疾患	ANCA関連血管炎，慢性副鼻腔炎，乳突洞炎，EBウイルス関連リンパ増殖性疾患，組織球増殖性疾患
リンパ腫	粘膜関連リンパ組織型節外性辺縁帯リンパ腫（MALTリンパ腫），濾胞リンパ腫，血管免疫芽球性T細胞リンパ腫など
悪性疾患	悪性腫瘍組織および領域リンパ節へのIgG4陽性形質細胞浸潤が認められることがある

(Takano K, et al. Auris Nasus Larynx. in press[4]より)

典型例

症例1：30歳，男性．
現症：持続する顎下部の無痛性腫脹を主訴に受診した．初診時，両顎下腺および両涙腺の腫大，両耳下腺の軽度腫脹を認めた（❺）．
検査所見：血液検査では，血清IgG 3,051 mg/dL，血清IgG4 2,210 mg/dL（72.4%），IgE 644 IU/mL，抗SS-A抗体・抗SS-B抗体 ともに陰性，アミラーゼ44 IU/L，可溶性IL-2レセプター 1,381 U/mLであった．
診断：確定診断のために顎下腺生検を行ったところ，著明なIgG4陽性形質細胞浸潤および高度な花筵様線維化を認めたため，IgG4関連涙腺・唾液腺炎と診断した．

鑑別に苦慮した例

症例2：58歳，男性．
現症：持続する両顎下部と耳下部の腫脹を主訴に受診．初診時，両側の顎下腺・耳下腺の腫大を認

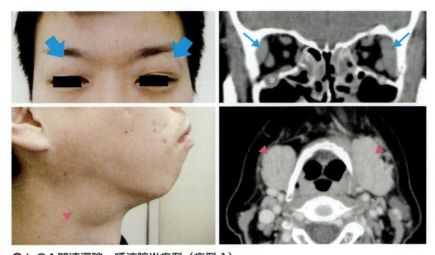

❺ IgG4 関連涙腺・唾液腺炎症例（症例1）
両側の涙腺腫脹（→）と顎下腺腫脹（▶）を認める．さらに眼窩下神経の腫大（＊）も
認める．

(Takano K, et al. Auris Nasus Larynx. in press[4]) より)

め，両頸部リンパ節を複数触知した．

検査所見：血液検査では，血清 IgG 3,021 mg/dL，血清 IgG4 1,220 mg/dL（40.4%），IgE 20 IU/mL 未満，抗 SS-A 抗体・抗 SS-B 抗体 ともに陰性，アミラーゼ 52 IU/L，可溶性 IL-2 レセプター 1,402 U/mL.

診断：症例1と同様に IgG4 関連疾患を疑い組織生検を行ったところ，著明な IgG4 陽性細胞浸潤を認めるものの，病理組織学的診断は IgG4 産生性辺縁層 B 細胞リンパ腫であった．

解説 症例1は IgG4 関連疾患の典型例であり，アルゴリズム（❸）に従い比較的容易に確定診断に至ることができた．一方，症例2は理学所見，血清学的所見は典型的な IgG4 関連疾患であり，組織学的にも IgG4 陽性細胞浸潤を認め，最も注意すべき鑑別疾患である悪性リンパ腫との鑑別に苦慮した症例である．本症例は病理医による慎重な組織学的検討により確定診断を得られた．頭頸部領域における悪性リンパ腫や癌の場合，対称性に腺組織が腫脹することはまれだが，このように慎重な診断を要する症例があることを念頭

におくことが肝要である．

（高野賢一，氷見徹夫）

引用文献

1) 高橋裕樹ほか．IgG4 関連疾患．治療．日本シェーグレン症候群研究会編．シェーグレン症候群の診断と治療マニュアル．東京：診断と治療社；2009．p.172-84.
2) Umehara H, et al. Comprehensive diagnostic criteria for IgG4-related disease (IgG4-RD), 2011. 日内会誌 2012；161：795-804.
3) Takano K, et al. Clinicopathological analysis of salivary gland tissue from patients with IgG4-related disease. Acta Otolaryngol 2016；136：717-21.
4) Takano K, et al. Recent advances in knowledge regarding the head and neck manifestations of IgG4-related disease. Auris Nasus Larynx（in press）
5) Yamamoto M, et al. Risk of malignancies in IgG4-related disease. Mod Rheumatol 2012；22：414-8..

顎関節症

概要

『顎関節症患者のための初期治療ガイドライン』が日本顎関節学会から出されている[1]．本ガイドラインでは，一部の歯科医が顎関節症に対して現在行っている医学的根拠のない治療に対して，注意を喚起するかたちで述べられていることが特徴である．

ガイドラインのポイント

- **咬合と顎関節症**：咬合は顎関節症の病因ではないとし，顎関節症に対して症状改善を目的とした咬合調整は行わないことを推奨している．
- **自己開口訓練と顎関節症**：自己開口訓練を治療として行っているのは日本だけであるとし，開口障害を主訴とする筋痛に起因する顎関節症（Ⅰ型）に対する患者自身が行う開口訓練は推奨しないとしている．また開口障害を主訴とする関節円板転位に起因する顎関節症（Ⅲ型 b）に対しては，関節円板の位置など病態の説明を十分に行ったうえで，患者本人が行う開口訓練を行うことを提案する（弱い推奨）としている．
- **スプリント治療と顎関節症**：咀嚼筋痛を主訴とする顎関節症患者において，適応症，治療目的，治療による害や負担，他治療の可能性を含めて十分なインフォームドコンセントを行うならば，上顎型スタビライゼーションスプリント治療を行ってもよい（弱い推奨）としている．

『顎関節症患者のための初期治療診療ガイドライン 3』が 2012 年に日本顎関節学会から出された[1]．最初のガイドラインが 2010 年に，2 が 2011 年に出され，1 ～ 3 をまとめたものが『顎関節症患者のための初期治療ガイドライン 2013』として出されている[1]．

1～3 のガイドラインの概要

■ 顎関節症患者のための初期治療診療ガイドライン 3（2012 年）

「歯科で咬合調整を受けたが，顎関節症の症状が改善しない」という患者に，日常の臨床で遭遇する．とくに咬合調整の目的で天然歯を一度切削すると，元に戻すことは困難である．本ガイドラインでは，咬合は顎関節症の病因ではなく，咬合調節は無効であると述べている．

2010 年に International Association for Dental Research から「不可逆的治療を顎関節症の初期治療で行うことを正当化する根拠はない」との声明が発表され，歯を切削することによる咬合調整は初期治療では行わないことが，世界的に標準的治療になっている．

本ガイドラインでも，「顎関節症患者において，症状改善を目的とした咬合調整は行わないことを推奨する」としている．また世界的にも咬合が病因であると信じている顎関節研究者はいないとも述べている．

■ 顎関節症患者のための初期治療診療ガイドライン 2（2011 年）

本ガイドラインでは，「開口障害を主訴とする顎関節症患者に対する自己開口訓練」について推奨しないと述べている．また自己開口訓練を顎関

節症の治療として行っているのは日本だけであるとも述べている.

顎関節症患者のための初期治療診療ガイドライン1（2010年）

「歯科でマウスピース治療を続けているが，顎関節症の症状が改善しない」という患者に，日常臨床で遭遇する．本ガイドラインでは，「咀嚼筋痛を主訴とする顎関節症に対する上顎型スタビライゼーションスプリント治療」についてインフォームドコンセントを行ったうえで弱い推奨と述べている.

顎関節症

顎関節症という疾患名は「下顎運動時の顎関節部の疼痛，雑音発生，開口障害などの症状を伴う慢性疾患の臨床診断名」として，1956年に上野により報告され[2]，現在日本ではこの疾患名が広く用いられている．米国では temporomandibular joint and muscle disorders（TMD）という名称[3]が用いられている．TMD は単一の病気ではなく症候群でもない．すなわち TMD は種々の疾患による症候名ともいえる．まず日本の顎関節症と米国の TMD との疾患概念の相違を理解しておく必要がある.

診断

顎関節痛をきたす疾患には，顎関節疾患のみならず顎関節疾患以外の疾患も含まれ多岐にわたる．最近は TMD という疾患概念に基づき診療を行う臨床医も少なくない．口腔顎顔面・耳鼻咽喉・頭頸部領域を総合的に診療することが大切である.

顎関節症の診断基準[4]（❶）では，類似の症候を呈する疾患（顎関節症と鑑別を要する疾患）を除外したものを顎関節症とするとし，除外診断が診断基準の基本になっている．顎関節症と鑑別が必要な疾患には，顎関節症以外の顎関節疾患（❷），顎関節疾患以外の疾患（❸）がある.

顎関節症と診断するための必要条件は，①顎関

❶顎関節症の診断基準（日本顎関節学会，1998）

顎関節や咀嚼筋等の疼痛，関節（雑）音，開口障害ないし顎運動異常を主要症候とし，類似の症候を呈する疾患（顎関節症と鑑別を要する疾患）を除外したもの

〈注〉
①顎関節および咀嚼筋等の疼痛，関節（雑）音，開口障害ないし顎運動異常の主要症候の少なくとも1つ以上を有すること．なお，顎位の変化あるいは筋の圧痛のみは顎関節症の主要症候に含めない.
②咀嚼筋などには，咬筋，側頭筋，内・外側翼突筋の4咀嚼筋以外に顎二腹筋と胸鎖乳突筋を含む.
③画像所見のみ陽性で主要症候のいずれも有しないものは，顎関節症として取り扱わない.

（飯塚忠彦．顎関節症診療のガイドライン．永末書店；2003．p.7-14[4] より）

節や咀嚼筋など（咬筋，側頭筋，内・外側翼突筋の4咀嚼筋以外に顎二腹筋と胸鎖乳突筋を含む）の疼痛，②関節（雑）音，③開口障害ないし顎運動異常の主要症候の少なくとも1つ以上を有することである．さらに，各種の画像検査において関節円板や関節硬組織の位置や形態に異常が認められたとしても，上記の①～③の主要症候のいずれをも有しないものは顎関節症とは診断できない[4].

顎関節症と診断するための必要条件を満たした症例において，まず顎関節症と同じ症状を呈する疾患（❷，❸）の鑑別を行い，顎関節症と鑑別を要する疾患を除外できたものが顎関節症である（❶）[4]．すなわち顎関節や咀嚼筋などの疼痛，関節（雑）音，開口障害ないし顎運動異常を主要症候とし，類似の症候を呈する疾患（顎関節症と鑑別を要する疾患）を除外したものが顎関節症である[4].

治療

治療の目標は，疼痛を除去し日常の機能障害を最小限にすることである[5]．症状の自然消退が期待できる（self-limiting）疾患であり，保存的治療を優先させる[5].

まず疼痛と運動障害の治療を行う．関節（雑）音だけで疼痛と運動障害を伴わない場合は，治療を積極的に行わなくてもよい．最近は咬合の関与

❷顎関節疾患の分類

1. 発育異常
   - ①下顎関節突起欠損
   - ②下顎関節突起発育不全
   - ③下顎関節突起肥大
   - ④先天性二重下顎頭
2. 外傷
   - ①顎関節脱臼
   - ②骨折（関節突起，下顎窩）
   - ③捻挫（顎関節部）
3. 炎症
   - ①化膿性顎関節炎
   - ②関節リウマチおよび関連疾患
   - ③外傷性顎関節炎
4. 退行性関節疾患あるいは変形性関節症
5. 腫瘍および腫瘍類似疾患
6. 全身疾患に関連した顎関節異常
7. 顎関節強直症
8. 顎関節症

（飯塚忠彦. 顎関節症診療のガイドライン. 永末書店；2003. p.7-14[4] より）

❸顎関節症と鑑別を要する疾患

Ⅰ. 顎関節症以外の顎関節疾患
顎関節疾患の分類（❷）を参照
Ⅱ. 顎関節疾患以外の疾患

1. 頭蓋内疾患（腫瘍，動脈瘤，膿瘍，出血，血腫，浮腫）
2. 隣接器官の疾患
   - ①歯および歯周疾患（歯髄炎，歯周炎，智歯周囲炎など）
   - ②咀嚼筋の疾患（腫瘍，瘢痕拘縮など）
   - ③耳疾患（腫瘍，外耳炎，中耳炎，中耳真珠腫など）
   - ④鼻・副鼻腔の疾患（腫瘍，副鼻腔炎など）
   - ⑤咽頭の疾患（腫瘍，咽頭炎，扁桃炎など）
   - ⑥側頭骨の疾患（腫瘍，骨炎など）
   - ⑦顎骨の疾患（腫瘍，骨炎，筋突起過長症など）
   - ⑧その他の疾患（茎状突起過長症など）
3. 筋・骨格系の疾患（筋ジストロフィーなど）
4. 心臓・血管系の疾患（虚血性心疾患，側頭動脈炎など）
5. 神経疾患（三叉神経痛，舌咽神経痛，帯状疱疹など）
6. 頭痛（片頭痛，群発頭痛など）
7. 精神神経学的疾患（統合失調症，躁鬱病，不安神経症など）

（飯塚忠彦. 顎関節症診療のガイドライン. 永末書店；2003. p.7-14[4] より改変）

は顎関節症の病因ではないと考えられており，咬合調整や補綴治療などの咬合を不可逆的に変える治療は避けるべきである[1]．外科的治療はほとんどの場合は必要ない[3]．

セルフケア

self-limiting であり，self management（自己管理）の患者教育が推奨されている[3]．軟らかい物を食べる，硬い物は食べない（健側でも），大きく口を開けない（欠伸など），顎をなるべく動かさないなど顎関節と咀嚼筋などを安静に保つ[5]．また顎を横にずらすなど無意識に行っている悪癖を止めさせる[5]．

薬物療法，理学療法

薬物療法には非ステロイド性消炎鎮痛薬（ロキソプロフェン（ロキソニン®）など），筋弛緩薬（エペリゾン（ミオナール®）など），抗不安薬（ロフラゼプ酸エチル（メイラックス®）など）の投与がある．理学療法としてはマッサージ，温湿布，超音波などの消炎鎮痛処置がある．

スプリント療法

咬合や顎位を変化させて治療効果を得ようとするスプリント療法は，顎関節症に対して歯科で広く行われている治療である．しかし歯科医のなかでもその適応と効果に関しては賛否両論がある．疼痛に対する効果は決定的ではない[3]．スプリントの使用は短期間に止めておくべきである[3]．

（佐藤公則）

引用文献

1) 日本顎関節学会. 顎関節症患者のための初期治療ガイドライン. 日本顎関節学会ホームページ http://www.kokuhoken.net/jstmj/publication/guideline.shtml
2) 上野　正. 顎関節疾患の診断と治療. 日本歯科評論 1956；170：1-7.
3) National Institute of Dental and Craniofacial Research. Temporomandibular joint and muscle disorders. http://www.nidcr.nih.gov/OralHealth/Topics/TMJ/
4) 飯塚忠彦. 顎関節症. 日本顎関節学会編. 顎関節症診療のガイドライン. 東京：永末書店；2003. p.7-14.
5) 佐藤公則. 顎関節痛にどう対応するか. 耳・鼻・のどのプライマリケア. 東京：中山書店；2014. p.151-6.

シリーズ関連項目

• 『口腔・咽頭疾患，歯牙関連疾患を診る』「外来でできる顎関節症の保存的治療」p.273（五十嵐文雄）

食物アレルギー

概要

　わが国における食物アレルギーの有症率は諸家の報告により，乳児が約 10%，３歳児が約 5%，保育所児が 5.1%，学童期以降が 1.3 〜 4.5% とされ，全年齢を通して推定 1〜2% 程度とされている[1]．食物アレルギーの主症状は皮膚症状（主に蕁麻疹）であるが，呼吸器症状や粘膜症状を伴い，アナフィラキシーショックに至ることもあるため，その診療はきわめて重要である．わが国では『食物アレルギーの診療の手引き』（以下ガイドライン A）の初版が 2005 年に発行された．その後 2008 年，2011 年，2014 年に改訂され，小児の食物アレルギーを中心に診断と対処法が記載されている．学童期以降に好発する食物依存性運動誘発アナフィラキシー（food-dependent exercise-induced anaphylaxis: FDEIA）や口腔アレルギー症候群（oral allergy syndrome: OAS）については，『特殊型食物アレルギーの診療の手引き 2015』（以下ガイドライン B）の初版が 2015 年に発行され，原因別の診断と対処法が記載されている．

ガイドラインのポイント

- ガイドライン A は小児の食物アレルギーを中心に記載されており，臨床型を５病型（新生児・乳児消化管アレルギー，食物アレルギーの関与する乳児アトピー性皮膚炎，即時型症状〈蕁麻疹，アナフィラキシーなど〉，FDEIA，OAS）に分類し，詳細な診断方法とともに対処法をまとめている．
- ガイドライン B は，成人の食物アレルギーのうちとくに FDEIA と OAS について記載されており，FDEIA の詳細な負荷試験の方法や，OAS に関連した花粉 - 食物アレルギー症候群（pollen-food allergy syndrome：PFAS）やラテックス - フルーツ症候群についても触れている．
- 食物アレルギーの対処の基本は，正しい診断に基づいた必要最小限の原因食物の除去であるが，いずれのガイドラインでも，必要以上の除去食は勧めておらず，食べられる範囲までは積極的に食べることを推奨している．

　本項では，食物アレルギーの５病型のなかでも，とくに耳鼻咽喉科医が診療する可能性の高い OAS について，ガイドラインに従って診療する場合の注意点について解説する．

保険適応の血液検査で診断可能な OAS 症例

症例 1：27 歳，男性．

既往・現症：既往歴として約５年前から原因不明の目の痒みがあった．初診の約１か月前から成分調製豆乳をほぼ毎日飲み始めた．そのころから，飲んだときに咽頭違和感があった．初診当日の午前１時ころに成分無調製豆乳を飲み，おでんを食べたところ，右眼の違和感が生じ，直後に咽頭違和感と喉頭絞扼感，両眼瞼浮腫が出現したため，深夜救急外来を受診した．

診断：ガイドライン B では，大豆は OAS の原因食品で５番目に多い（❶）．大豆アレルギーのうち，豆乳アレルギーはハンノキ花粉症に交差反応して

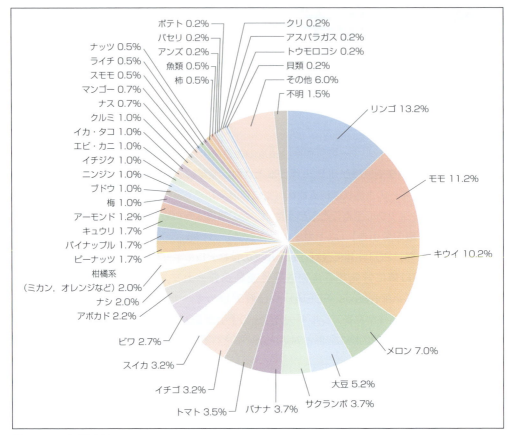

❶ OAS の原因食物

179 症例における OAS の原因食物はリンゴ，モモが多く，次いでキウイ，メロン，大豆が多い．

（研究代表者：森田栄伸．特殊型食物アレルギーの診療の手引き 2015. p.4[2)] より）

生じることが多く，血液検査を行ったところ，ハンノキ特異的IgEが2.30 Ua/mLと陽性を示した．大豆特異的IgEは<0.10 Ua/mLと陰性であったが，Gly m 4特異的IgEが2.64 Ua/mLと陽性を示した．また豆乳による皮膚テストを施行したところ，2＋の陽性反応を示し，以上の結果からハンノキ花粉症に交差反応して生じた豆乳アレルギーと診断した．

治療：救急外来にて抗ヒスタミン薬と副腎皮質ホルモンの静注を行い，咽頭違和感や喉頭絞扼感はまもなく改善した．その後は抗ヒスタミン薬の内服を2日間継続し，眼瞼浮腫も改善した．

解説　本症例は，OASのうちPFASに該当する症例であった．PFASは，花粉抗原に感作された患者が交差反応のために果物や野菜にアレルギーを生じる疾患である．近年，感作原因となる花粉と，交差反応のために症状を誘発する果物や野菜の関係が，日進月歩で解明されてきている（❷）．約5年前から患者に生じていた原因不明の目の痒みは，ハンノキ花粉症によるものと考えられた．約1か月前に成分調製豆乳を飲み始めたときから生じていた咽頭違和感は，すでにPFASを発症していたものと思われる．そして今回，成分無調整豆乳を飲んで，喉頭絞扼感や眼瞼浮腫を生じたことによって，病院を受診することとなった．食物から抽出された粗抗原を用いた大豆特異的IgE検査は陰性であったが，アレルゲンコンポーネント（特異的IgEと反応する単一の蛋白質）であるGly m 4を用いた血液検査で陽

❷ PFAS に関連する原因花粉の種類と食物

目	科	属	種	花粉との関連が報告されている食物（野菜・果物・ナッツ類）
マツ目	ヒノキ科	スギ属	スギ	トマト
		ヒノキ属	ヒノキ	トマト
ブナ目	カバノキ科	ハンノキ属	ハンノキ	バラ科（リンゴ，モモ，ナシ，ビワ，サクランボ，イチゴ） ウリ科（メロン，スイカ，キュウリ） 大豆（主に豆乳），キウイ，オレンジ，ゴボウ，ヤマイモ，マンゴー，アボカド，ヘーゼルナッツ（ハシバミ），ニンジン，セロリ，ジャガイモ，トマト
		カバノキ属	シラカバ	バラ科（リンゴ，モモ，ナシ，洋ナシ，スモモ，アンズ，サクランボ，イチゴ） ヘーゼルナッツ（ハシバミ），クルミ，アーモンド，ココナッツ，ピーナッツ セロリ，ニンジン，ジャガイモ，キウイ，オレンジ，メロン，ライチ 香辛料（マスタード，パプリカ，コリアンダー，トウガラシ）
イネ目	イネ科	アワガエリ属	オオアワガエリ	メロン，スイカ，トマト，ジャガイモ，タマネギ，オレンジ，セロリ，キウイ，米，小麦
		カモガヤ属	カモガヤ	
キク目	キク科	ブタクサ属	ブタクサ	スイカ，メロン，ズッキーニ，キュウリ，バナナ
		ヨモギ属	ヨモギ	ニンジン，セロリ，レタス，ピーナッツ，クリ，ピスタチオ，ヘーゼルナッツ（ハシバミ），ヒマワリの種，ジャガイモ，トマト，キウイ，ゴボウ 香辛料（マスタード，コリアンダー，クミン）

近年，花粉症と交差反応してアレルギーを生じる果物や野菜が解明されてきており，診断の際に有用である．

（千貫祐子．Progress in Medicine 2016. p.1525[3] より）

性を示し，確定診断に結びついた（❸）．なお，Gly m 4 は成分調製豆乳よりも成分無調製豆乳により多く含まれることがわかっており，本症例は成分無調製豆乳を飲んだことにより症状が強く現れたものと思われる．一般的に，PFAS では粗抗原を用いた果物や野菜の血液検査は陽性となりにくいため，注意を要する．アレルゲンコンポーネントを用いた血液検査は陽性となりやすいが，保険適応の項目はまだ少なく，実際の臨床現場では皮膚テストで診断することが多い．

保険適応の血液検査で診断が困難なOAS 症例

症例 2：61 歳，女性．
既往・現症：約 10 年前にネフローゼ症候群を発症し，副腎皮質ホルモンとシクロスポリンを内服中である．また，春先に鼻汁が出て，マスクをすることがあった．初診の約 1 年前から，モモを摂取したときに咽頭違和感を生じるようになった．初診当日の午前 10 時ころにモモを一切れ摂取し，その後両眼瞼浮腫，鼻汁，咳嗽，呼吸苦が生じ，救急外来を受診した．

診断：ガイドライン B では，モモは OAS の原因食品で 2 番目に多い（❶）．モモアレルギーもまた，ハンノキ花粉症に交差反応して生じることが多く，血液検査を行ったところ，ハンノキ特異的IgE が 43.50 Ua/mL と陽性を示した（❷）．モモ特異的 IgE は＜0.34 Ua/mL と陰性であったが，生のモモによる皮膚テストを施行したところ，2＋の陽性反応を示し，以上の結果からハンノキ花粉症に交差反応して生じたモモアレルギーと診断した．

治療：救急外来にて抗ヒスタミン薬と副腎皮質ホルモンの静注を行い，咽頭違和感や呼吸苦はまもなく改善した．その後は抗ヒスタミン薬の内服を2 日間継続し，眼瞼浮腫も改善した．

❸ PFAS の原因抗原

ファミリー	科	名	PR-10	プロフィリン	LTP
分子量			17〜18 kDa	13〜15 kDa	6〜13 kDa
安定性			熱不安定，易消化性	熱不安定，易消化性	熱安定，消化耐性
花粉	カバノキ科	シラカバ	Bet v 1（シラカバ）	Bet v 2（シラカバ）	
		ハンノキ	Aln g 1（ハンノキ）		
	キク科	ヨモギ		Art v 4（ヨモギ）	Art v 3（ヨモギ）
		ブタクサ			Amb a 6（ブタクサ）
野菜・果物	バラ科	リンゴ	Mal d 1（リンゴ）	Mal d 4（リンゴ）	Mal d 3（リンゴ）
		サクランボ	Pru av 1（サクランボ）	Pru av 4（サクランボ）	Pru av 3（サクランボ）
		アンズ	Pru ar 1（アンズ）		Pru ar 3（アンズ）
		モモ	Pru p 1（モモ）	Pru p 4（モモ）	Pru p 3（モモ）
		洋ナシ	Pyr c 1（洋ナシ）	Pyr c 4（洋ナシ）	Pyr c 3（洋ナシ）
		イチゴ	Fra a 1（イチゴ）		
	セリ科	ニンジン	Dau c 1（ニンジン）	Dau c 4（ニンジン）	
		セロリ	Api g 1（セロリ）	Api g 4（セロリ）	
	マメ科	ピーナッツ	Ara h 8（ピーナッツ）	Ara h 5（ピーナッツ）	
		大豆	Gly m 4（大豆）	Gly m 3（大豆）	

PFAS：pollen-food allergy syndrome，PR-10：pathogenesis-related protein 10，LTP：lipid transfer protein.

PFAS の原因抗原蛋白質としては PR-10，プロフィリン，LTP などが同定されており，各々交差する果物や野菜が多く解明されてきている．このうち PR-10 やプロフィリンは熱不安定，易消化性の蛋白質であり，これらの抗原が原因の PFAS では果物や野菜の抗原特異的 IgE 検査が陽性となりにくい．なお，上記の表中，現在までに保険適応となっている血液検査は Gly m 4 特異的 IgE 検査のみである．

（千貫祐子. Progress in Medicine 2016. p1525.[3] より）

解説 本症例もまた，OAS のうち PFAS に該当する症例であった．患者が春先に生じた鼻汁は，ハンノキ花粉症によるものと考えられた．約 1 年前からモモを摂取したときに生じていた咽頭違和感は，すでに PFAS を発症していたものと思われる．そして今回，アナフィラキシーを生じたことによって病院を受診することとなった．食物から抽出された粗抗原を用いたモモ特異的 IgE 検査は陰性であったが，皮膚テストを行うことによって確定診断に結びついた．保険未適応ではあるが，モモのアレルゲンコンポーネントを用いた Pru p 1 特異的 IgE 検査を施行したところ，28.6 Ua/mL と陽性を示し，本症例の原因アレルゲンがハンノキの Aln g 1 に交差反応する生体防御蛋白-10（pathogenesis-related protein 10：PR-10）であることがわかる（❸）．PR-10 ファミリーにはすでに保険適応となっている大豆の Gly m 4 が存在するため，Gly m 4 特異的 IgE を測定したところ，9.33 Ua/mL と陽性を示した．PR-10 は熱不安定，易消化性の蛋白質であるため，本ファミリーが原因の PFAS では食物を加熱することによって摂取可能となることも多く，生活指導に役立つ．

現状の問題点，将来への課題

本項では食物アレルギーのなかでも OAS（とくに PFAS）を提示したが，現行の粗抗原を使用した血液検査（抗原特異的 IgE 検査）は感度が低く，確定診断のためには新鮮な果物や野菜を用いた皮膚テストが有用となる．今後，臨床医が医療機関を問わず共通の確定診断を得るためには，血液検査の診断性能の向上が必要と考えられる．また，PFAS の原因蛋白質で，PR-10 やプロフィ

リンが原因の場合は，食物を加熱することによって摂取可能となることも多く，この点からも，アレルゲンコンポーネントを用いた血液検査の早期の保険適応が期待される．なお，本項で記載した抗原特異的 IgE 検査はすべて ImmunoCAP® 法にて測定した．

（千貫祐子）

引用文献 ⋯⋯⋯⋯⋯⋯⋯⋯⋯⋯⋯⋯⋯⋯⋯⋯⋯⋯⋯⋯

1）海老澤元宏（研究代表者）．食物アレルギーの診療の手引き 2014（厚生労働科学研究班）．
2）森田栄伸（研究代表者）．特殊型食物アレルギーの診療の手引き 2015（厚生労働科学研究班）．
3）千貫祐子．花粉-食物アレルギー症候群．Progress in Medicine 2016；36：1523-7.

シリーズ関連項目 ⋯⋯⋯⋯⋯⋯⋯⋯⋯⋯⋯⋯⋯⋯⋯⋯⋯

- 『耳鼻咽喉科イノベーション』「口腔アレルギー症候群」p.184（藤枝重治，大澤陽子，森川太洋）
- 『耳鼻咽喉科イノベーション』「食物アレルギーへの対応」p.188（徳田玲子）

喘息

概要

　喘息予防・管理ガイドラインは，2004年に日本アレルギー学会の常設委員会として「アレルギー疾患ガイドライン委員会/喘息ガイドライン専門部会」が発足し，2006年に『喘息予防・管理ガイドライン2006』が発刊されて以来，3年ごとに改訂され，今回の『喘息予防・管理ガイドライン2015』（以下JGL2015）に至る[1]．JGL2015では，喘息の定義や管理目標が簡潔化され，その他の部分の内容もよりブラッシュアップされた．薬物治療に関しては，抗IgE抗体の適応患者が広がり，新規治療薬として長時間作用性抗コリン薬のチオトロピウム臭化物水和物のソフトミスト製剤が追加された．

ガイドラインのポイント

- 喘息の定義は，「気道の慢性炎症を本態とし，臨床症状として変動性を持った気道狭窄（喘鳴，呼吸困難）や咳で特徴付けられる疾患」と記載されている．気道炎症に関しては通常好酸球性である[2]．
- 喘息の診断は，❶に示すように喘息診断の目安として6項目があげられる．
- 喘息治療の実際：喘息治療の基本は，疾患の本態である気道炎症を制御し気道過敏性を抑制することに加え，十分な気管支拡張により症状を軽減することである．薬剤によるコントロールが中心であるが，薬剤のみに頼らず感作アレルゲン（ダニ，真菌，ゴキブリ，動物，花粉など）の回避や受動・能動喫煙，過労などをも含めた増悪因子の回避，除去に努めることも重要である．気道炎症制御には抗原回避に代表される原因の除去と吸入ステロイド薬（inhaled corticosteroid：ICS）を中心とした薬物療法が推奨され，❷のように4段階の治療ステップがある．
- アレルギー性鼻炎や副鼻腔炎の治療は，喘息発作による入院や予定外受診を減らすので重要である[3]．

　本項では，上記ポイントの最後にあげた鼻炎および副鼻腔炎の治療で喘息コントロールの向上を示した2症例を提示する．

アレルギー鼻炎合併喘息症例

症例1：33歳，男性．
現症：喘息の診断で，中等量吸入ステロイド薬に長時間作用性β₂刺激薬（LABA）を加えたガイドラインの治療ステップ2〜3の強度で加療を続けたところ，日中の喘鳴，症状は軽快するも，朝方の息苦しさとそれに伴う自己測定のピークフロー（peak expiratory flow：PEF）値の低下から，変動性の気道閉塞の残存が考えられた（❸）．症状の詳細な再聞き取りで，アレルギー性鼻炎による鼻閉の存在が判明した．

■ アレルギー性鼻炎への治療追加後の経過
　アレルギー性鼻炎に対し，ロイコトリエン受容体拮抗薬（LTRA）を追加処方したところ，鼻閉の消退に加え，朝方の息切れ症状も改善した．PEFモニタリングにおいても，朝方の低下が消失し（❸），気道閉塞の解除と判断された．

❶喘息診断の目安

1. 発作性の呼吸困難，喘鳴，胸苦しさ，咳（夜間，早朝に出現しやすい）の反復
2. 可逆性の気流制限
3. 気道過敏性の亢進
4. アトピー素因の存在
5. 気道炎症の存在
6. 他疾患の除外

- 上記の 1，2，3，6 が重要である．
- 4，5 の存在は症状とともに喘息の診断を支持する．
- 5 は通常，好酸球性である．

（喘息予防・管理ガイドライン 2015．共和企画；2015[1) より）

❷喘息治療ステップ

		治療ステップ 1	治療ステップ 2	治療ステップ 3	治療ステップ 4
長期管理薬	基本治療	吸入ステロイド薬（低用量）	吸入ステロイド薬（低～中用量）	吸入ステロイド薬（中～高用量）	吸入ステロイド薬（高用量）
		上記が使用できない場合は以下のいずれかを用いる	上記で不十分な場合に以下のいずれか 1 剤を併用	上記に下記のいずれか 1 剤，あるいは複数を併用	上記に下記の複数を併用
			LABA（配合剤使用可[*5]）	LABA（配合剤使用可[*5]）	LABA（配合剤使用可）
		LTRA	LTRA	LTRA	LTRA
		テオフィリン徐放製剤	テオフィリン徐放製剤	テオフィリン徐放製剤	テオフィリン徐放製剤
		※症状が稀なら必要なし		LAMA[*6]	LAMA[*6]
					抗 IgE 抗体[*2,7]
					経口ステロイド薬[*3,7]
	追加治療	LTRA 以外の抗アレルギー薬[*1]	LTRA 以外の抗アレルギー薬[*1]	LTRA 以外の抗アレルギー薬[*1]	LTRA 以外の抗アレルギー薬[*1]
発作治療[*4]		吸入 SABA	吸入 SABA[*5]	吸入 SABA[*5]	吸入 SABA

ICS：吸入ステロイド薬，LABA：長時間作用性 β_2 刺激薬，LAMA：長時間作用性抗コリン薬，
LTRA：ロイコトリエン受容体拮抗薬，SABA：短時間作用性 β_2 刺激薬

- ＊1：抗アレルギー薬は，メディエーター遊離抑制薬，ヒスタミン H_1 拮抗薬，トロンボキサン A_2 阻害薬，Th2 サイトカイン阻害薬を指す．
- ＊2：通年性吸入アレルゲンに対して陽性かつ血清総 IgE 値が 30～1,500 IU/mL の場合に適用となる．
- ＊3：経口ステロイド薬は短期間の間欠的投与を原則とする．短期間の間欠投与でもコントロールが得られない場合は，必要最小量を維持量とする．
- ＊4：軽度の発作までの対応を示し，それ以上の発作についてはガイドラインの「急性増悪（発作）への対応（成人）」の項を参照．
- ＊5：ブデソニド/ホルモテロール配合剤で長期管理を行っている場合には，同剤を発作治療にも用いることができる．長期管理と発作治療を合せて 1 日 8 吸入までとするが，一時的に 1 日合計 12 吸入まで増量可能である．ただし，1 日 8 吸入を超える場合は速やかに医療機関を受診するよう患者に説明する．
- ＊6：チオトロピウム臭化物水和物のソフトミスト製剤．
- ＊7：LABA，LTRA などを ICS に加えてもコントロール不良の場合に用いる．
LAMA は治療ステップ 3，4 で使用が推奨されている．

（喘息予防・管理ガイドライン 2015．共和企画；2015[1) より）

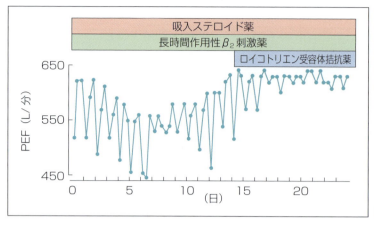

❸アレルギー鼻炎合併喘息症例の経過

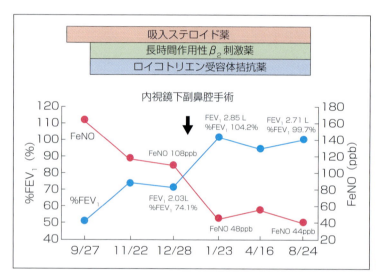

❹好酸球性副鼻腔炎合併喘息症例の経過

解説 鼻閉による夜間口呼吸での気道の乾燥（粘膜の浸透圧上昇）によって，炎症細胞や知覚神経末端過刺激による炎症増強が起こるが，鼻炎治療による鼻閉改善が夜間口呼吸を減少させ，下気道の炎症悪化を防いだためと考えられた．

好酸球性副鼻腔炎合併喘息症例

症例2：45歳，男性．
現症：喘息に対し，高用量吸入ステロイド薬，LABA，LTRA を投与する，ガイドライン上最も強いステップ4の治療を行った．気道閉塞は予測値に対する1秒量（%FEV₁）が50%から74%へと改善し，気道炎症の指標である呼気一酸化窒素濃度（FeNO）も160 ppb から108 ppb まで低下したが，両者とも正常域までの改善は認めなかった（❹）．患者には嗅覚障害があり，耳鼻科を受診したところ好酸球性副鼻腔炎と診断された．

■ 好酸球性副鼻腔炎への治療後の経過

耳鼻科にて内視鏡下副鼻腔手術施行後，❹に示すように，%FEV₁ が正常化，FeNO 値も44 ppb と大きく改善し，喘息症状も消失した．本患者では末梢血好酸球数も1,700/μL と高値であったが，術後500/μL へと低下した．

解説 本症例では，下気道に加え副鼻腔にも好酸球性の炎症があったものと考えられる．高用量吸入ステロイド薬で下気道の炎症はある程度制御されても，副鼻腔の炎症は残存し，そこからのIL-5などの好酸球走化因子の放出により下気道の好酸球性炎症が完治に至らず，副鼻腔の手術によって最終的に下気道の炎症終息に至ったと考えられる．

（一ノ瀬正和）

引用文献 ••

1) 「喘息予防・管理ガイドライン2015」作成委員会．喘息予防・管理ガイドライン2015．東京：共和企画；2015．

2) 一ノ瀬正和．気管支喘息．カラー版内科学．門脇　孝，永井良三編．東京：西村書店；2012．p.774-6．

3) Corren J, et al. Rhinitis therapy and the prevention of hospital care for asthma：A case-control study. J Allergy Clin Immunol 2004；113：415-9.

シリーズ関連項目 ••••••••••••••••••••••••••••••••••

• 『風邪症候群と関連疾患―そのすべてを知ろう』「アレルギー性鼻炎，気管支喘息」p.135（青井典明）

小児気管支喘息

概要

　小児の気管支喘息は３歳までに発症して，思春期に寛解する例が多いが，成人期まで持続することもある．多くはアトピー型であり，吸入抗原とくにダニ感作が特徴的である．低年齢ではいろいろな原因で喘鳴を起こすので，まず重要なのは鑑別診断となる．基本治療薬は成人と同様，吸入ステロイド薬であるが，ロイコトリエン受容体拮抗薬もとくに学齢期前で有効である．『小児気管支喘息治療・管理ガイドライン』は2000年より数年おきに改訂され，現在は2012年版[1]（『喘息予防・管理ガイドライン2015』は2012年版をベースとした記載）であるが，2017年11月に最新の改訂版が出版される予定である[2]．

ガイドラインのポイント

- 喘息の診断を行ったら，まず重症度（間欠型，軽症持続型，中等症持続型，重症持続型）を判定して，重症度に応じた抗炎症治療を開始する．
- 基本治療薬である吸入ステロイド薬は，軽症で低用量（フルチカゾン換算〜100 μg/日），中等症で中用量（〜200 μg/日），重症で高用量（〜400 μg/日）の投与となる．
- 軽症ではロイコトリエン受容体拮抗薬も第１選択となり，６歳未満によく用いられる．（ステップ２の治療）
- 中等症でコントロール不十分あるいは重症では吸入ステロイド薬に長時間作用型β_2刺激薬，ロイコトリエン受容体拮抗薬，テオフィリンなどを併用する．（ステップ３，ステップ４の治療）
- ステップ４の治療が必要と考えられる乳幼児例あるいはステップ４の治療でコントロール不十分な例は専門医への紹介を行う．
- ステップ４の基本治療でコントロールできない場合には，追加治療薬として抗IgE抗体（オマリズマブ）の適応となる．

　耳鼻咽喉科を受診するアレルギー性鼻炎を有する小児では気管支喘息を合併することが少なくない．喘息児の約80％はアレルギー性鼻炎を合併し，アレルギー性鼻炎の約20％は喘息を合併するとされる．喘息を疑う場合はガイドラインに従って，診断と治療を行う．

軽症持続型の例：診断と重症度の判定を考える

症例１：９歳，男子．

既往・現症：乳児期に湿疹があり，皮膚科で治療を受けていた．現在も「乾燥肌」がある．１歳ごろから，感冒罹患時に咳嗽が長引いたり，時に喘鳴を起こすことがあった．それらのエピソードは年に数回ほどであったが，学齢前には頻度は減っていた．しかし，本年２月にインフルエンザ罹患後，咳が２週間ほど続き，いったん改善した後も，しばしば咳をすることがあった．９月ごろから夜間に喘鳴を起こしたり，走ったあとの咳が目立つようになった．夜間と早朝の喘鳴は１か月で２回ほどであった．本日，朝から喘鳴があるとのこと

見かけの重症度	治療（重症度アップ）		真の重症度
間欠型 ・年に数回，季節性に咳嗽，軽度喘鳴が出現する. ・時に呼吸困難を伴うが，β₂刺激薬頓用で短期間で症状改善し，持続しない.	ステップ1（そのまま）	ICS なし	間欠型
軽症持続型 ・咳嗽，軽度喘鳴が1回/月以上，1回/週未満. ・時に呼吸困難を伴うが，持続は短く，日常生活が障害されることは少ない.	ステップ2（1段階）	ICS 100*	軽症持続型
中等症持続型 ・咳嗽，軽度喘鳴が1回/週以上．毎日は持続しない. ・時に中・大発作となり日常生活や睡眠が障害されることがある.	ステップ3（2段階）	ICS 200*	中等症持続型
重症持続型 ・咳嗽，喘鳴が毎日持続する. ・週に1〜2回，中・大発作となり日常生活や睡眠が障害される.	ステップ4（3段階）	ICS 400*	重症持続型
			最重症持続型

*ICS：吸入ステロイド薬，フルチカゾン換算の1日投与量（μg）を示す.

❶重症度の判定法（年齢共通）
（日本小児アレルギー学会．小児気管支喘息治療・管理ガイドライン2012．協和企画；2011¹⁾に準拠し著者が簡略化）

で受診．呼気性喘鳴を聴取したが，サルブタモールの吸入にて消失した.

診断：反復する喘鳴と長引く咳嗽の病歴，気道過敏性を疑わせる病歴（運動後の症状），アトピー性皮膚炎の合併，喘鳴エピソードの頻度および明らかな気道可逆性などから，軽症持続型の喘息と診断した.

治療：ガイドラインに従って，フルチカゾン50μg1日2回を開始した．1か月後の再診時には，喘鳴，咳嗽はほとんど消失して，体育のときの咳がなくなったため，以前より活発になったとのことであった.

解説 喘息の診断は，反復する喘鳴のエピソード，運動誘発症状などの気道過敏性を示す病歴，アレルギー疾患の合併症や家族歴，そして気道可逆性などから行う．診断に続いて，重症度の判定を行うが，本例は月に2回ほどの喘鳴および運動後にしばしば咳嗽があるということで，軽症持続型と診断した．ガイドラインでは現在認められる症状から，見かけの重症度を判定し，すで

に治療が行われている場合は，そのレベルにより重症度をアップさせ，最終的な真の重症度とする（❶）．治療は，真の重症度に基づいて，薬物を選択していく（❷）．すなわち，間欠型→ステップ1，軽症持続型→ステップ2，中等症持続型→ステップ3，重症持続型→ステップ4，最重症持続型→専門医紹介，である.

吸入手技とアドヒアランスに問題があった例

症例2：13歳，女子.

既往・現症：通年性アレルギー性鼻炎で抗ヒスタミン薬とロイコトリエン受容体拮抗薬を投与していた．3歳ごろに喘息と診断され，近医小児科で症状が起こりやすい秋のシーズンにロイコトリエン受容体拮抗薬が投与されていた．鼻炎症状が強くなって，上記治療としてからは喘息の症状は落ち着いていた．しかし，本年9月ごろより，運動後の咳込み，喘鳴がしばしば起こるようになった.

❷長期管理の薬物療法（年齢共通）

	治療ステップ1	治療ステップ2	治療ステップ3	治療ステップ4
基本治療	対症療法	吸入ステロイド薬		
		低用量 （2歳未満では追加治療の位置づけ）	中用量	高用量
		または ロイコトリエン受容体拮抗薬 DSCG		併用薬として 　ロイコトリエン受容体拮抗薬 　テオフィリン 　長時間作用性β_2刺激薬
追加治療	ロイコトリエン受容体拮抗薬 DSCG	吸入ステロイド薬（低用量） 2歳未満	併用薬として 　ロイコトリエン受容体拮抗薬 　テオフィリン 　長時間作用性β_2刺激薬	経口ステロイド薬 抗IgE抗体（オマリズマブ）

DSCG：クロモグリク酸ナトリウム.

各吸入ステロイド薬の用量対比表（単位はμg/日）

	低用量	中用量	高用量
FP，BDP，CIC	～100	～200	～400
BUD	～200	～400	～800
BIS	～250	～500	～1000

FP：フルチカゾン，BDP：ベクロメタゾン，CIC：シクレソニド，BUD：ブデソニドドライパウダー，BIS：ブデソニド吸入懸濁液.

（日本小児アレルギー学会．小児気管支喘息治療・管理ガイドライン2012．協和企画；2011[1]に準拠し著者が簡略化）

中学に入ってからは陸上部に所属し，練習がきついのは皆も同じだろうと思い，自分の喘息症状であるとはあまり自覚していなかった．フルチカゾン・サルメテロール配合剤（アドエア100® 1日2回）を開始したが，症状の改善はなかった．

診断：運動誘発喘息（exercise-induced asthma：EIA）を主症状とする中等症持続型．

治療（介入）：服薬状況を聞いてみたところ，内服は忘れずにしているが，吸入は少しめんどうで忘れがちになるとのことであった．診察室で，吸入練習用デバイスであるディスカストレーナー®を用いて，吸入手技を観察したところ，非常に弱い吸気で，デバイスで十分な吸気流速を示す笛音は出たり，出なかったりであった．そこで，正しい吸入手技ならびに，洗面所に薬剤を置き歯磨き前に必ず吸入することを指導した．1か月後に受診したときには，運動後の症状が消失して，陸上部の記録も伸びたと喜んでいた．

解説 小児では活発な運動を行うこと（小学生では自然に，中学生では部活などで）は生活の一部であり，EIAは小児のQOLを大きく損なうので，運動後の症状をよく問診することが重要である．また，吸入ステロイド薬は処方するだけでは不十分で，吸入手技の確認とアドヒアランスの確認は治療開始時はもちろんのこと，定期的に行わなければならない．とくにアドヒアランスは児の生活スタイルのなかで，治療行為が自然に組み込まれるようサポートしていくとよい．

（藤澤隆夫）

引用文献

1) 日本小児アレルギー学会．小児気管支喘息治療・管理ガイドライン2012．東京：協和企画；2011.
2) 藤澤隆夫.【小児気管支喘息ガイドライン（JPGL）の再評価と展望】エビデンスに基づいたガイドラインを目指して—Mindsが推奨する診療ガイドライン作成方法を中心に．アレルギー・免疫 2015；22：1098-104.

シリーズ関連項目
• 『風邪症候群と関連疾患—そのすべてを知ろう』「アレルギー性鼻炎，気管支喘息」p.135（青井典明）

抗菌薬

耳鼻咽喉科領域は，そのほとんどが外界に接しており感染防御の最前線に位置する．そのため，感染症とりわけ細菌感染症の好発部位であり，抗菌薬治療は日常診療において頻回に行われる．また，耳鼻咽喉科実地臨床においては，急性中耳炎や急性鼻副鼻腔炎，急性咽頭・扁桃炎などの非侵襲性感染症から，深頸部膿瘍などの重篤な侵襲性感染症までさまざまな感染症があり，幅広い抗菌薬治療の知識が必要となる．

本項では，『抗菌薬使用のガイドライン』『術後感染予防抗菌薬適正使用のための実践ガイドライン』『MRSA 感染症の治療ガイドライン―2014 年改訂版』『嫌気性菌感染症診断・治療ガイドライン 2007』を中心に，耳鼻咽喉科領域における感染症の標準治療のためのガイドライン活用法について解説する．

『抗菌薬使用のガイドライン』[1]

抗菌薬の選択の基準と原則

使用する抗菌薬は，原因菌と患者の両者の要因を勘案し選択する．すなわち，①原因菌の種類，②原因菌の薬剤感受性，③抗菌薬の臓器移行性・細胞内移行性，④患者重症度，⑤患者基礎疾患，⑥薬物アレルギーの既往歴などを考慮して選択する．

抗菌薬治療の原則は，軽症～中等症例では原因微生物を同定し，できるだけ狭域の抗菌薬を選択する．重症あるいは基礎疾患が重篤，免疫抑制状態などの場合には，想定される微生物を網羅する広域の抗菌薬による状態の改善を目標とし，原因菌が判明後にはすみやかに狭域の抗菌薬に変更する（de-escalation）．投与期間は，緑膿菌など耐性菌でない場合には１週間以内での投与とし，ま

たできるだけ高用量で用いることが望ましい．

最小発育阻止濃度（MIC）とブレイクポイント（breakpoint MIC）

最小発育阻止濃度（minimum inhibitory concentration：MIC）とは，細菌の増殖を阻止することのできる抗菌薬の最低濃度であり，臨床的な抗菌薬の有効性の優劣を示す値ではない．すなわち，MIC は，細菌の発育を阻害するのに必要な抗菌薬の最小量のことで，MIC 値が小さいほど抗菌薬の作用は強いが，細菌を死滅させる抗菌薬量ではない．

ブレイクポイント（breakpoint MIC）とは，臨床効果が期待できる抗菌薬濃度と定義され，日本では 80％の臨床的有効率として MIC 80 に近似される．ブレイクポイントは，有効（S：susceptible），中間（I：intermediate），無効（R：resistant）の３段階で評価される．

ブレイクポイント $=Cm \times t \times Rtr \times A$

Cm：最高血中濃度（Cmax）より規定される定数

t：作用時間（半減期）より規定される定数

Rtr：組織移行性（最高組織濃度/最高血中濃度比＜R＞より規定）

A：抗菌作用特性（PAE，殺菌および静菌作用などの特性を勘案して決定）

PK/PD パラメータ

抗菌薬の薬理作用や効果の評価では，体内動態を示すパラメータである薬物動態（pharmacokinetics：PK）と抗菌作用の強さを示すパラメータである薬力学（pharmacodynamics：PD）が重要となる（❶）．

PK（薬物動態）パラメータ

生体内での薬物動態，すなわち吸収，分布，代謝，排泄についてのパラメータであり，抗菌薬と

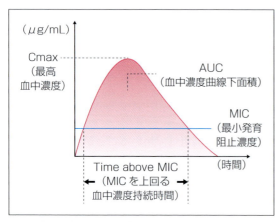

❶抗菌薬の抗菌活性に影響するパラメータ
(日本感染症学会，日本化学療法学会編．抗菌薬使用のガイドライン．協和企画：2005[1)] より)

❷抗菌薬の効果と相関する PK/PD パラメータ

抗菌効果	PK/PD パラメータ	抗菌薬
濃度依存性殺菌作用	Cmax/MIC	キノロン系アミノグリコシド系
	AUC/MIC	キノロン系テトラサイクリン系
時間依存性殺菌作用	Time above MIC	βラクタム系マクロライド系

(日本感染症学会，日本化学療法学会編．抗菌薬使用のガイドライン．協和企画：2005[1)] より)

濃度の関係といえる．抗菌薬の薬物効果は，感染局所における抗菌薬濃度により規定される．しかし，感染局所での薬物濃度の測定は困難であるため，一般的には血中濃度における変化が検討されている．抗菌薬における PK パラメータには，AUC（area under the curve；血中濃度曲線下面積），T1/2（血中濃度半減期），Cmax（最高血中濃度），トラフ値（最低血中濃度）などがある．

PD（薬力学）パラメータ

抗菌薬の抗菌作用の強さを示すパラメータであり，抗菌薬の作用部位における濃度と効果の関係といえる．PD パラメータとしては MIC（最小発育阻止濃度），MBC（minimal bactericidal concentration；最小殺菌濃度），PAE（postantibiotic effect）などがある．

PAE とは，細菌を抗菌薬に短時間曝露したのち血中濃度が MIC 以下，あるいは消失しても，持続して再増殖が抑制される効果をいう．人体においても，抗菌薬を投与後，抗菌薬の血中濃度や組織濃度が抗菌活性を期待できないような低濃度となっても，菌の再増殖が一定期間起こらないことが期待される．PAE はグラム陰性菌，グラム陽性菌の違いや，抗菌薬の系統によっても異なり，抗菌薬の投与間隔を決めるうえで重要なファクターとなる．

一般に，肺炎球菌，溶連菌などのグラム陽性菌に対しては，βラクタム系抗菌薬をはじめとするほとんどの抗菌薬が PAE を示す．一方，インフルエンザ菌や *Moraxella catarrhalis* などのグラム陰性菌に対しては，キノロン系抗菌薬やマクロライド系抗菌薬は PAE を示すが，ペニシリン系抗菌薬やセフェム系抗菌薬はほとんど PAE を示さない．

■ PK/PD パラメータからみた抗菌薬の使い方

抗菌薬は，薬物の濃度に依存して効果を発揮する「濃度依存性抗菌薬」と，MIC 以上の濃度の薬剤と細菌が接触する時間に依存する「時間依存性抗菌薬」の 2 種類に分けられる．これら抗菌薬の作用様式の特徴に基づき，PK パラメータと PD パラメータを組み合わせる（PK/PD パラメータ）ことで，抗菌薬の投与法や期待される臨床効果の予測が可能となる．PK/PD パラメータとしては，Cmax/MIC，AUC/MIC，Time above MIC（T > MIC）などがある（❷）．

βラクタム系抗菌薬（ペニシリン系抗菌薬，セフェム系抗菌薬，カルバペネム系抗菌薬）

ペニシリン系抗菌薬やセフェム系抗菌薬に代表されるβラクタム系抗菌薬は，時間依存性の抗菌作用を示す．時間依存性抗菌薬では，薬剤の血中濃度が MIC を超えている時間が長いほど臨床効果が期待できる．すなわち，MIC 以上の抗菌薬を一定時間以上曝露させることにより抗菌作用が持続するが，それ以上濃度を増加させても抗菌作用にはほとんど差を認めない．

高い治療効果を得るには，T＞MIC が投与間隔のどの程度を占めるかが重要であり，1 回の投与量を増やして Cmax を高めるよりも，トラフ値がある程度一定水準を下回らないようにすることが重要となる．ペニシリン系抗菌薬では 30〜40％，セフェム系抗菌薬では 50％以上の T＞MIC が必要となる．

キノロン系抗菌薬，アミノグリコシド系抗菌薬

キノロン系抗菌薬，アミノグリコシド系抗菌薬は，濃度依存性に抗菌作用を発揮する抗菌薬であり，高い抗菌作用を得るためには Cmax はできるだけ高く，AUC はできるだけ大きいことが望まれる．加えて，MIC が低ければ効果はさらに高くなる．

キノロン系抗菌薬，ケトライド系抗菌薬，オキサゾリジノン系抗菌薬（リネゾリド）の抗菌効果は AUC/MIC に良好に相関するのに対して，アミノグリコシド系抗菌薬の抗菌効果は Cmax/MIC に良好に相関する．

『術後感染予防抗菌薬適正使用のための実践ガイドライン』[2]

術後感染予防抗菌薬は，手術部位感染（surgical site infection：SSI）発生率の減少を目的としており，術後感染に高率に認められる細菌を標的とするものではない．そのため，予防抗菌薬は組織の無菌化を目標にするのではなく，原則として手術部位の常在細菌叢に活性を有する抗菌薬選択を行い，術中汚染による細菌量を宿主防御機構でコントロールできるレベルまで下げるために補助的に使用することが目標となる．また，術前 1 か月以内に抗菌薬使用歴のある症例は予防抗菌薬の適応としていない．

■ 手術創分類からみた適応（❸）

クラス I の一部とクラス II を術後感染予防抗菌薬の適応とする．クラス III では SSI リスクを認めない症例は予防抗菌薬の適応とし，SSI 高リスク症例では治療抗菌薬も考慮する（❹）．クラス IV は治療抗菌薬の適応とする．

■ 予防抗菌薬の選択・投与時期・投与量

術後感染予防抗菌薬の投与においては，手術が始まる時点で十分な殺菌作用を示す血中濃度と組織中濃度が必要であり，切開の 1 時間前以内に抗菌薬投与を開始する（ただし，バンコマイシンは120 分前以内に投与を開始する）（❺）．

長時間手術の場合には術中の追加再投与が必要となり，一般に半減期の 2 倍の間隔での再投与が行われる．耳鼻咽喉科・頭頸部外科で頻用される

❸ SSI における創クラス分類

創クラス	定義
I．清潔創 clean wound	1．炎症のない非汚染手術創，2．呼吸器，消化器，生殖器，尿路系に対する手術は含まれない，3．1 期的縫合創，4．閉鎖式ドレーン挿入例，5．非穿通性の鈍的外傷
II．準清潔創 clean-contaminated wound	1．呼吸器，消化器，生殖器，尿路系に対する手術，2．著しい術中汚染を認めない場合が該当，3．感染がなく，清潔操作がほぼ守られている胆道系，虫垂，腟，口腔・咽頭手術，4．開放式ドレーン挿入例，5．虫垂炎，胆囊炎，絞扼性イレウス（小範囲）で，周囲組織・臓器を汚染することなく病巣を完全に摘出・切除した症例
III．不潔創 contaminated wound	1．早期の穿通性外傷（事故による新鮮な開放創），2．早期の開放骨折，3．清潔操作が著しく守られていない場合（開胸心マッサージなど），4．術中に消化器系から大量の内容物の漏れが生じた場合，5．胃十二指腸穿孔後 24 時間以内，6．適切に機械的腸管処置が行われた大腸内視鏡検査での穿孔（12 時間以内），7．急性非化膿性炎症を伴う創
IV．汚染−感染創 dirty-infected wound	1．壊死組織の残存する外傷，2．陳旧性外傷，3．臨床的に感染を伴う創，4．消化管穿孔例（クラス III の 5，6 以外）

（日本化学療法学会，日本感染症学会編．術後感染予防抗菌薬適正使用のための実践ガイドライン．2016[2] より）

❹ SSI の高リスク因子

SSI 高リスク因子の定義：以下のいずれかに該当する場合とする

①米国麻酔学会術前状態分類 ≧ 3（糖尿病など）
②創クラスⅢ（Ⅳは予防抗菌薬適応外）
③長時間手術（各術式における手術時間 > 75 パーセンタイル
④ body mass index ≧ 25
⑤術後血糖コントロール不良（> 200mg/dL）
⑥術中低体温（< 36℃）
⑦緊急手術
⑧ステロイド・免疫抑制剤の使用
⑨術野に対する術前放射線照射
⑩高齢者（年齢に関しては症例ごとに評価）

（日本化学療法学会，日本感染症学会編．術後感染予防抗菌薬適正使用のための実践ガイドライン．2016[2] より）

❺ 予防抗菌薬の 1 回投与量

抗菌薬	1 回投与量	
	通常	≧ 80 kg
CEZ	1 g	2 g（≧ 120 kg，3 g）
CMZ	1 g	2 g
FMOX	1 g	2 g
CTM	1 g	2 g
SBT/ABPC	1.5 ～ 3.0	3.0
MNZ	500 mg	1,000 mg
VCM	15 mg/kg（実測体重，最大 2 g まで）	
TEIC	12 mg/kg（術前単回使用時）	
GM	5 mg/kg（肥満における体重の調整：理想体重＋超過体重× 0.4）	

（日本化学療法学会，日本感染症学会編．術後感染予防抗菌薬適正使用のための実践ガイドライン．2016[2] より）

セファゾリン（CEZ）では 3〜4 時間ごとで再投与を行う．その他の抗菌薬はその半減期を参考に再投与を行うことが望ましい（❻）．また，腎機能低下症例では，腎機能に応じて再投与の間隔を延長するほか，短時間に 1,500 mL 以上の大量出血が認められた場合，決められた再投与間隔を待たずに追加投与を考慮する．

　投与量は，予防抗菌薬であっても治療量を用い，過体重・肥満患者に対しては抗菌薬の増量が必要となる．

❻ 各抗菌薬における術中再投与のタイミング

抗菌薬	半減期（腎機能正常者）	再投与の間隔（時間）eGFR$_{-IND}$* （mL/分）		
		≧ 50	20 ～ 50	< 20
CEZ	1.2〜2.2 時間	3〜4	8	16
SBT/ABPC	0.8〜1.3 時間	2〜3	6	12
PIPC	1.3 時間	2〜3	6	12
CMZ	1〜1.3 時間	2〜3	6	12
CTM	60〜68 分	2	5	10
FMOX	50 分	2	5	10
AZT	1.6〜1.8 時間	3〜4	8〜10	12〜16
CTRX	5.4〜10.9 時間	12		
CLDM	2〜4 時間	6		
CPFX	3〜7 時間	8	12	適応外
LVFX	6〜8 時間	報告なし		
GM	2〜3 時間	5	薬剤師と相談	適応外
VCM	4〜8 時間	8	16	適応外
TEIC	85.7 時間	12**		
MNZ	6〜8 時間	8		

* eGFR$_{-IND}$（mL/分）= eGFR（mL/分/1.73 m^2）×（患者体表面積 /1.73 m^2）

eGFR（mL/分/1.73 m^2）は患者の体表面積（body surface area：BSA）が国際的成人標準（1.73 m^2）と仮定した normalized BSA eGFR であり，標準体表面積を個々の患者の体表面積に変換（conversion）したのが，individualized BSA eGFR（eGFR$_{-IND}$）（mL/分）である．欧米のノモグラムを使用する場合 Cockcroft-Gault 式によるクレアチニンクリアランスではなく eGFR$_{-IND}$ が推奨されている．患者が標準体格の場合に限り簡便性の面から eGFR（mL/分/1.73 m^2）を代替指標とすることも可能である．

**半減期以外の因子が関与．

（日本化学療法学会，日本感染症学会編．術後感染予防抗菌薬適正使用のための実践ガイドライン．2016[2] より）

■ 耳鼻咽喉科領域における術後感染予防抗菌薬

　耳鼻咽喉科・頭頸部外科領域では，臓器特有の常在細菌叢が予防抗菌薬の標的となる．

耳科手術における術後感染予防抗菌薬

アブミ骨手術および顔面神経減荷術は清潔創（クラスⅠ）に分類され，術後感染症の発症はきわめてまれであることから，CEZ の単回投与が推奨される．

人工内耳手術も同様の清潔創（クラスⅠ）であるが，頻度はきわめて低いが髄膜炎の発症の危険もあり，CEZ の 24 時間以内での投与が推奨される．

一方，慢性中耳炎，真珠腫性中耳炎に対する鼓室形成術は，耳漏を伴わない場合には準汚染創（クラスⅡ）に分類される．

鼓室形成術における術後予防抗菌薬の有効性については十分なエビデンスが得られていないのが現状であり，準汚染創（クラスⅡ）として CEZ の術後 24 時間以内での投与が推奨される．

鼻科手術における術後感染予防抗菌薬

鼻科手術の多くは，準汚染創（クラスⅡ）に分類される．鼻中隔弯曲症や鼻内内視鏡手術における術後予防抗菌薬の有効性については十分なエビデンスが得られておらず，準汚染創（クラスⅡ）として CEZ の術後 24 時間以内での投与が推奨される．

口腔咽頭手術における術後感染予防抗菌薬

アデノイド切除術，口蓋扁桃摘出術，咽頭形成術といった口腔咽頭手術は，準汚染創（クラスⅡ）に分類され，CEZ の術後 24 時間以内での投与が推奨される．

頸部手術における術後感染予防抗菌薬

頸部良性腫瘍摘出術，甲状腺手術，唾液腺手術，頸部郭清術は，清潔創（クラスⅠ）手術であり，CEZ が推奨される．また，創部感染は手術時間と頸部郭清の範囲と相関することが報告されていることから 24 時間投与が妥当であり，根治的または両側頸部郭清術では 24～48 時間での投与が推奨される．

気管切開術については，通常短時間であるが，準汚染創（クラスⅡ）として CEZ の 24 時間以内の投与が推奨される．

頭頸部癌手術における術後感染予防抗菌薬

頭頸部癌手術は準汚染創（クラスⅡ）に分類される．頭頸部癌手術では比較的短時間の手術から再建が必要となる拡大切除まで幅広い手術がなされる．そのため，口腔咽頭が術創部に開放されるか，再建手術において消化管を利用するかどうかの点で，以下の 3 つに大別される．

①口腔咽頭が開放されない口腔咽頭悪性腫瘍手術（筋皮弁再建なし，短時間手術，SSI リスク因子なし）

②口腔咽頭が手術創に開放され再建を要する口腔咽頭悪性腫瘍手術（筋皮弁再建を含む）

③喉頭全摘術，遊離空腸を用いた口腔咽頭悪性腫瘍手術（消化管再建あり）

口腔咽頭悪性腫瘍手術（筋皮弁再建なし，短時間手術，SSI リスク因子なし）では，予防抗菌薬の標的となる術後感染の原因菌として，グラム陰性桿菌，嫌気性菌，真菌があげられる．準汚染創（クラスⅡ）に分類され，グラム陰性桿菌，嫌気性菌をカバーしうるスルバクタム / アンピシリン（SBT/ABPC），CEZ＋クリンダマイシン（CLDM），さらに CEZ＋メトロニダゾール（MNZ）あるいはセフメタゾール（CMZ）が推奨され，投与期間としては 24 時間以内が望ましい．

口腔咽頭悪性腫瘍手術（筋皮弁再建を含む），喉頭全摘術では術創部に広く口腔咽頭が開放されることと再建が必要なことから，術後感染発症の高リスクな手術と考える．準汚染創（クラスⅡ）に分類される．グラム陰性桿菌，嫌気性菌をカバーしうる SBT/ABPC，CEZ＋CLDM，CEZ＋MNZ あるいは CMZ が推奨され，投与期間としては 48 時間以内が望ましい．

口腔咽頭悪性腫瘍手術のなかでも，とりわけ遊離空腸を用いた再建手術を行う場合には，口腔咽頭悪性腫瘍手術（筋皮弁再建を含む）・喉頭全摘術に準ずるとともに，消化管手術としての術後抗菌薬選択が望ましい．準汚染創（クラスⅡ）に分類され，SBT/ABPC，CEZ＋CLDM，CEZ＋MNZ あるいは CMZ，フロモキセフ（FMOX）が推奨され，投与期間としては 48 時間以内が望

ましい.

『MRSA感染症の治療ガイドライン―2014年改訂版』[3]

MRSA（メチシリン耐性黄色ブドウ球菌；methicillin-resistant *Staphylococcus aureus*）は，①院内感染型MRSA，②市中感染型MRSA，③家畜関連型MRSAの大きく3タイプに分類される．院内感染型MRSAは近年減少傾向を認め，黄色ブドウ球菌に占める割合は約50％程度となってきている．一方，市中感染型MRSAは，主に皮膚・軟部組織感染症の患者から分離されやすく，外来患者を中心に分離例が増加傾向にある．

MRSA感染症の診断と治療においては，MRSAが分離されたとしても実際に感染症の原因菌であったと確定することが困難な場合があり，安易な抗MRSA治療を行うのではなく，十分な評価を行い慎重に判断することが重要である．また，抗MRSA薬は，原則としてMRSAが原因細菌であることが診断された後に使用する．

重篤な感染症患者の治療において，原因微生物が不明な段階で経験的投与を考慮せざるをえない場合においても，必ず抗菌薬の投与前に適切な検体を複数検体採取すべきであり，MRSA感染が除外されればすみやかに終了する．また，MRSA保菌患者に対する，単なる除菌を目的とした抗MRSA薬の投与は行うべきではない．

■ 抗MRSA薬の種類と特徴・選択の基準

現在，わが国で認可されている抗MRSA薬は，グリコペプチド系抗菌薬のバンコマイシン（VCM），テイコプラニン（TEIC），アミノグリコシド系抗菌薬のアルベカシン（ABK），オキサゾリシン系抗菌薬のリネゾリド（LZD），環状ポリペプチド系抗菌薬のダプトマイシン（DAP）の5種類である．

ABKとDAPは強い殺菌力を有し，6時間程度の短時間での殺菌力をもつ．とくにDAPはバイオフィルムを形成したような増殖の遅い菌に対しても殺菌する能力を有している．一方，VCMと

❼ 抗MRSA薬が承認されている適応症

適応症	VCM	TEIC	ABK	LZD	DAP
肺炎・肺膿瘍・膿胸	○	○	○	○	
慢性呼吸器病変の二次感染		○			
敗血症	○	○	○	○	○
感染性心内膜炎	○				○
深在性皮膚感染症慢性膿皮症		○		○	○
外傷・熱傷および手術創の二次感染	○	○		○	○
びらん・潰瘍の二次感染					○
骨髄炎・関節炎	○				
腹膜炎	○				
化膿性髄膜炎	○				

（日本化学療法学会，日本感染症学会編．MRSA感染症の治療ガイドライン―2014年改訂版．2014[3]より）

TEICの殺菌力は弱く，短時間での殺菌力は期待できず24時間程度の時間が必要である．LZDは蛋白合成阻害により殺菌力はほとんどなく静菌的作用を示す（❼）．

MRSAに対するTEICとLZDのMIC 90は2μg/mL，ABK，VCM，DAPは1μg/mLである．

抗MRSA薬の治療効果と相関するPK/PDパラメータはいずれも濃度依存的殺菌と考えられ，VCM，TEICではAUC/MIC，ABKではCpeak/MIC，LZDではAUC/MIC，DAPではAUC/MICおよびCmax/MICと考えられており，VCM，TEIC，ABKではTDMが必要とされる．また，VCM，TEIC，ABK，DAPは生体内で代謝を受けず腎から排泄されるのに対して，LZDは非酵素的に代謝を受け非活性代謝物が腎から排泄される．そのため，VCM，TEIC，ABK，DAPは腎機能に応じた用法・用量調整が必要となる．

■ 疾患別抗MRSA薬の選択と耳鼻咽喉科領域での使用

耳鼻咽喉科領域においても比較的遭遇することの多い疾患に対する抗MRSA薬の選択と使用法を紹介する．

MRSA 肺炎

第1選択薬としては，VCM もしくは LZD，TEIC を選択する．第2選択薬として，ABK も選択される．DAP は，肺炎には適応がない．抗 MRSA 薬による治療は，病変の広がりや治療への反応をみて，7〜21 日間行う．

肺炎のない患者の喀痰から MRSA が分離されても，ほとんどが定着した菌であり，慢性気道感染症の急性増悪など特別な病態を除いて治療の適応にならない．MRSA は鼻腔や咽頭などの上気道に定着（colonize）するばかりでなく，気管，気管支の下気道にも定着する細菌である．そのため，喀出痰を用いた検査では肺炎の原因菌の確定診断はできない．

VCM の MIC が 1 μg/mL 未満と判明していれば，トラフ値 10〜15 μg/mL に保つ．VCM の MIC が 1 μg/mL 以上もしくは不明の場合，トラフ値を 15〜20 μg/mL にすることが推奨されており，VCM の MIC が 2 μg/mL 以上では，ほかの治療薬を考慮する．

菌血症

血液培養からグラム陽性球菌が分離され，ブドウ球菌が疑われる際は，感受性結果が判明するまで，MRSA 菌血症として治療する．菌血症患者に対して侵入門戸となる感染部位の検索は重要である．

非複雑性の成人菌血症患者については，DAP または VCM を第1選択薬とし，最低2週間投与する．その他 TEIC，ABK，LZD を第2選択薬とする．

カテーテルの留置患者では，原則抜去を行う．

複雑性や血液培養の陰性化が遅れる症例では，長期投与が必要で感染症の程度に応じて治療期間は 4〜6 週間，あるいはそれ以上の治療期間も推奨される．

手術創の二次感染

切開創の SSI の診断は術後5日目以降の発熱，末梢白血球数，CRP 上昇などがあれば創部の観察を行い，切開部の発赤・硬結があれば SSI を疑う．膿が得られればグラム染色，培養，感受性検査を行う．膿瘍に対しては，切開，ドレナージを行う．発熱，創部の紅斑・硬結がみられる際には縫合創を開放し，縫合糸の除去を行い，ドレナージを行ったうえで，ドレッシングの交換を行う．

切開創の SSI における抗菌薬投与の適応は，体温が 38℃ 以上，白血球数 ≧ 12,000/μL，紅斑や硬結の広がりが創より ≧ 5 cm，皮膚の壊死がみられるときである．切開創 SSI ではドレナージが適切に行われた場合は通常，抗菌薬は 1〜2 日間投与する．MRSA に対しては VCM（15〜20 mg/kg，1日2回静注），LZD（600 mg，経口・点滴静注1日2回），DAP（4 mg/kg/日，点滴静注1日1回）を選択する．

術後感染予防投与

抗 MRSA 薬の予防投与については，①術前 MRSA 保菌（鼻前庭など）患者，②術前に手術操作の及ぶ部位から MRSA が検出されている場合に対象とされる．

一般的に予防投与には VCM が用いられ，執刀前2時間以内に投与を開始し，1時間以上かけて点滴を行う．鼻前庭などの術前 MRSA 保菌（鼻前庭など）患者では，単回または2回（24 時間以内）投与するのに対して，術前に手術操作の及ぶ部位から MRSA が検出されている場合では，予防抗菌薬投与期間に従う．

VCM 予防投与に加え，鼻腔内保菌者は術前における鼻腔へのムピロシン軟膏塗布による除菌を5日間行うことが推奨されるが，全手術患者に対するルーチンでの術前 MRSA 保菌スクリーニングは推奨されない．

『嫌気性菌感染症診断・治療ガイドライン 2007』[4]

耳鼻咽喉科領域は嫌気性菌の関与が比較的大きい分野である．とりわけ耳鼻科領域では，口腔・頸部感染症として嫌気性菌特有の閉鎖腔での感染や膿瘍形成を引き起こすことが多く，抗菌薬治療のみでなく外科的切開排膿が必要となる場合も多い．

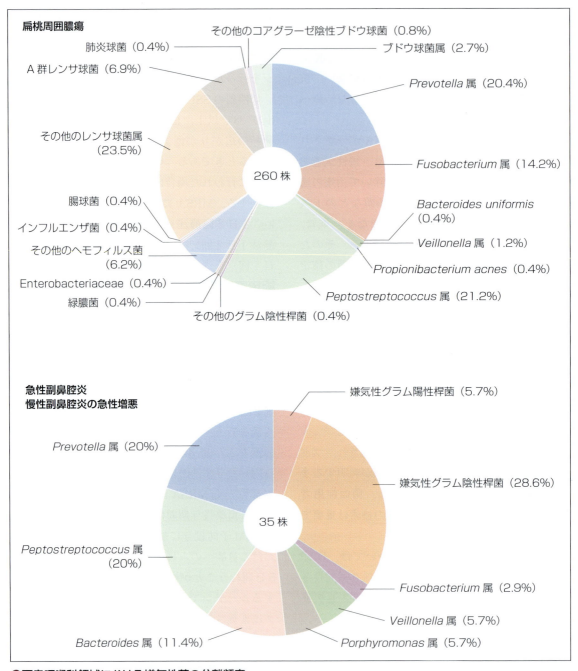

扁桃周囲膿瘍

その他のコアグラーゼ陰性ブドウ球菌（0.8%）
肺炎球菌（0.4%）
ブドウ球菌属（2.7%）
A 群レンサ球菌（6.9%）
Prevotella 属（20.4%）
その他のレンサ球菌属（23.5%）
Fusobacterium 属（14.2%）
260 株
腸球菌（0.4%）
Bacteroides uniformis（0.4%）
インフルエンザ菌（0.4%）
Veillonella 属（1.2%）
その他のヘモフィルス菌（6.2%）
Propionibacterium acnes（0.4%）
Enterobacteriaceae（0.4%）
Peptostreptococcus 属（21.2%）
緑膿菌（0.4%）
その他のグラム陰性桿菌（0.4%）

急性副鼻腔炎
慢性副鼻腔炎の急性増悪

嫌気性グラム陽性桿菌（5.7%）
Prevotella 属（20%）
嫌気性グラム陰性桿菌（28.6%）
35 株
Peptostreptococcus 属（20%）
Fusobacterium 属（2.9%）
Veillonella 属（5.7%）
Bacteroides 属（11.4%）
Porphyromonas 属（5.7%）

❽耳鼻咽喉科領域における嫌気性菌の分離頻度
（日本化学療法学会，日本嫌気性菌感染症研究会編．嫌気性菌感染症診断・治療ガイドライン 2007．協和企画；2007[4] より）

❾臨床的に重要な嫌気性グラム陰性桿菌に対する抗菌薬の耐性率（MIC ブレイクポイント）

グラム陽性球菌の薬剤感性率

菌種名	菌株数	PCG ≦0.5	CEZ ≦16	CMZ ≦16	CTM ≦16	FMOX ≦16	IPM ≦4	MEPM ≦4	MINO ≦4	EM ≦0.5	CLDM ≦2	VCM ≦2
Streptococcus milleri group	106	100	100	100	100	100	100	100	91.9	90.6	92.2	100
F. magna	104	100	100	100	100	100	100	100	95.2	72.1	82.7	100
P. anaerobius	49	93.9	100	100	100	100	100	100	100	81.6	89.8	100
P. asaccharolyticus	22	100	100	100	100	100	100	100	100	68.2	90.9	100

グラム陽性桿菌の薬剤感性率

菌種名	菌株数	PCG ≦0.5	ABPC ≦0.5	PIPC ≦32	CEZ ≦16	CMZ ≦16	CTM ≦16	FMOX ≦16	IPM ≦4	MEPM ≦4	MINO ≦4	EM ≦0.5	CLDM ≦2	VCM ≦2
E. lenta	8	12.5	37.5	100	12.5	87.5	0	25	100	100	87.5	100	100	ND
C. difficile	247	ND	65.6	100	4	67.1	0	92.6	44.9	ND	95.9	6.9	14.6	100
Propionibacterium 属	80	100	100	100	100	100	100	100	100	100	100	100	100	100
Mobiluncus 属	11	100	100	100	100	100	100	100	100	100	100	100	100	ND
G. vaginalis	208	100	100	100	100	100	100	100	100	100	100	100	100	100

Bacteroides fragilis group の薬剤感性率

菌種名	菌株数	ABPC ≦0.5	SBT/ABPC ≦8/4	PIPC ≦32	CEZ ≦16	CMZ ≦16	CTM ≦16	FMOX ≦16	IPM ≦4	MEPM ≦4	MINO ≦4	EM ≦0.5	CLDM ≦2
B. fragilis	167	0	95.2	76.6	0	76.8	0	76	98.8	98.8	88.5	4.8	37.1
B. thitaiotaomicron	82	0	92.4	43.9	0	11.5	0	43.8	96.4	96.4	100	2.1	3.7
その他の *Bacteroides*	88	10.2	100	60.2	10.2	82.4	8	69.3	97.7	100	100	15.6	29.5

Bacteroides fragilis group 以外のグラム陰性桿菌の薬剤感性率

菌種名	菌株数	ABPC ≦0.5	SBT/ABPC ≦8/4	PIPC ≦32	CEZ ≦16	CMZ ≦16	CTM ≦16	FMOX ≦16	IPM ≦4	MEPM ≦4	MINO ≦4	EM ≦0.5	CLDM ≦2
Prevotella bivia	197	2.6	100	89.5	3.2	100	2.6	92.1	100	100	43.8	34.2	79.6
Prevotella 属	72	32.2	100	92.9	48.1	100	48.1	95.3	100	100	94.6	54.9	77.8
Porphyromonas 属	38	97.5	100	100	100	100	100	100	100	100	100	73.6	84.7
Fusobacterium 属	36	50	98.7	100	92.6	100	100	100	100	100	100	10.6	66.7

（日本化学療法学会，日本嫌気性菌感染症研究会編．嫌気性菌感染症診断・治療ガイドライン 2007．協和企画；2007[4]）より）

❿臨床的に重要な嫌気性菌の薬剤感受性

臨床的に重要な嫌気性グラム陰性桿菌に対する抗菌薬の耐性率			
ほとんどなし	低い	高い	耐性
メトロニダゾール*	クリンダマイシン	ベンジルペニシリン	アミノグリコシド系薬
スルバクタム/アンピシリン	セフォキシチン	セファロスポリン系薬	モノバクタム系薬
タゾバクタム/ピペラシリン	ピペラシリン	テトラサイクリン	バンコマイシン
カルバペネム系薬	セフメタゾール	マクロライド系薬	
クロラムフェニコール‡		フルオロキノロン系薬†	

*：好気性菌をカバーする抗菌薬とともに投与する必要がある．メトロニダゾールは *Actinomyces* 属，*Propionibacterium* 属，*Bifidobacterium* 属などのグラム陽性無芽胞桿菌には活性がない．
†：ガチフロキサシン，モキシフロキサシン，ガレノキサシンを除く．
‡：クロラムフェニコールは他の薬物ほど効果的ではないかもしれない．
（日本化学療法学会，日本嫌気性菌感染症研究会編．嫌気性菌感染症診断・治療ガイドライン2007．協和企画；2007[4]）より）

本項では，総論として嫌気性菌に対する病態と診断，検査，治療について述べる．耳鼻咽喉科・頭頸部外科領域における嫌気性菌の分離頻度を❽に示す．

嫌気性菌の病態と診断

嫌気性菌は，粘膜や皮膚の常在細菌叢の主な細菌であり，嫌気性菌感染の多くは粘膜表面に常在する嫌気性菌による内在性感染であり，通性菌と数種類の嫌気性菌による混合感染が多い．

一般には，好気性菌が感染し嫌気性の状態を引き起こすことにより，二次的に嫌気性菌が発育し膿瘍が形成される二相性の感染パターンをとる．そのため，嫌気性菌感染症の臨床的特徴は，①粘膜に接した部位（口腔咽頭領域など）の感染，②悪臭のある膿，③壊死組織・膿瘍腔の形成，④ガス産生，⑤グラム染色で細菌が確認されるが好気性培養では細菌陰性となる，⑤癌に関連した感染，などがあげられる．

嫌気性菌感染症の検査

嫌気性菌の検出率は，採取方法，輸送・保存方法，使用する分離培地により左右されるため，実地臨床においては検体の採取と輸送・保存方法が重要となる．

検体の選択・採取法

嫌気性菌検査に適する検体は，通常無菌の血液や体腔液，無菌な部位から外科的に採取された材料，穿刺吸引採取した閉鎖性膿瘍の膿などである．

嫌気性菌は通常粘膜表面に常在することから，常在菌の混入を避ける必要がある．また，閉鎖性膿瘍であっても切開直後にスワブで採取した膿は，粘膜に常在する細菌が混入する可能性が高く注意を要する．

検体の保存

検体採取後，直ちに分離培養に進む必要がある．とりわけ検体量が少ない場合には，すみやかに培養検査を行う必要がある．やむなく検体を保存する場合には冷蔵庫に保管するが，3～6時間以内に分離培養を行うことが肝要である．

嫌気性菌感染に対する治療

嫌気性菌感染に対する治療は，抗菌薬投与とともに膿瘍ドレナージと壊死組織デブリドマンが重要である．

主な嫌気性菌の薬剤感受性を❾に示す．

従来まで嫌気性に対してはβラクタム系抗菌薬が広く用いられてきたが，近年ではβラクタマーゼ産生による耐性化が認められている．嫌気性菌

が産生するβラクタマーゼについては，*Bacteroides fragilis* group はセファロスポリナーゼを産生し，*Clostridium* 属，*Fusobacterium* 属はペニシリナーゼを産生する．

これらのことから，嫌気性グラム陽性球菌や *C. perfringens* に対してはペニシリン系抗菌薬やβラクタマーゼ阻害薬配合ペニシリン系抗菌薬を第1選択とする．*B.fragilis* group や *Prevotella* 属，*Porphyromonas* 属などのグラム陰性嫌気性菌に対しては，カルバペネム系抗菌薬かβラクタマーゼ阻害薬配合ペニシリン系抗菌薬を選択する．

ペニシリン系抗菌薬については，大量投与することで好気性菌と嫌気性菌の両者に良好な活性を示すが，βラクタマーゼを産生する嫌気性グラム陰性桿菌が耐性化を示し，βラクタマーゼを産生することにより自身以外のペニシリン完成菌を保護してしまう．

βラクタマーゼ阻害薬配合ペニシリン系抗菌薬は広く嫌気性菌全般に活性を示すことから，菌種・発症部位にかかわらず使用しやすく，スルバクタム/アンピシリン（SBT/ABPC），タゾバクタム/ピペラシリン（TAZ/PIPC）が推奨される．

また，*B.fragilis* group において，クリンダマイシンやセフメタゾールに対する耐性化が進んでおり注意を要する．

近年，注射用メトロニダゾール（MNZ）の臨床使用が可能となった．MNZ は *B.fragilis* group における耐性菌もきわめてまれであり，耐性菌が出現しにくいと考えられており，嫌気性菌に対する新しい治療選択となる（❿）．

（保富宗城）

引用文献 ••••••••••••••••••••••••••••••••••
1) 日本感染症学会，日本化学療法学会編．抗菌薬使用のガイドライン．東京：協和企画；2005.
2) 日本化学療法学会，日本感染症学会/術後感染予防抗菌薬適正使用に関するガイドライン作成委員会編．術後感染予防抗菌薬適正使用のための実践ガイドライン．2016.
3) 日本化学療法学会，日本感染症学会/MRSA 感染症の治療ガイドライン作成委員会編．MRSA 感染症の治療ガイドライン―2014 年改訂版．2014.
4) 日本化学療法学会，日本嫌気性菌感染症研究会編．嫌気性菌感染症診断・治療ガイドライン 2007．東京：協和企画；2007.

シリーズ関連項目 ••••••••••••••••••••••••••
• 『耳鼻咽喉科 最新薬物療法マニュアル』「3. 抗菌薬」p.15

真菌症

概要

　耳鼻咽喉科領域の多くは，皮膚や粘膜を介して常に真菌に曝露されている．たとえば欧州での検討では健常人鼻腔の91.3%に真菌が検出される．耳鼻咽喉科領域における3大真菌症は，①外耳道・中耳真菌症，②口腔・咽頭真菌症，③副鼻腔真菌症である．その他の真菌症として，免疫抑制患者やステロイド吸入患者などにみられる喉頭真菌症がある．多くの真菌症は表在性真菌症であり，真菌感染が皮膚や粘膜表層に留まる．しかしながら免疫力の低下や上皮バリア機能の破綻した場合は真菌感染が皮下あるいは粘膜下組織にまで波及し，深在性真菌症となる．その代表は浸潤型副鼻腔真菌症である．わが国では深在型真菌症に対するガイドラインとして『深在性真菌症の診断・治療ガイドライン』の初版が2003年に出版された．その後も改訂されて2007年度版，2014年度版と発行され，その有用性もすでに検証されている[1].

ガイドラインのポイント

- 『深在性真菌症の診断・治療ガイドライン2014』では耳鼻咽喉科領域の真菌症として，①外耳道・中耳真菌症，②口腔・咽頭真菌症（❶），③副鼻腔真菌症が取り上げられ，それぞれ診断および治療のフローチャートが提唱されている．
- 治療の要点として，①外耳道・中耳真菌症では清掃などの耳処置と外用薬を用いた局所療法を基本とし，局所療法でコントロールできない深在性真菌症では抗真菌薬の内服療法を行う，②口腔・咽頭真菌症では口腔ケアと抗真菌薬による局所治療を行う，③浸潤型副鼻腔真菌症では手術による病巣の徹底的な除去と抗真菌薬の全身療法を行う，ことが推奨されている．
- その他，ムーコルやクリプトコッカスなど菌種に応じた診断治療フローチャートが提唱されている．また2014年度版では，カンジダの菌種に応じて抗真菌薬の使い分けを行うように示されている．

　本項では，真菌症患者を診療する場合の注意点や耳鼻咽喉科医として念頭におくべき点について，代表的な疾患例をあげて解説する．

外耳道・中耳真菌症例：中耳根本術後に表在性真菌症を生じた例

症例1：62歳，女性．
既往・現症：19歳で両中耳真珠腫に対して中耳根本術（外耳道後壁削除・乳突開放型鼓室形成術）を受ける．耳漏は停止したが，たびたび耳掻痒感が出現するため，当科受診となる．

診断：両耳とも乳突洞が開放されている．上皮は乾燥しているが，白色の真菌塊を認める（❷）．
治療：鼓室を清掃し，クロトリマゾール（エンペシド®）クリームを塗布した．掻痒感は消退するものの再燃傾向を示し，受診を反復している．

解説　真菌の至適生育温度は25〜30℃前後であり，半閉鎖腔で湿度も保たれている外耳道は真菌にとって寄生しやすい環境が揃っている．外耳道真菌症は，耳掻きなどによる外耳道皮膚の損傷からの感染が多い．中耳真菌症は，鼓膜穿孔を介した経外耳道感染が多いが，本症例のよ

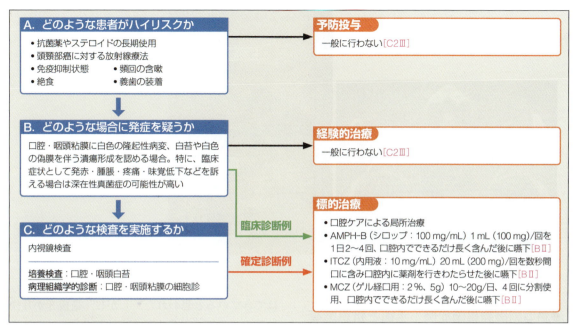

❶口腔・咽頭真菌症の診療フローチャート
（深在性真菌症のガイドライン作成委員会. 深在性真菌症の診断・治療ガイドライン2014. 協和企画；2014[1]より）

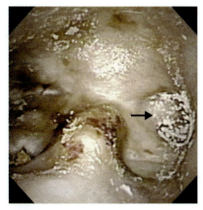

❷症例1の右耳内所見
矢印は真菌塊.

うな乳突洞が開放された術後耳にも生じやすい[2].

　症状は耳のかゆみや耳漏が中心となる. 真菌塊によって外耳道が閉塞するか鼓膜が覆われると, 難聴や耳閉感を生じる. 感染が深部に及ぶ場合には, びらん, 肉芽, 腫脹が生じ, 耳痛を伴う. 免疫力の低下に伴い悪性外耳道炎に至ることもある. 原因真菌はアスペルギルス属が多く, カンジ

ダ属やマラセチア属などもみられる. 耳鏡所見として白色あるいは黒色の菌体が観察される. 湿潤化し乾酪状の耳漏を生じることもある.

　治療は外耳道の清掃と外用薬を用いた局所療法が基本となる. 13%酢酸アルミニウム（Burow液）による耳浴や耳処置も有効であるとされるが, 内耳毒性の報告もあり鼓膜穿孔耳などでは注意が必要である[3]. カンジダ属に対しては塩化メチルロザニリン（ゲンチアナバイオレット）が静菌的に作用するが, 本剤も耳毒性があるとされている.

　抗真菌薬としてはアスペルギルス属やカンジダ属に感受性のあるイミダゾール系抗真菌薬（クロトリマゾール, ビホナゾールなど）が頻用される. イミダゾール系抗真菌薬が無効な場合は, アリルアミン系抗真菌薬（テルビナフィンなど）やポリエン系抗真菌薬（ピマリシンなど）が選択される. 局所療法でコントロールできない深部感染症では抗真菌薬の内服を行う. アスペルギルス属であればイトラコナゾールなどの, またカンジダ属であればフルコナゾールなどの内服が考慮される.

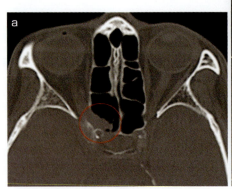

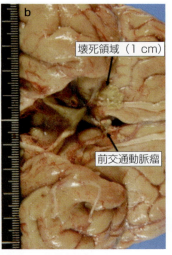

壊死領域（1 cm）

前交通動脈瘤

❸症例 2 の所見
a：CT 所見，b：剖検所見.

浸潤型副鼻腔真菌症例：手術と抗真菌薬で軽快後，不幸な転帰をたどった例[4]

症例 2：82 歳，男性.

既往・現症：糖尿病，高血圧症にて内科で加療中であった．数日前より右後頸部痛と右視力低下を自覚し，神経内科を受診．副鼻腔炎を疑われ，当科紹介となった.

診断：鼻内所見では特記すべき所見を認めなかった．HbA_{1c} が 8.4 %（NGSP）と血糖コントロール不良であった．右の視力は 0.07，左は 0.7 で，対光反射は右で減弱していた．MRI で視神経炎の画像所見を認めた．CT では右蝶形骨洞の一部に陰影があり，後壁の骨破壊と右視神経への炎症の波及を疑う所見を認めた（❸a）．浸潤型蝶形骨洞真菌症が強く疑われた.

治療：緊急手術（内視鏡下鼻内副鼻腔手術：endoscopic sinus surgery：ESS）を施行した．右蝶形骨洞を開放し真菌塊を確認した．真菌塊を除去したところ，視神経管の破壊があり視神経が露出していた．真菌塊を除去し生理食塩水での洗浄を反復して手術を終了した．病理組織検査ではアスペルギルスが検出された.

術後よりボリコナゾール内服を開始し，頭痛は軽快した．右視力の改善は認めなかったが，術後の右蝶形骨洞は開放良好で，感染のコントロールはできていると思われた．しかし，術後 8 か月後に頭痛の再燃，左視力低下が出現した．CT にて左蝶形骨洞にも陰影・骨破壊を認めた．MRI では両側蝶形骨洞に真菌感染の増悪が示唆され，左視神経にも炎症の波及を認めた．ESS にて左蝶形骨洞を開放したが粘膜浮腫のみで真菌塊は認めなかった．その後，心不全が増悪し永眠された．剖検所見では，洞内の粘膜表面には真菌感染を認めなかったが，真菌の頭蓋内浸潤を認めた．前交通動脈に瘤を認めたが破裂はしていなかった（❸b）.

解説 浸潤型副鼻腔真菌症は糖尿病患者や免疫能が低下した患者に多く，原因菌はアスペルギルス属が最多で，ついでムーコル属が多いとされている．治療法は，手術による病巣の徹底的な除去と抗真菌薬の全身投与が選択される．『深在性真菌症の診断・治療ガイドライン 2014』では，浸潤型アスペルギルス症に対する第 1 選択薬としてアゾール系抗真菌薬のボリコナゾールが推奨される[1].

浸潤型真菌症では，真菌の動脈壁浸潤により動脈瘤が形成され，くも膜下出血に至ることがあり，MRA などによる定期的な経過観察が必要である．また，頭蓋底領域深部に真菌が浸潤している場合は，表層粘膜の検査では確認できない可能性

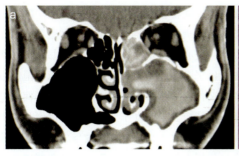
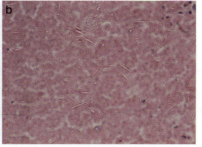

❹症例 3 の所見
a：CT 所見，
b：病理所見（ムチン）.

があり注意が必要である.

アレルギー性真菌性副鼻腔炎例：術後に アレルゲン免疫療法を行い，寛解を維持 した例

症例 3：67 歳，男性.
既往・現症：以前から水性鼻漏やくしゃみがあり，アレルギー性鼻炎として近医で加療を受けていた．3 か月前から左鼻閉と後鼻漏を生じた．左頬部違和感も出現し，副鼻腔炎を指摘され，当科を受診した.
診断：左中鼻道に小鼻茸を認める．血清抗原特異的 IgE 検査にて，アルテルナリア，カンジダ，アスペルギルス，スギ，ヒノキへの感作を認めた．CT 検査で左篩骨洞・上顎洞を中心に陰影を認め，内部に高吸収域がみられた（❹a）．アレルギー性真菌性副鼻腔炎（allergic fungal rhinosinusitis：AFRS）が疑われた.
経過：左 ESS を施行し，ムチンを除去し副鼻腔を開放した．術中に採取したムチン内に真菌を認めた（❹b）．また副鼻腔粘膜に著明な好酸球浸潤を認めた.

　術後はステロイドの全身療法を行い，さらにアルテルナリアによる皮下免疫療法を開始した．アルテルナリア 10 万倍×0.05 mL より開始し，最終的にアルテルナリア 1,000 倍×0.3 mL まで増量し，維持している．現在までに副鼻腔炎の再燃は認めていない.

解説　AFRS に対する標準的な治療ガイドラインはない．AFRS に対する保存的治療としては，本疾患の病態として真菌に対する I 型 / III 型のアレルギー反応が考えられることや，好酸球性炎症疾患であることを反映して副腎皮質ステロイド薬の使用が推奨される．本疾患と病態が類似するアレルギー性気管支肺アスペルギルス症は『深在性真菌症の診断・治療ガイドライン 2014』で取り上げられ，ステロイド治療が基本となると記載されている[1]．その他，鼻洗浄，アレルゲン免疫療法，ロイコトリエン受容体拮抗薬などの抗アレルギー薬，合併する細菌感染に対する抗菌薬などが考慮される．ただし，AFRS は保存的治療に抵抗しやすく，洞内の抗原（ムチン）除去と診断確定も兼ねて多くの症例で副鼻腔手術が必要となる．さらに適切な術後治療を行わなかった場合の再発率は報告によりほぼ100％と非常に高く，手術とともに長期的な術後管理が重要である[5]．また最近では，難治例に対する抗 IgE 抗体療法の有効性が示されている.

　抗真菌薬は，主に ESS 後の再燃時あるいは再燃予防に用いられている．最近のランダム化比較試験では，ESS 後にイトラコナゾールの全身投与とフルコナゾールの局所投与を単独あるいは併用して投与した場合，フルコナゾールの局所投与が ESS 術後の再燃を有意に抑制した．一方，別の報告では ESS 後の再燃例にイトラコナゾールを 6 か月間内服投与した場合，23 例中 19 例で症状および局所所見の改善がみられている．改善例のうち 16 例では経口ステロイドからの離脱が果たされ，さらに 11 例では平均 15.7 か月の観察期

間内で再燃がみられない，すなわち寛解を維持している．しかしながら，筆者らが渉猟しえた範囲では，AFRS での抗真菌薬の効果についてはプラセボ対照比較試験での検討は確認できない．最近のシステマティックレビューにおいても，抗真菌薬の使用を推奨するほどの結論は得られていない．

AFRS の診断基準の一つが真菌への感作あるいは I 型アレルギーの存在であり，真菌に対する免疫療法（減感作療法）の有効性が検討されている．Folker らの前向き研究では，術後にステロイド療法とともに真菌抗原を用いた約 3 年間の皮下免疫療法を行うことにより，免疫療法を施行していない患者と比較して有意な内視鏡所見の改善，QOL の改善，ステロイド使用量の減少がみられた．今回の症例においても術後に免疫療法を施行し，再発を認めず寛解を維持している．一方，アレルギー性鼻炎とは異なり，本疾患に対するアレルゲン免疫療法の長期的な効果については不明な点が多い．舌下免疫療法の効果については報告がない．

抗真菌薬の薬理

薬物動態

抗真菌薬については適応菌種と薬物動態を理解する必要がある．

アムホテリシン B：細胞膜のエルゴステロールに直接作用するため，活動期のみならず静止期の真菌に対しても殺菌的に作用する．一方，本剤は高用量でも消化管からはほとんど吸収されないため，内服しても耳や鼻など消化管（口腔咽頭を含む）以外の臓器には無効である．

フルコナゾール：カンジダ属には静菌的に働くが，アスペルギルス属にほぼ無効である．

ボリコナゾール：ムーコルなどの接合菌症には効果がない．浸潤型副鼻腔真菌症などでムーコルが原因真菌の場合には，ポリエン系抗真菌薬のアムホテリシン B リポソームが第 1 選択となる．

ミカファンギン：キャンディン系薬剤のミカフ

ァンギンは，薬物相互作用がなく腎機能が低下していても用量調整を必要としないなど重篤な副作用がなく，安心して使用できる．ただし，ミカファンギンはアスペルギルス属に対しては静菌作用のみで殺菌作用は認めないため，単剤での使用では効果が期待できず，ガイドラインではボリコナゾール，イトリコナゾール単独投与で効果不十分の場合に併用を推奨されている．抗真菌薬による治療の終了時期の判断についてはまだ確立されていないのが現状である．

相互作用

抗真菌薬は薬剤相互作用を示すものが多い．とくにアゾール系製剤はヒトの P450 酵素を阻害する．CYP3A4 によって代謝され，アゾール系製剤に対して併用禁忌となっている薬剤にトリゾラム（ハルシオン®），ピモジド（オーラップ®），キニジン，シンパスタチン（リポバス®）などがある．ピリミジン系抗真菌薬のフルシトシンは，テガフール・ギメラシル・オテラシカリウム配合剤（TS-1®）との併用は禁忌である．

その他重篤な副作用として，アムホテリシン B による投与時間連反応（infusion-related reaction，発熱や潮紅など）や腎機能障害，ボリコナゾールによる視覚異常（羞明や霧視など）や肝障害があり，留意する．

（岡野光博，金井健吾，西﨑和則）

■ 引用文献 ●●●●●●●●●●●●●●●●●●●●●●

1) 深在性真菌症のガイドライン作成委員会．深在性真菌症の診断・治療ガイドライン 2014．東京：協和企画；2014．
2) 飯野ゆき子．外耳・中耳真菌症．MB ENTONI 2011；131：8-12．
3) 江草憲太郎ほか．耳鼻咽喉科で主に用いられる治療薬とその使い方―抗真菌薬．JOHNS 2015；31：1100-4．
4) 金井健吾ほか．頭蓋内浸潤を生じた蝶形骨洞真菌症の 2 例―剖検所見を含めて．日鼻誌 2015；54：509-18．
5) 岡野光博．慢性副鼻腔炎における真菌の関与．アレルギー・免疫 2012；19：1080-7．

■ シリーズ関連項目 ●●●●●●●●●●●●●●●●●●●

• 『耳鼻咽喉科 最新薬物療法マニュアル』『4. 抗真菌薬』p.48

インフルエンザ

概要

　インフルエンザは年間，約1,000万人以上が罹患するわが国で最も多くみられる市中感染症の一つである．家庭内，学校や職場，施設などの集団で伝播し，多くはほかのウイルス性感冒と同様に自然軽快するものの，発熱や悪寒，咳嗽などの全身症状がみられ，基礎疾患の重篤化や高齢者では二次性肺炎，まれに健常者を含めてインフルエンザウイルス性肺炎がみられることがある．したがって，インフルエンザの的確な診断，重症化の判断および抗インフルエンザ薬により，有熱期間の短縮と基礎疾患の重症化防止，二次感染の減少が期待できる．

　わが国では，2011年に日本感染症学会提言『抗インフルエンザ薬の使用適応について（改訂版）』[1]が出され，重症度に応じて適切な抗インフルエンザ薬や鑑別診断と治療を行うことが推奨されている．

提言のポイント

- 患者の重症度に応じて抗インフルエンザ薬を投与する（❶）.
- 外来診療（B群）および予後不良のリスク因子のない入院患者（A-2-2群）ではオセルタミビル（経口），ラニナミビル（吸入），ザナミビル（吸入），ペラミビル（経静脈）のいずれかを用いる.
- 予後不良因子を有する入院診療（A-1群）および肺炎患者（A-2-1群）では，吸入しにくいことを考慮し，オセルタミビル（経口）もしくはペラミビル（静注）を用いる.

❶抗インフルエンザ薬の使用指針

A群 入院管理が必要とされる患者	A-1群：重症で生命の危険がある患者 • 昇圧薬を要する • 人工呼吸管理を要する • 呼吸管理が悪化している • 心不全を併発している • 精神神経症状や意識障害を認める • 重大な臓器障害を認める • 著しい脱水を認める	• オセルタミビル • ペラミビル
	A-2群：生命に危険は迫っていないが入院管理が必要と判断される患者	
	A-2-1群：肺炎を合併している患者	• オセルタミビル • ペラミビル
	A-2-2群：肺炎を合併していない患者	• オセルタミビル • ペラミビル • ザナミビル • ラニナミビル
B群 外来治療が相当と判断される患者	上記A群のいずれにも該当しないインフルエンザ患者	• オセルタミビル • ペラミビル • ザナミビル • ラニナミビル

（日本感染症学会・新型インフルエンザ対策委員会．日本感染症学会提言—抗インフルエンザ薬の使用適応について（改訂版）．2011[1]より抜粋）

典型例

症例 1：23 歳，男性.

既往：特記事項なし.

現症：4 日前に 6 歳になる娘がインフルエンザを発症. 2 日前に 4 歳の息子が発熱し，同じくインフルエンザと診断されていた. 今日の午後から悪寒を認めたため受診.

診断：家族内の接触歴および発熱，咳嗽あり，扁桃腫大や頸部リンパ節腫脹を認めず，インフルエンザ抗原検査で A 型が確認され，インフルエンザと診断した.

治療：抗インフルエンザ薬の投薬希望を確認し，ラニナミビルおよび鎮咳薬，アセトアミノフェンを処方. ラニナミビル吸入後 2 日後には解熱し，逐次咳嗽も改善がみられた.

解説 インフルエンザは主に冬季に流行する最も多い感染症であり，家族内感染は約 10 ％程度とされ，とくに幼小児で多く，手指衛生の励行で感染リスクを低減することができる.

インフルエンザ抗原検査は，優れた感度・特異度を有するものの，発症初期をはじめ必ずしも 100 ％の感度ではないため，曝露歴や流行状況を考慮して，症状と経過でインフルエンザが明らかであれば，抗原検査が陰性もしくは未施行であってもインフルエンザと診断する. したがって，抗原検査は必ずしも必須ではない.

一方，冬季の発熱疾患はインフルエンザが多いものの，その他の感染症を丁寧に診断する必要があり，普通感冒や溶連菌性扁桃炎などをはじめとする，治療指針の異なる市中感染症も併せて考慮する必要がある.

抗インフルエンザ薬は，より早期の解熱が主な目的であり，併せてウイルス排泄期間の短縮が期待できる. 外来での抗インフルエンザ薬はオセルタミビル（経口），ザナミビル（吸入），ラニナミビル（吸入），ペラミビル（経静脈）のいずれかを選択するとして，経口や吸入が困難な場合や，その他の事情により静注治療が適当であると医師が判断した場合には，ペラミビルの使用も考慮できるとしている.

抗インフルエンザ薬には若干の効果の違いがあるものの，実際には服用の容易性からはオセルタミビル，吸入困難な高齢者や気道過敏性を有する場合はオセルタミビルもしくはペラミビル，5 日間の服薬指導を含めてザナミビル，アドヒアランスをまず考慮する必要がある場合はラニナミビルもしくはペラミビルなど，患者に応じた選択を行う.

高齢者の二次性気道感染症

症例 2：78 歳，男性.

既往：糖尿病. インフルエンザワクチン接種済み.

現症：5 日前に 37.4℃の発熱でかかりつけ医受診. インフルエンザの診断にてオセルタミビルを処方され，自宅で様子をみていた. 昨日から再度，発熱がみられ，咳嗽に加えて呼吸困難が出現したため来院した.

診断：発熱 37.8℃，血圧 124/88，脈拍 124/分，呼吸数 18 回/分. 白血球数 12,400/μL，CRP 16.6 mg/dL. SpO_2 94 ％（O_2 free）. 右下肺野に浸潤影を認め，肺炎と診断した.

治療：喀痰のグラム染色にてグラム陽性双球菌がみられ，肺炎球菌尿中抗原検査陽性にて肺炎球菌性肺炎と診断. A-DROP スコア 1 点にて外来でペニシリン系抗菌薬を投薬治療した.

解説 流行状況により異なるものの，一般的にはインフルエンザワクチンによるインフルエンザ発症阻止効果は約 40 ％であり，入院リスクは 80 ％程度下げるとされる.

インフルエンザ罹患後には，二峰性発熱とよばれる一過性の発熱のほか，発症して数日してから，基礎疾患の重篤化や二次性の下気道感染症がみられることがあるため，解熱後に再度発熱や呼吸器症状がみられる場合は注意が必要である.

インフルエンザの治療を行う際には，外来（B群）ではオセルタミビル，ザナミビル，ラニナミビル，ペラミビルのいずれかを選択し，肺炎を併

発している入院患者の場合（A-2-1群）は，オセルタミビルもしくはペラミビルを選択する．抗インフルエンザ薬は二次性の下気道感染症を約半分に減らすことが期待できるものの，高齢者のインフルエンザ罹患後は慎重な経過観察が必要である．

インフルエンザ罹患後の二次性下気道感染症の原因菌は，通常の肺炎球菌のほか黄色ブドウ球菌も多くみられる．いずれにしても，確実な診断と治療が必要である．

インフルエンザ肺炎

症例3：45歳，男性．
既往：特記事項なし．
診断：発熱と咽頭痛を認め受診し，インフルエンザ抗原検査陰性にてアセトアミノフェンを処方された．2日後になっても解熱しないため再度受診．両側肺野にスリガラス状陰影を認め（❷），インフルエンザ抗原陽性および気管支肺胞洗浄液から得られた検体から，PCR法にてインフルエンザH1N1pdmと確認された．
治療：人工呼吸器管理を行ったうえでペラミビル600mgを投与し，改善傾向が得られた．

解説　インフルエンザでは比較的まれであるものの，インフルエンザによるウイルス性肺炎やインフルエンザ脳症などの重篤な病態がみられることがある．なお，インフルエンザワクチンはウイルス性肺炎のリスクを下げることも報告されている．

インフルエンザ肺炎による重篤な呼吸不全がみられる場合は，吸入しにくいことおよび重症肺炎に対する治療経験を考慮し，A-1群としてオセルタミビル（経口）もしくはペラミビル（経静脈）を投与する．

インフルエンザウイルス性肺炎はサイトカインストームの病態が関与していることが示唆されているものの，気管支喘息などの病態を有する場合を除き，副腎皮質ステロイドの有効性は不明である．

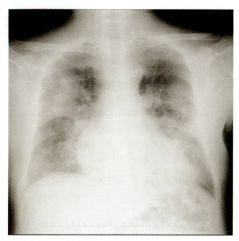

❷症例3の胸部X線所見

その他の留意すべき点

インフルエンザは発熱，悪寒，咳嗽などの症状がみられる急性疾患であるものの，高齢者では咳嗽，全身倦怠感や昏迷のみで，発熱や呼吸器症状に乏しいことがあるため，発熱以外の状態の変化についても注意深く評価することが重要である．

インフルエンザワクチンのほか，高齢者には肺炎球菌ワクチンを接種することが重要である．現在，肺炎球菌ワクチンにはPCV13とPPSV23の2種類があり，日本呼吸器学会/日本感染症学会合同委員会から「65歳以上の成人に対する肺炎球菌ワクチン接種の考え方」が示されている．

海外では鳥インフルエンザのヒトへの罹患が報告されている．インフルエンザH7N9は冬季に中国沿岸部を中心に発生しており，重症のインフルエンザ感染症では，海外渡航歴や鳥との接触歴なども慎重に確認する必要がある．

（國島広之，賀来満夫）

引用文献
1）日本感染症学会・新型インフルエンザ対策委員会．日本感染症学会提言―抗インフルエンザ薬の使用適応について（改訂版）．2011．http://www.kansensho.or.jp/influenza/pdf/110301soiv_teigen.pdf

シリーズ関連項目
●『耳鼻咽喉科 最新薬物療法マニュアル』「5. 抗ウイルス薬」p.63

免疫抑制・化学療法により発症するB型肝炎対策

概要

　B型肝炎ウイルス（HBV）感染患者に対して免疫抑制薬や抗腫瘍薬などが投与された結果，HBVが再増殖することをHBV再活性化と称する．HBV再活性化は，キャリアからの再活性化と既往感染者（HBs抗原陰性，かつHBc抗体and/or HBs抗体陽性）からの再活性化に分類される．HBV再活性化による肝炎は重症化しやすいだけでなく，肝炎の発症により原疾患の治療を困難にさせるため，発症そのものを阻止することが最も重要である．

ガイドラインのポイント

● HBVの感染状態は，慢性活動性肝炎（HBs抗原陽性，HBV DNA高値），非活動性キャリア（HBs抗原陽性，HBV DNA低値～陰性），既往感染者（HBs抗原陰性，HBV DNA陰性，HBc抗体and/or HBs抗体陽性）に分類され，HBV再活性化のリスクはこの順に高い．

● 免疫抑制・化学療法の内容によりHBV再活性化，肝炎の発症，劇症化のリスクは異なるが，その頻度は十分明らかになっていない．

● 免疫抑制・化学療法を施行する際は，肝機能異常の有無にかかわらずHBV感染をスクリーニングする必要がある（❶）．

● HBs抗原陽性である慢性活動性肝炎・非活動性キャリアに対してはHBV DNA値にかかわらず速やかに核酸アナログ製剤による治療を開始する．核酸アナログとしては現時点ではエンテカビルが推奨されている．

● HBs抗原が陰性でもHBc抗体あるいはHBs抗体のいずれかが陽性の場合には，HBVワクチン接種者でないことを確認したうえで既往感染者と判断してHBV DNAを測定し，HBV DNAが2.1 log copies/mL（20 IU/mL）以上の場合には治療開始前に核酸アナログ製剤を予防的に投与する．

● HBV DNAが2.1 log copies/mL（20 IU/mL）未満の場合には，免疫抑制・化学療法中および治療終了後，HBV DNAを定期的にモニタリングし，HBV DNAが2.1 log copies/mL（20 IU/mL）以上になった時点でただちに核酸アナログを投与する．モニタリングの間隔は1～3か月ごとを目安とし，免疫抑制・化学療法の内容を考慮して間隔および期間を検討する．

　日本肝臓学会は2013年4月に，『B型肝炎治療ガイドライン（第1.1版）』を作成・公表した[1]．その後も数回の改訂を加え，2016年の5月発行の第2.2版[2]が最新のものである．このなかでHBV再活性化の診断と対策について詳しく触れており，上記がそのポイントである．

　なお，添付文書上HBV再燃の注意喚起のある薬剤として，免疫抑制薬，副腎皮質ホルモン薬，抗悪性腫瘍薬，抗リウマチ薬，抗ウイルス薬があげられており，最新のものはガイドライン[2]を参照されたい．

　通常の化学療法では，非活動性キャリアからの再活性化の頻度は比較的高いものの，既往感染者からの再活性化は1～3%程度である[2]．化学療

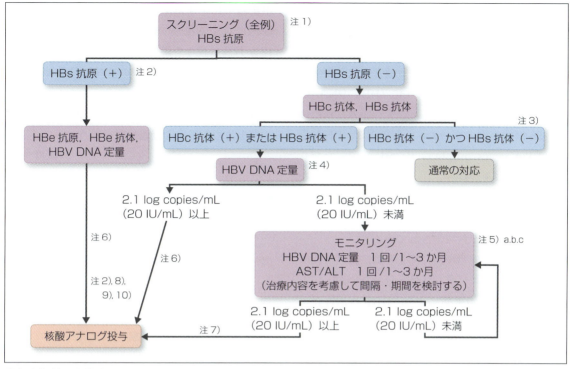

❶免疫抑制・化学療法により発症するB型肝炎対策ガイドライン

補足：血液悪性疾患に対する強力な化学療法中あるいは終了後に，HBs抗原陽性あるいはHBs抗原陰性例の一部にHBV再活性化によりB型肝炎が発症し，そのなかには劇症化する症例があり，注意が必要である．また，血液悪性疾患または固形癌に対する通常の化学療法およびリウマチ性疾患・膠原病などの自己免疫疾患に対する免疫抑制療法においてもHBV再活性化のリスクを考慮して対応する必要がある．通常の化学療法および免疫抑制療法においては，HBV再活性化，肝炎の発症，劇症化の頻度は明らかでなく，ガイドラインに関するエビデンスは十分ではない．また，核酸アナログ投与による劇症化予防効果を完全に保証するものではない．

注1）免疫抑制・化学療法前に，HBVキャリアおよび既往感染者をスクリーニングする．まずHBs抗原を測定して，HBVキャリアかどうか確認する．HBs抗原陰性の場合には，HBc抗体およびHBs抗体を測定して，既往感染者かどうか確認する．HBs抗原・HBc抗体およびHBs抗体の測定は，高感度の測定法を用いて検査することが望ましい．また，HBs抗体単独陽性（HBs抗原陰性かつHBc抗体陰性）例においても，HBV再活性化は報告されており，ワクチン接種歴が明らかである場合を除き，ガイドラインに従った対応が望ましい．

注2）HBs抗原陽性例は肝臓専門医にコンサルトすること．すべての症例で核酸アナログ投与にあたっては肝臓専門医にコンサルトするのが望ましい．

注3）初回化学療法開始時にHBc抗体，HBs抗体未測定の再治療例およびすでに免疫抑制療法が開始されている例では，抗体価が低下している場合があり，HBV DNA定量検査などによる精査が望ましい．

注4）既往感染者の場合は，リアルタイムPCR法によりHBV DNAをスクリーニングする．

注5）a. リツキシマブ・ステロイド，フルダラビンを用いる化学療法および造血幹細胞移植例は，既往感染者からのHBV再活性化の高リスクであり，注意が必要である．治療中および治療終了後少なくとも12か月の間，HBV DNAを月1回モニタリングする．造血幹細胞移植例は，移植後長期間のモニタリングが必要である．

b. 通常の化学療法および免疫作用を有する分子標的薬を併用する場合においても頻度は少ないながら，HBV再活性化のリスクがある．HBV DNA量のモニタリングは1～3か月ごとを目安とし，治療内容を考慮して間隔および期間を検討する．血液悪性疾患においては慎重な対応が望ましい．

c. 副腎皮質ステロイド，免疫抑制制薬，免疫抑制作用あるいは免疫修飾作用を有する分子標的治療薬による免疫抑制療法においても，HBV再活性化のリスクがある．免疫抑制療法では，治療開始後および治療内容の変更後少なくとも6か月間は，月1回のHBV DNA量のモニタリングが望ましい．6か月後以降は，治療内容を考慮して間隔および期間を検討する．

注6）免疫抑制・化学療法を開始する前，できるだけ早期に投与を開始するのが望ましい．ただし，ウイルス量が多いHBs抗原陽性例においては，核酸アナログ予防投与中であっても劇症肝炎による死亡例が報告されており，免疫抑制・化学療法を開始する前にウイルス量を低下させておくことが望ましい．

注7）免疫抑制・化学療法中あるいは治療終了後に，HBV DNAが2.1 log copies/mL（20 IU/mL）以上になった時点で直ちに投与を開始する．免疫抑制・化学療法中の場合，免疫抑制薬や免疫抑制作用のある抗腫瘍薬は直ちに投与を中止せず，対応を肝臓専門医と相談するのが望ましい．

注8）核酸アナログはエンテカビルの使用を推奨する．

注9）下記の条件を満たす場合には核酸アナログ投与の終了を検討してよい．
スクリーニング時にHBs抗原陽性例ではB型慢性肝炎における核酸アナログ投与終了基準を満たす場合．
スクリーニング時にHBc抗体陽性またはHBs抗体陽性例では
①免疫抑制・化学療法終了後，少なくとも12か月間は投与を継続すること．
②この継続期間中にALT（GPT）が正常化していること．（但しHBV以外にALT異常の原因がある場合は除く）
③この継続期間中にHBV DNAが持続陰性化していること．

注10）核酸アナログ投与終了後少なくとも12か月間は，HBV DNAモニタリングを含めて厳重に経過観察する．経過観察方法は各核酸アナログの使用上の注意に基づく．経過観察中にHBV DNAが2.1 log copies/mL（20 IU/mL）以上になった時点で直ちに投与を再開する．

（日本肝臓学会肝炎診療ガイドライン作成委員会．B型肝炎治療ガイドライン（第2.2版）[2]より）

法の内容としては，ステロイドやアンスロサイクリン系抗腫瘍薬を含む化学療法で再活性化が比較的多くみられる[2]．厚生労働省研究班の前向き研究の報告では，固形癌に対する通常の化学療法による既往感染者からの再活性化（HBV DNA 2.1 log copies/mL（20 IU/mL）以上）がみられたのは，36例中1例であった．1例のHBV DNA量は2.4 log copies/mL（43.7 IU/mL）で，ただちにエンテカビルが投与され，肝炎発症はみられなかった．また，リツキシマブ以外の血液悪性疾患に対する化学療法では，3か月間のモニタリングで肝炎発症例が1例報告されている[3]．

　新規の分子標的治療薬に関しては，再活性化のリスクに関するエビデンスは十分でないが，いくつかの分子標的治療薬により，HBV再活性化による肝炎が報告されている[2]．とくに，免疫抑制作用あるいは免疫修飾作用を有する分子標的治療薬には十分注意を要し，慎重な対応が望ましい．

　核酸アナログを投与した場合の終了の基準は，HBs抗原陽性例においては核酸アナログ製剤の中止基準に準ずる．HBc抗体またはHBs抗体陽性例に対する投与では，治療終了後少なくとも12か月間は投与を継続し，この期間中にALTの持続正常化とHBV DNAの持続陰性化がみられる場合は投与終了も可能である．ただし投与終了後少なくとも12か月間は，HBV DNAモニタリングを含めた厳重な経過観察を行う．

（滝川　一）

引用文献 ･････････････････････････････････････

1）日本肝臓学会肝炎診療ガイドライン作成委員会．B型肝炎治療ガイドライン（第1.1版）．肝臓 2013；54：402-72．
2）日本肝臓学会肝炎診療ガイドライン作成委員会．B型肝炎治療ガイドライン（第2.2版）．
http://www.jsh.or.jp/files/uploads/HBV_GL_ver2.2_May30.pdf
3）持田　智．「免疫抑制薬，抗悪性腫瘍薬によるB型炎ウイルス再活性化の実態解明と対策法の確立」全体研究．厚生労働省科学研究費補助金（肝炎等克服緊急対策研究事業）「免疫抑制薬，抗悪性腫瘍薬によるB型肝炎ウイルス再活性化の実態解明と対策法の確立」班．平成23年度報告書 2012．

内視鏡感染防御
―管理・洗浄に関しての注意点

概要

　近年，内視鏡操作による患者間の感染が問題となっている．消化器科，呼吸器科，泌尿器科などではすでに内視鏡感染制御ガイドラインが示され活用されている[1,2]が，耳鼻咽喉科内視鏡では，感染制御ガイドラインなどは示されていなかった．耳鼻咽喉科領域では内視鏡を介した感染事故の報告もなく，社会問題にもなっていないが，将来的には非常に危惧されるところである．そこで日本耳鼻咽喉科学会として「耳鼻咽喉科診療機器の感染制御ワーキンググループ」を立ち上げ，耳鼻咽喉科領域での実状に合った『耳鼻咽喉科内視鏡の感染制御に関する手引き』[3]の作成を行った．すなわち，セミクリティカル機器であるチャンネルなし内視鏡（❶）と，組織採取などの場合はクリティカル機器となりうるチャンネルつき内視鏡（❷）に分けて洗浄・消毒の手順を記載し，マニュアルを示している．

手引きのポイント

- すべてのヒトの体液や血液は潜在的に感染性があるものと考える．
- 耳鼻咽喉科内視鏡は高水準消毒薬による消毒が望ましい．
- 内視鏡使用直後は水洗いしながら酵素洗浄剤で洗い流し，とくにチャンネルつきではチャンネル内を十分に洗い流す．消毒薬やアルコールは洗浄前に使用してはならない．
- 消毒は，高水準消毒薬である過酢酸，フタラール（泌尿器科では使用禁），グルタラールが推奨され，安全性から二酸化塩素水溶液（イギリスの『耳鼻咽喉科内視鏡ガイドライン』[4]で推奨）も推奨される．
- 消毒後の内視鏡は，十分に乾燥させ，通気性がよく乾燥した環境で専用の収納棚またはホルダーで保管する．
- 各施設で実状に合ったマニュアルを作成しこれを遵守する．
- 本手引きは患者と医療従事者の双方を感染症から守るために実施すべき基本的対策を示している．

『耳鼻咽喉科内視鏡の感染制御に関する手引き』による感染防御

　耳鼻咽喉科内視鏡は優れた臨床的診断能力をもち，簡便に行われる検査であることから，使用頻度はきわめて高くなっている．しかし高価なこともあり施設ごとに保有される内視鏡の数は限られているため，他科のガイドラインをそのまま踏襲することには限界があり，とくに耳鼻咽喉科領域での実状に合った内視鏡感染制御の手引き書を作成することが必要である．

　筆者らは病院や診療所における耳鼻咽喉科内視鏡の使用実態を把握し，それらと大きな離齲が生じないような手引き作成に努めた．

　それによると，最近主流になりつつある観察用ビデオスコープの保有台数は，病院においても平均2台に満たないにもかかわらず使用頻度は1日あたり10回以上であった．連続で使用する場合もあるので，洗浄消毒の時間はできるだけ短いほうがよく，処置用ビデオスコープについては，1

❶耳鼻咽喉科内視鏡　洗浄・消毒マニュアル（チャンネルなし）

①		内視鏡の洗浄・消毒作業時にはマスク，手袋，ゴーグルやガウンを適切に着用する．
②	洗浄	内視鏡使用後ただちに，操作部・コネクタ部を含めて温水または水で洗い流しながら酵素洗浄剤を用いてスポンジで洗浄し，付着した血液，体液，蛋白を除去する．
③	すすぎ	酵素洗浄剤を水道水で完全にすすぐ．
④	消毒	換気に留意しながら内視鏡を消毒液に，操作部（＋コネクタ部）を含めて ＿ 分（添付文書による規定の時間）浸して消毒を行う．内視鏡表面の水泡を除去し，十分に消毒液と接触するようにする．
⑤	すすぎ	水道水を用い消毒薬を十分に洗い流す．
⑥	乾燥	外表面の水分を拭き取り，アルコール綿で拭いた後，乾燥させる．
⑦	保管	消毒の終わった内視鏡は，専用の収納棚またはホルダーで保管する．

（日本耳鼻咽喉科学会．耳鼻咽喉科内視鏡の感染制御に関する手引き．2016[3] より）

❷耳鼻咽喉科内視鏡　洗浄・消毒マニュアル（チャンネルつき）

①		内視鏡の洗浄・消毒作業時にはマスク，手袋，ゴーグルやガウンを適切に着用する．
②	洗浄	内視鏡使用後ただちに200 mL 以上の洗浄液を注入（吸引システムに接続している場合には吸引）してチャンネル内の汚れを取り除き，温水または水で洗い流しながら酵素洗浄剤を用いてスポンジで洗浄し，付着した血液，体液，蛋白を除去する．鉗子孔などの溝や鉗子チャンネル内はブラシを用いて洗浄し，チャンネル内にはシリンジや専用のアダプターを用いて洗浄剤を注入する．
③	すすぎ	酵素洗浄剤を水道水で完全にすすぎ，チャンネル内にも水を通し洗浄剤を洗い流す．
④	消毒	手順に従い分解可能付属部を分解・洗浄するとともに，消毒液や滅菌液を鉗子孔からシリンジや専用のアダプターを用いて注入した後に換気に留意しながら，操作部（＋コネクタ部）を含めて消毒液に ＿ 分（添付文書による規定の時間）浸して消毒を行う．内視鏡表面の水泡を除去し，十分に消毒液と接触するようにする．
⑤	すすぎ	滅菌水を用い消毒薬を十分に洗い流し，チャンネル内もシリンジを用い洗い流す．
⑥	乾燥	チャンネル内から水滴が出なくなるまで送気した後，70%アルコール液をチャンネル内に注入して乾燥させ，外表面の水分を拭き取り，アルコール綿で拭いた後，乾燥させる．
⑦	保管	消毒の終わった内視鏡は，専用の収納棚またはホルダーで保管する．

（日本耳鼻咽喉科学会．耳鼻咽喉科内視鏡の感染制御に関する手引き．2016[3] より）

日の使用回数が病院でも2回以下であり，洗浄消毒乾燥に時間をかけても診療の妨げにはならないと思われた．

　内視鏡洗浄消毒はほとんどの施設において看護師または診療助手が作業を行っており，手引きでは，専門でないスタッフでも理解・実施できるものを用意すべきであると考えられた．

　内視鏡洗浄消毒のための専用流し台は，約半数の耳鼻咽喉科診察室しか設置されておらず，既存の施設への増設はスペースの問題，水道・排水の配管の問題で容易なことではないが，専用流し台設置は必須とされたい．消毒前の洗浄に関して，

『消化器内視鏡の感染制御に関するマルチソサエティ実践ガイド』[5] では，中性から弱アルカリ性の酵素洗浄剤を用い，スポンジや柔らかい布などで水を流しながらの洗浄が推奨されている．消毒薬は汚染物を凝固・固着させ，その後の洗浄消毒の妨げとなるので，酵素洗浄剤による前洗浄が必要である．

　消毒薬のなかには毒性が指摘されているものもあり，厚生労働省から使用環境について注意が喚起されており[6]，内視鏡自動洗浄消毒装置が推奨されているが，耳鼻咽喉科ではその半数前後は洗浄を手作業で行い，消毒とすすぎだけが自動の自

動消毒器を用いている．耳鼻咽喉科観察用内視鏡は無傷の鼻咽腔・喉頭を診る場合はセミクリティカル器具に相当するが，生検を行う場合はクリティカル器具に相当するので，セミクリティカル器具であっても，できれば高水準消毒薬を用いた消毒が推奨される．

　二酸化塩素水溶液は芽胞を含むすべての微生物に有効な塩素系消毒薬であり，アメリカでは二酸化塩素はアメリカ食品医薬局（FDA）により消毒薬として認められているが，高水準消毒薬としては認められておらず，イギリスの Ear, Nose and Throat（ENT UK）の『耳鼻咽喉科内視鏡ガイドライン』では安全性の面から最も推奨されている．また，アルコールは中水準消毒薬に属し頻用されているが，器具を変性させやすく，また器具を十分に洗浄せず使用すると汚染物質を凝固させてしまうため，内視鏡の消毒には推奨されない．

　チャンネル内は吸引時に被検者の分泌物が通過し，また生検時には採取した組織が通過する部位であるため，内視鏡表面と同様の洗浄消毒処理が

されるべきである．内視鏡表面やチャンネル以内に水分が残っていると保管中に細菌が増殖するため，内視鏡は通気性がよく乾燥した環境に保管されなくてはならない．内視鏡の安全性を維持するためには，漏水テストなどの定期的なメインテナンスも必要である．

（鈴木賢二）

引用文献

1）消化器内視鏡の洗浄・消毒マルチソサエティガイドライン作成委員会（日本環境感染学会，日本消化器内視鏡学会，日本消化器内視鏡技師会）．消化器内視鏡の洗浄・消毒マルチソサエティガイドライン．2008
2）日本泌尿器科学会泌尿器科領域における感染制御ガイドライン作成委員会．泌尿器科領域における感染制御ガイドライン．2005
3）日本耳鼻咽喉科学会．耳鼻咽喉科内視鏡の感染制御に関する手引き．日耳鼻会報 2016；119：916-25.
4）http://www.jlo.co.uk/library/entuk---guidance-on-the-decontamination-and-sterilization-of-rigid-and-flexible-endoscopes
5）http://www.kankyokansen.org/modules/publication/index.php?content_id=14
6）医療機関におけるグルタルアルデヒドによる労働者の健康障害防止について（平成 17 年 2 月 24 日）．厚生労働省労働基準局長基発第 0224007 号．2005.

肺血栓塞栓症

概要

　周術期の肺血栓塞栓症は，術中から術後に発症する肺動脈への血栓塞栓症であり，発症 2 週間以内の症例が急性とされている．この急性肺血栓塞栓症（acute pulmonary thromboembolism：APTE）は欧米では多いが，わが国においても最近増加している救急疾患であり，注意しなくてはならない周術期合併症の一つである．本症の発生機序は不明な部分もあるが，多くは下肢・骨盤内にできた血栓が肺動脈に流れていって生じると考えられる．深部静脈血栓症（deep vein thrombosis：DVT）と肺血栓塞栓症（pulmonary thromboembolism：PTE）は一つの連続した病態であるから，合わせて静脈血栓塞栓症（venous thromboembolism：VTE）ともよばれる．VTE は耳鼻咽喉科の手術時でも起こりうる合併症であり，本症によるトラブルで医療機関への訴訟が最近増加している現状をも考慮する必要がある．VTE に対しては診断・治療および予防に関するガイドライン[1,2] が作成されている．

ガイドラインの要点

- **VTE の診断**：診断で最も大切なことは，常に本症を念頭におくことである．VTE では迅速な診断と早期の治療開始を必要とするため，効率よく検査をしなければならない．画像診断が診断の確定および重症度の判定に重要な役割を果たす．
- **VTE の治療**：本症の治療の基本は，呼吸循環の生理的補助，塞栓血栓の早期除去と再発防止にある．治療にあたって患者の状態の把握は重要で，ショックに陥っているか否かをまず診断する．そして内科的治療で対応できるか，カテーテル的治療法を選ぶか，外科的治療とするかを選択する．
- **VTE の外科治療**：循環不全やショックを呈した症例では，閉塞肺動脈をいかに速く再開通させるかが重要で，開心術を行っている施設では直視下血栓摘除術が有効である．本症に対しては内科的治療が有効な症例が多く，外科的治療を要する症例はそれほど多くはない．
- **VTE の予防**：周術期の VTE は予防が最も重要である．各診療科において手術や疾患のリスクレベルを，付加的な危険因子を加味して総合的に評価する．通常の外科系手術では理学的予防法が推奨されることが多い．VTE ハイリスク患者の手術では抗凝固療法を積極的に推奨しているが，出血のリスクが高い場合には理学的予防法のみの施行も考慮する．

VTE の病態，診断と治療，予防法

■ 病態

　APTE は大動脈解離や急性心筋梗塞とともに胸痛を主訴とする 3 大致死的血管疾患である．性別は女性に多く，好発年齢は 60 歳代から 70 歳代である．VTE の成因となる危険因子を❶に示し

た．手術中は陽圧呼吸による静脈灌流の障害，筋弛緩薬による下肢静脈洞筋ポンプ作用の低下，長い時間の臥床位による腸骨静脈でのうっ滞などで血栓ができやすい状態となる．これに加えて術後は凝固能亢進，線溶系低下などの血栓準備状態にあり，長期臥床を要することもある．VTE の発症状況は安静解除後の起立，歩行や排便，排尿時，

❶静脈血栓塞栓症の付加的な危険因子の強度

危険因子の強度	危険因子
弱い	肥満 エストロゲン治療 下肢静脈瘤
中等度	高齢 長期臥床 うっ血性心不全 呼吸不全 悪性疾患 中心静脈カテーテル留置 癌化学療法 重症感染症
強い	静脈塞栓血栓症の既往 血栓性素因* 下肢麻痺 ギプスによる下肢固定

*血栓性素因：アンチトロンビン
欠損症，プロテインC欠損症，
プロテインS欠損症，抗リン脂
質抗体症候群など.

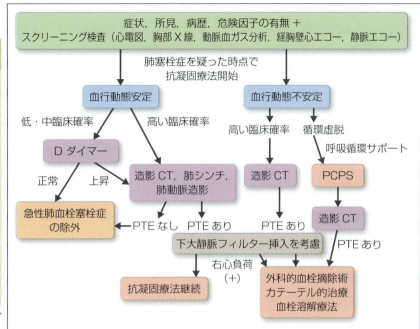

❷急性肺血栓塞栓症の診断と治療の手順
PCPS：経皮的心肺補助，PTE：肺血栓塞栓症.

体位変換時が多い．主たる病態は急速に出現する肺高血圧および低酸素血症であり，症状はほとんど認めないものから，突然心停止に至るものまで多彩である．

診断

症状と診察所見

呼吸困難，胸痛が主要症状であり，頻呼吸，失神，咳，血痰，動悸などが認められる．身体所見として頻呼吸，頻脈が高頻度に認められる．ショックや低血圧を認めることもある．DVT に起因する所見として下腿浮腫，Homans 徴候（足関節背屈時の腓腹筋痛）などがある．

検査の手順（❷）と所見

症状，所見や誘因の聴取から本症の疑いがある場合には，スクリーニング検査を施行する．D ダイマーはフィブリンの線溶産物で，血栓が体内に生じた場合には非常に高い確率（99％）で上昇する．心エコー所見では右房・右室の拡大，心室中隔の平坦化がみられる．確定診断には肺血流シンチグラム（換気血流ミスマッチ，楔形の欠損像）

や肺動脈造影（陰影欠損像の確認）を行うが，最近は造影 CT による所見（肺動脈内の陰影欠損像）が重要である．

治療（❷）

内科的治療

急性期治療の第 1 選択は未分画ヘパリンによる抗凝固療法であり，禁忌でない限り施行する．本症が強く疑われる場合や確定に時間がかかる場合には，疑診段階でも初期治療を開始してよい．未分画ヘパリンはワルファリンによるコントロールが安定するまで投与する．本症の慢性期の治療としては，ワルファリンが使用される．最近，VTE に対する抗凝固療法として第 Xa 因子阻害薬が保険適用となった．VTE に対する抗凝固療法の継続期間は通常 3 か月程度であるが，癌患者，再発例や血栓性素因を有した症例では，より長期間投与を持続する．血栓溶解療法は血栓塞栓の溶解による速やかな肺循環の改善を目的としたもので，血行動態的に不安定な，もしくは心エコーにて右心系の拡大を認めるような広汎な APTE に

対して施行する.

カテーテル的治療

下大静脈フィルターの挿入は肺塞栓の予防効果や合併症の観点から臨床的有用性が認識されてきた. APTE の一次ないし二次予防法として, 臨床上必要な医療器具として位置づけられている. 下大静脈フィルターには永久留置型と一時留置型がある. カテーテル的肺動脈血栓除去術は広汎型の APTE のうち, さまざまな内科治療を行ったにもかかわらず不安定な血行動態が持続する患者に対して適応とする. これにはカテーテル的血栓溶解療法（パルススプレー法など）とカテーテル的血栓破砕・吸引術がある.

外科的治療

直視下血栓摘除術は, 胸骨正中切開後に体外循環を開始して, 左右の主肺動脈に切開を加えて直視下に血栓摘除を行う方法である. 本法では慢性 PTE における器質化血栓と異なり, 通常柔らかい棒状の比較的新しい赤色血栓が摘除可能である.

■ 予防法

早期歩行および積極的な運動

VTE の予防の基本である. 早期離床が困難な患者では, 下肢の挙上やマッサージ, 自動的・他動的な足関節運動を実施する.

理学的予防法

弾性ストッキングは, 入院中では術前術後を問わず, リスクが続く限り終日装着する. 出血などの合併症がなく, 簡易で, 値段も比較的安いという利点がある. 間欠的空気圧迫法（intermittent pneumatic compression：IPC）は高リスク患者, とくに出血の危険が高い場合に有用となる. 原則として, 手術前あるいは手術中から装着を開始する. 安静臥床中は終日装着し, 離床してからも十分な歩行が可能となるまでは臥床時の装着を続ける.

内科的抗凝固療法

低用量未分画ヘパリンは8時間もしくは12時間ごとに未分画ヘパリン5,000単位を皮下注射する. 少なくとも十分な歩行が可能となるまで続け

る. 出血のリスクを十分評価して使用する. 用量調節ワルファリンは内服して, PT-INR が目標値となるように調節する方法である. わが国では PT-INR 1.5～2.5 でのコントロールを推奨する. 低分子量ヘパリンおよび第 Xa 因子阻害薬は作用に個人差が少なく1日1～2回の皮下投与で済み, モニタリングが必要ないため簡便に使用可能である. 術後の抗凝固療法としては新規経口抗凝固薬（NOAC：novel oral anticoagulant, DOAC：direct oral anticoagulant）が投与可能となっている.

耳鼻咽喉科における VTE への対応

■ 術前の注意点

耳鼻咽喉科の手術における VTE のリスクは一般外科や整形外科手術に比較して低いと考えられる. しかし, 患者に対するインフォームドコンセントは重要であり, 手術や処置などの医療行為には VTE が一定の確率で起こりうること, ガイドラインの作成により減少傾向にはあるが決してなくなるものではないこと, また各種の予防法を行っても完全には予防することはできないこと, を説明して理解してもらう必要がある. そして, PTE が発症すると迅速に対応しなければ不幸な転帰をとることもあるので, 耳鼻咽喉科医であっても典型的な臨床症状や危険因子の把握, 予防処置, 発症後の他科受診を含めた対処は行わなければならない.

術前には付加的危険因子（❶）にかかわるような既往症・身体所見の聴取, 抗凝固薬・抗血小板薬の使用の有無と治療継続性あるいは中止の可能性を確認する. 検査としては一般血液検査に加えて D ダイマーの測定が有用であり, 術前の下肢静脈エコーや造影 CT による DVT の検査も重要である.

■ ガイドラインに則った VTE の予防法

VTE のリスクレベルは手術の大きさ, 麻酔法, 出血量, 手術時間などに付加的危険因子（❶）を参考として総合的に評価する. 現在のガイドライ

❸耳鼻咽喉科手術における VTE のリスクレベルと予防法

リスクレベル	疾患・手術など	予防法
低リスク	局所麻酔による小手術 短時間の良性疾患手術	特別な予防不要 早期離床および積極的な運動
中リスク	長時間の良性疾患手術 リスクのない悪性疾患手術	弾性ストッキングあるいは間欠的空気圧迫法（理学的予防法）
高リスク	VTE の既往あるいは血栓性素因のある大手術（長時間手術）	抗凝固療法＋弾性ストッキングまたは抗凝固療法＋間欠的空気圧迫法
高リスクで出血リスクの高い患者		理学的予防法

ンを参考にして❸に予防法を示した．血栓性素因や VTE の既往を有する VTE ハイリスク患者の手術では薬物による抗凝固療法が重要となるが，出血リスクの高い患者では理学的予防法とする．抗凝固療法の開始時期は VTE のリスクと出血のリスクを勘案して決定する．手術後では出血性合併症の危険がなるべく低くなってから開始する．投与しやすさなどの理由で新規経口抗凝固薬が今後増加すると思われる．手術後は早期から下肢の自動・他動運動（足関節の背屈・底屈や下肢挙上）や腓腹筋マッサージを行い，早期離床をめざす．

現状の問題点と将来への課題

　周術期 VTE は完全には予防できないが，医療者側の努力で著しく減少させることができる，効果のある方法は術中術後の理学療法・抗凝固療法と術後の早期離床・積極的な運動，VTE の術前スクリーニング，発症後の早期診断と治療の開始・専門医への相談，各病院で固有の予防マニュアルの作成，予防策の確実な実施などが重要点となる．それゆえ参考となるガイドラインが必要とされる．

　欧米のガイドラインは十分なエビデンスに基づ

くが，わが国のガイドラインではエビデンスが非常に少ない．日本の VTE 予防の現状では，理学的予防法では効果は出ているが不十分，施行が煩雑でコンプライアンスも不良，長期予防に不適，装置が高価である．薬物的予防法は出血リスクのために消極的で，薬物療法は保険適用薬のみである．

　欧米のガイドラインの流れとしては，ある程度リスクの高い場合，基本は薬物的予防で，出血リスク例は理学的予防である．そして，リスク分類はより簡便な方法へと傾いている．薬物予防の進歩に伴い，VTE に対する抗凝固療法として第 Xa 因子阻害薬が保険適用となった．新規経口抗凝固薬は VTE に投与される症例が増えており，今後その効果が期待される．

（安藤太三）

●参考文献 ‥‥‥‥‥‥‥‥‥‥‥‥‥‥‥‥‥

1) 安藤太三ほか．肺血栓塞栓症および深部静脈血栓症の診断・治療・予防に関するガイドライン（2009 年改訂版）．
日本循環器学会ホームページ
http://www.j-circ.or.jp/guideline/index.htm

2) Kearon C, et al. Antithrombotic therapy for VTE disease：Antithrombotic therapy and prevention of thrombosis. 9th ed. ACCP Guidelines. Chest 2012；141（Suppl 2）：e419S-e494S

輸血

概要

　輸血に関するガイドラインは，『危機的出血への対応ガイドライン』（❶）[1]と『宗教的輸血拒否に関するガイドライン』（❷）[2]の2つがある．日本麻酔科学会の麻酔関連偶発症例調査では，出血は手術室における心停止の原因の1/3を占めている．出血に対する治療の基本は輸血である．危機的大量出血の発生時には，気が動転して混乱状態となりやすい．普段からガイドラインを理解して，備えておく必要がある．

　エホバの証人（Jehovah's Witnesses）が輸血を受け入れないのは，医学・医療上の理由ではなく，宗教上の理由である．1870年代にアメリカ合衆国で起きたキリスト教系の一派で，聖書の「血を食べてはならない」（レビ記17章），「血を避けるように」（使徒言行録15章）とした宗教上の信条により，輸血を受けることを拒否しているが，医療を受けることは拒否していない．

ガイドラインのポイント

● 『危機的出血への対応ガイドライン』：危機的出血の発生時に最初にすべきことは，コマンダー（統括指揮者）を決定して指揮命令系統を確立すること，非常事態の発生を宣言し，非常事態が生じていることを共有して，マンパワーの確保，輸血管理部門へ「非常事態発生」の連絡を行うなどである．コマンダーは，止血状態，血行動態，検査データ，血液製剤の供給体制などを総合的に判断し，手術継続の可否・術式変更等を術者と協議する．時間的余裕がない場合は交差適合試験を省略して，ABO同型血を用いても構わない．さらに同型適合血が不足する場合には，ABO異型適合血を用いても構わないこと，すなわち，赤血球濃厚液に関しては非常事態にはO型赤血球濃厚液を用いてもよいことを知っておくべきである．

● 『宗教的輸血拒否に関するガイドライン』：18歳以上で判断能力のある患者の場合には，医療側が無輸血を貫くか，無輸血では難しいと判断して転院を勧告することになる．無輸血を約束する場合には，拒否するかあるいは受け入れる医療内容が記載された「医療上の事前の指示 兼 免責証書」に，医師と患者が署名をする．輸血の拒否は宗教的な理由によるので，手術内容によって出血が多いか少ないかといった医学的理由とは無関係で，"輸血をしないこと"を約束することになる．また，患者は受ける手術が大量出血する手術かどうかの知識がないのは当然ともいえる．18歳以上で判断能力があり，輸血を拒否しているにもかかわらず同意なく輸血を行うと，基本的人権としての自己決定権侵害の罪に問われることがある．

　患者が18歳未満，または判断能力がないと判断される場合には，15歳以上で判断能力がある場合と，それ以外に分けられる．未成年者で親が手術に同意しない場合に，親権の停止を行い，手術を行った事例が報告されている．いずれの場合にも，医学的には輸血すれば生命を維持できたと考えられるにもかかわらず出血死をさせた場合には，医療者としての自責の念にさいなまれることが想定される．

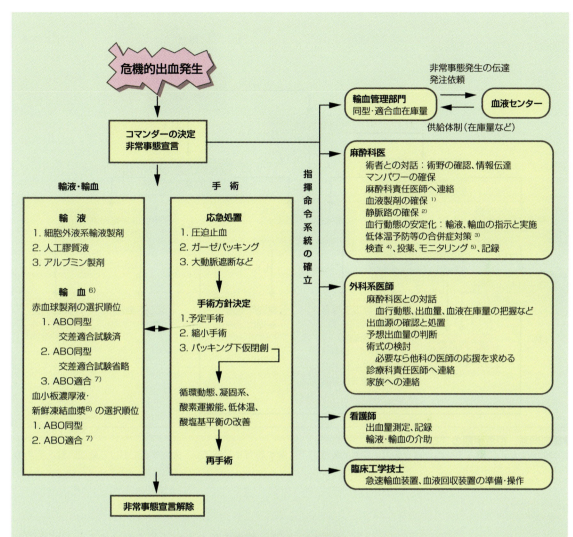

緊急時の適合血の選択

患者血液型	赤血球濃厚液	新鮮凍結血漿	血小板濃厚液
A	A＞O	A＞AB＞B	A＞AB＞B
B	B＞O	B＞AB＞A	B＞AB＞A
AB	AB＞A＝B＞O	AB＞A＝B	AB＞A＝B
O	Oのみ	全型適合	全型適合

異型適合血を使用した場合、投与後の溶血反応に注意する

1) 血液が確保できたら交差適合試験の結果がでる前に手術室へ搬入し、「交差適合試験未実施血」として保管する。
2) 内径が太い血管カニューレをできるだけ上肢に留置する。
3) 輸液製剤・血液製剤の加温。輸液・血液加温装置、温風対流式加温ブランケットの使用。
　アシドーシスの補正、低Ca血症、高K血症の治療など。
4) 全血球算、電解質、Alb、血液ガス、凝固能など。輸血検査用血液の採取。
5) 観血的動脈圧、中心静脈圧など。
6) 照射は省略可。
7) 適合試験未実施の血液、あるいは異型適合血の輸血；できれば2名以上の医師（麻酔科医と術者など）の合意で実施し診療録にその旨記載する。
8) 原則として出血が外科的に制御された後に投与する。

❶危機的出血への対応ガイドライン

（日本麻酔科学会，日本輸血・細胞治療学会．危機的出血への対応ガイドライン[1] より）

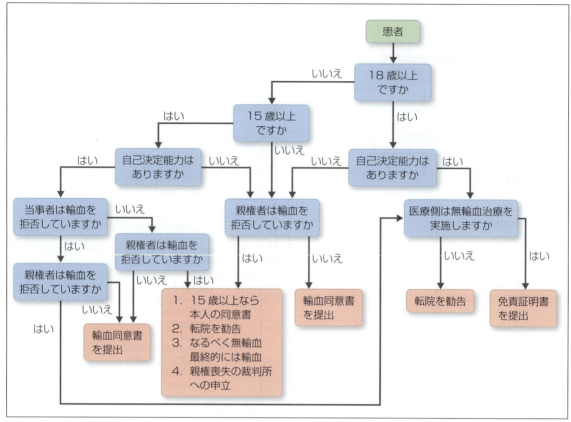

❷輸血同意，拒否手順のフローチャート
（宗教的輸血拒否に関する合同委員会報告．宗教的輸血拒否に関するガイドライン．未成年者における輸血同意と拒否のフローチャート[2] より）

裁判例1：不法行為責任を問われた例

症例1：60歳代，女性．

悪性の肝臓血管腫と診断され，患者と家族は手術を受けるに際して，信仰上の理由から輸血はできないと医師に伝えたが，医師は手術時に出血性のショック状態にあったことを理由に輸血を行った．

判決では，「患者が，輸血を受けることは自己の宗教上の信念に反するとして，輸血を伴う医療行為を拒否するとの明確な意思を有している場合，このような意思決定をする権利は，人格権の一内容として尊重されなければならない．そして，○子が，宗教上の信念からいかなる場合にも輸血を受けることは拒否するとの固い意思を有してお

り，輸血を伴わない手術を受けることができると期待して入院したことをA医師らが知っていたなど本件の事実関係の下では，A医師らは，手術の際に輸血以外には救命手段がない事態が生ずる可能性を否定し難いと判断した場合には，○子に対し，病院としてはそのような事態に至ったときには輸血するとの方針を採っていることを説明して，入院を継続した上，A医師らの下で本件手術を受けるか否かを○子自身の意思決定にゆだねるべきであったと解するのが相当である．ところが，A医師らは，本件手術に至るまでの約1か月の間に，手術の際に輸血を必要とする事態が生ずる可能性があることを認識したにもかかわらず，○子に対して病院が採用していた右方針を説明せず，同人及び被上告人らに対して輸血する可能性があ

ることを告げないまま本件手術を施行し，右方針に従って輸血をしたのである．そうすると，本件においては，A医師らは，右説明を怠ったことにより，○子が輸血を伴う可能性のあった本件手術を受けるか否かについて意思決定をする権利を奪ったものといわざるを得ず，この点において同人の人格権を侵害したものとして，同人がこれによって被った精神的苦痛を慰謝すべき責任を負うものというべきである．そして，また，上告人は，A医師らの使用者として，○子に対し民法715条に基づく不法行為責任を負うものといわなければならない．」とされた．

〔最高裁判所　平成10年(オ)第1081号，第1082号　平成12年2月29日　第3小法廷　判決　（朝日新聞1998年2月10日より抜粋）〕

裁判例2：親権の一時停止請求が認められた例

症例2：1歳，男児．

吐き気などを訴えてショック状態となり，消化管からの大量出血と診断された．主治医は緊急輸血が必要だと両親を再三説得したが「宗教上の理由」として拒否された．病院は「生命の危険がある」と児童相談所に通告した．児童相談所は家庭裁判所に，両親の親権喪失宣告を申し立てるとともに，それまでの緊急措置として親権者の職務執行停止（親権停止）の保全処分を求めた．

輸血拒否への対応については日本輸血・細胞治療学会など関連学会が2008年2月に指針をまとめており，今回病院側はこの指針に従って対応した．

〔2009/03/15 02:07【共同通信】より抜粋〕

(武田純三)

引用文献 ··
1) 日本麻酔科学会，日本輸血・細胞治療学会. 危機的出血への対応ガイドライン（2007年11月改訂）
http://www.anesth.or.jp/guide/pdf/kikitekiGL2.pdf
2) 宗教的輸血拒否に関する合同委員会. 宗教的輸血拒否に関するガイドライン（2008年2月制定）
http://www.anesth.or.jp/guide/pdf/flow%20chart.pdf

高齢者の薬物療法

概要

　高齢者の薬物療法が困難な原因として，有効性のエビデンスが乏しい一方で薬物有害事象のリスクが高いことがあげられる．有害事象の2大要因は薬物動態の加齢変化と多剤併用（polypharmacy）であり，対応するための指針が医療現場から求められてきた．それに応じて安全性を主眼とした唯一の高齢者薬物療法ガイドラインである『高齢者の安全な薬物療法ガイドライン』が日本老年医学会から発行されている．2005年版から10年ぶりに全面改訂された2015年版[1]は，系統的レビューに基づき，Minds2014で推奨されるGRADEシステムに準じて作成されている．

ガイドラインのポイント

- 本ガイドラインの最大の狙いは多剤併用対策であり，薬物有害事象のリスクが高い5～6種類以上[2,3]を多剤併用の目安として推奨し，一般的な注意点も記載している（❶）．

- 多剤併用の回避には，疾患単位ではない包括的な対処が求められ，病態に加えて日常生活機能，生活環境，患者の意思・嗜好に基づいて優先順位を決めることが重要である．

- 「高齢者の処方適正化スクリーニングツール」として「特に慎重な投与を要する薬物のリスト」と「開始を考慮するべき薬物のリスト」が作成されている．

- 前者は，海外でPotentially Inappropriate Medications（PIM）[4,5]とよばれる高齢者で問題の多い薬物をまとめたもので，対象は75歳以上の高齢者および75歳未満でもフレイルあるいは要介護状態の高齢者で，慢性期，とくに1か月以上の長期投与が基本的な適用対象である．

- 主たる利用対象は実地医家で，とくに非専門領域の薬物療法に利用することを対象とする．また，薬剤師，服薬管理の点で看護師も利用対象となる．

❶高齢者薬物療法のポイント

- 用量の調整：少量で開始し，適宜減量を検討
- 多剤併用の回避：優先順位，慎重投与薬の検討
- 服用方法の簡便化：回数，一包化など
- アドヒアランスと薬物有害事象のモニタリング

処方カスケードの症例

症例1：81歳，男性．

現病歴：（本人と家族からの問診）2年前に転倒して，鎖骨を骨折．このころから活動性の低下と物忘れを認めるようになった．半年前から物忘れがひどくなり，近所の内科で相談したところ認知症と言われ，ドネペジル塩酸塩を処方された．

　ドネペジルを開始してから食欲が落ち，体重は2か月間に55kgから51kgへ減少．胃粘膜保護薬レバミピドを併用するようになったが，体重は増えず，体力と記憶力が低下したことを家族が心配して受診．

症状の経過：受診時，改訂長谷川式簡易知能評価

スケール（HDS-R）20点（30点満点．20点以下は認知症疑い）．体重51 kg（BMI 17.9）．よく話を聞くと，睡眠薬として半減期85時間のベンゾジアゼピン系抗不安薬ハロキサゾラム5 mgを服用していることがわかった．会社勤めのころに抗不安薬として服用し始め，現在までその会社のそばのクリニックで処方を受けてきたとのこと．認知機能障害，さらには転倒・活動性低下の原因となっていることも考えて，服用を中止とした．また，食欲低下はドネペジルの副作用と考えて，ドネペジルもいったん中止することにした．2週間後には食欲が増加し始め，2か月後には体重54 kgまで回復，HDS-Rは29点と正常化した．

解説 高齢者に対するベンゾジアゼピン系睡眠薬・抗不安薬で問題となる有害事象は，過鎮静，認知機能低下，せん妄と転倒・骨折，運動機能低下である．ベンゾジアゼピン系睡眠薬・抗不安薬は「特に慎重な投与を要する薬物のリスト」に含まれており，「可能な限り使用を控える」とされ，とくに長時間作用型は「使用するべきでない」と記載されている．

ハロキサゾラム中止により認知機能が正常化したことから，認知機能障害は骨折後の廃用ではなく本薬剤に起因したと考えられる．同様に，転倒・骨折と活動性低下も薬剤性の可能性が高い．本症例は20年以上もハロキサゾラムを服用していたと思われるが，高齢者では加齢に伴って薬物の代謝・排泄能が低下してくるので，それまで何の問題がなくても，突然有害事象が出現する可能性に注意するべきである．

処方カスケードは，副作用に薬を重ねていく薬物有害事象の連鎖をさし，何よりも避けたい．本症例では認知障害に対してドネペジルが投与され，それが消化器症状を惹起し，さらに消化器薬の処方へとつながった．高齢者の薬物有害事象は老年症候群として表現されることが多いので，発見しにくいという特徴がある．したがって，新たな症状が出現した場合は，まず薬物有害事象を疑うことが何より重要である．この段階で見逃すと，新たな処方，つまり処方カスケードにつながってしまう．

軽度認知障害による服薬不良の症例

症例2：79歳，男性．

現病歴：起立時，歩行時のふらつきを主訴に来院．病歴では，約20年来の高血圧治療歴があり，降圧薬3種類（アテノロール50 mg，エナラプリル5 mg，ニフェジピンL 20 mg）のほか，ニコランジル10 mg，クロナゼパム3 mg，クアゼパム15 mgと計7種類の薬を処方されていた．地方で独居していたが，生活上の問題を心配した長男に説得され，2週間前に上京して長男家族と同居するようになった．数日したころから起立時や歩行時にふらつきを自覚するようになったのを心配して受診．

症例の経過：診察すると，血圧102/54 mmHgと低く，脈拍36/分整の徐脈．心電図では洞性徐脈．改めて服薬状況を確認したところ，現在は長男の嫁が処方どおりに管理しているが，独居のころはどの薬剤も半分程度しか服用していなかったらしい．経過から考えて，降圧薬，とくに徐脈をきたしていることから，β遮断薬アテノロールの薬効過多が強く疑われた．そこで，アテノロールを中止し，同時に2種類のベンゾジアゼピン（クロナゼパム，クアゼパム）もふらつきに悪影響を及ぼしている可能性が十分あると考え，中止して経過観察することとした．翌週再診時には血圧134/70 mmHg，脈拍64/分まで戻り，症状も軽快した．前医に病歴を問い合わせたところ，狭心症も確定診断ではなかったため，不要と考えたニコランジルを中止した．また，ニフェジピンLも長時間作用型のアムロジピンに変更し，エナラプリル5 mg，アスピリン®100 mg，アムロジピン5 mgの3種類朝1回の服薬とした．家族の服薬管理が簡便になり，その後症状が安定して血圧も良好にコントロールされた．

解説 本症例では軽度認知障害レベルの認知機能低下を認め，多剤併用と相まってアドヒアランスの低下につながったと考えられる．このような例は，服薬状況の把握しにくい独居高齢者，しかも認知症という診断のついていない高齢者に多くみられる．入院や介護施設入居，訪問薬剤師の導入などによりアドヒアランスが改善すると，急に薬効が強く出る可能性にくれぐれも注意しなければならない．

課題と展望

　ガイドラインの導入により，特定の薬物の有害事象リスクを減らすだけでなく，多剤併用の減少を介してアドヒアランスの改善，相互作用とそれにかかわる全般的な有害事象の減少といった効果をもたらすことが期待される．一方，使い方によっては過少医療につながる危険もはらむ．また，薬物の選定に信頼性の高いエビデンスがない場合もあり，リストの適用範囲と薬物の種類は定期的にアップデートする必要がある．同時にエビデンス構築のための研究が必要である．

（秋下雅弘）

引用文献

1) 日本老年医学会/日本医療研究開発機構研究費「高齢者の薬物治療の安全性に関する研究」研究班編. 高齢者の安全な薬物療法ガイドライン 2015. 日本老年医学会；2015.
2) Kojima T, et al. High risk of adverse drug reactions in elderly patients taking six or more drugs：Analysis of inpatient database. Geriatr Gerontol Int 2012；12：761-2.
3) Kojima T, et al. Polypharmacy as a risk for fall occurrence in geriatric outpatients. Geriatr Gerontol Int 2012；12：425-30.
4) American Geriatrics Society 2015 Beers Criteria Update Expert Panel: American Geriatrics Society updated Beers Criteria for potentially inappropriate medication use in older adults. J Am Geriatr Soc 2015；63：2227-46.
5) O'Mahony D, et al. STOPP/START criteria for potentially inappropriate prescribing in older people: version 2. Age Ageing 2015；44：213-8.

シリーズ関連項目

• 『子どもを診る 高齢者を診る』「高齢者における治療上の注意点—薬物投与を中心に」p.248（神崎　晶）

妊産婦・授乳婦への投薬

概要

　耳鼻咽喉科診療を行うなかで妊産婦へ投薬する機会はあるだろうし，投薬したあとで妊娠が判明し，安全性に関する説明を求められる場合も考えられる．『産婦人科診療ガイドライン産科編2014』[1] は多項目にわたって妊婦，授乳婦への投薬を扱っている．本ガイドラインと虎の門病院『妊娠と薬の相談外来』をもとに作成された『実践 妊娠と薬（第2版）』[2] を参考に，耳鼻咽喉科診療のなかで使用されると思われる薬剤を中心に概要を述べる．

ガイドラインのポイント

- 投薬の行われた時期が妊娠のどの時期にあたるのかを明確にする必要がある．
- 胎児への明らかな催奇形性が証明されている薬剤は限られている．
- 母体への有益性と胎児への危険度を比較検討して投薬を決める必要がある．
- 投薬の有無にかかわらず，出生時の形態異常は 3～5% の頻度で認められる．
- 後述する窓口が妊婦と薬に関して相談に応じている（「ワンポイントアドバイス」参照）．

投薬の時期

妊娠3週6日まで：この時期の服薬は胎児に形態異常を起こすことはないと考えられるため，投薬は問題にならないとされている．

妊娠4週0日～7週6日まで：器官形成期であり，催奇形性が最も危ぶまれる時期である．不要な投薬は避けるべき時期である．尿による妊娠反応検査が陽性になる時期がちょうどこの妊娠4週はじめのころである．妊娠が否定できないような女性に投薬を考える場合，妊娠の有無を確認しておくことを勧める．

妊娠8週0日～12週6日まで：大奇形を起こす時期は過ぎるが，口蓋や性器の形成は続いている．

妊娠13週以降：胎児に投薬による形態異常を起こすことはないが，胎児の機能異常を起こす危険性がある．カナマイシン，ストレプトマイシンによる聴力障害，テトラサイクリンによる歯牙着色などは有名である．非ステロイド系抗炎症薬（NSAID）によって胎児動脈管収縮などが起こりうる．

催奇形が報告されている薬剤

　明らかな催奇形性が証明されている薬剤は多くはない（❶）．多くの薬剤の添付文書には「投薬しないこと」あるいは「投薬しないことが望ましい」となっているが，これらの薬剤の多くはヒト胎児の催奇形性が証明されたものではない．妊婦への投薬を考える場合は妊婦の病状に対する「有益性」と胎児に及ぼす「危険性」の比較検討が必要である．また胎児の形態異常は投薬と関係なく，3～5%の頻度で起こるものである．そのことは医師も患者も認識しておく必要がある．

NSAID 含有の貼付剤を使用していた初妊婦例

症例：30代，女性．

❶ヒトで催奇形性・胎児毒性を示す明らかな証拠が報告されている代表的医薬品

	一般名または医薬品群名
妊娠初期	エトレチナート，カルバマゼピン，サリドマイド，シクロホスファミド，ダナゾール，チアマゾール トリメタジオン，バルプロ酸ナトリウム，ビタミンA（大量），フェニトイン，フェノバルビタール ミソプロストール，メトトレキサート，ワルファリンカリウム
妊娠中・後期	アミノグリコシド系抗結核薬，アンジオテンシン変換酵素阻害薬（ACE-I）アンジオテンシン受容体拮抗薬（ARB），テトラサイクリン系抗菌薬，ミソプロストール
妊娠後期	非ステロイド系抗炎症薬（NSAID）（インドメタシン，ジクロフェナクナトリウム，他）

本表の注意点
1. これらの医薬品のそれぞれの催奇形性・胎児毒性については，その発生頻度は必ずしも高いわけではない．
2. これらの医薬品のそれぞれと同じ薬効の，本表に掲載されていない医薬品を代替薬として推奨しているわけではない．
3. これらの医薬品を妊娠初期に妊娠と知らずに服用・投与された場合（偶発的使用），臨床的に有意な胎児リスク上昇があるとは限らない．
4. 抗悪性腫瘍薬としてのみ用いる医薬品は本表の対象外とした．

（日本産科婦人科学会/日本産婦人科医会編．産婦人科診療ガイドライン産科編 2014．日本産科婦人科学会；2014[1] p.63 より作成）

他県より里帰り分娩のため当院へ紹介された．全身性エリテマトーデス（SLE）合併妊娠．当院での妊婦検診でとくに異常所見を認めなかったが，妊娠35週の時点で羊水過少を発症した．原因検索を行ったところ，妊婦は腰痛が強く，医師に相談なく市販のNSAID含有の貼付剤を日に数枚，連日使用していたことが判明した．貼付剤の使用を中止することで羊水過少は改善された．妊婦はSLEのため長期のステロイド服用歴があり骨粗鬆症を発症していたが，妊娠したことをきっかけに腰椎に骨折を生じていた．

解説 本症例は妊娠後期に過量のNSAIDを使用したことで羊水過少を生じた例である．NSAIDにはこのほか，胎児動脈管収縮など胎児循環に異常を起こす可能性がある．妊娠の全期間を通じて安全に使用できる鎮痛解熱薬はアセトアミノフェンである．通常の治療量であれば胎児に影響はないと考えられる．

留意すべき点

妊婦や授乳婦に対する不要な投薬は避けるべきである．一方，有益性とリスクから判断して，必要なときは投薬をためらうべきではない．妊婦は免疫能の低下から感染症は重篤になりやすい．妊娠中の抗生物質はペニシリン系とセフェム系が第1選択となる．マクロライド系でもアジスロマイシン，クラリスロマイシンは安全に投与できる．またインフルエンザのワクチン接種，抗インフルエンザ薬は全期間を通じて問題ないとされている．

抗ヒスタミン薬についてはヒトに対する催奇形性が明確に証明されたデータはない．そのなかでも古くからあるクロルフェニラミンマレイン酸塩は比較的データも多く，妊娠中に服用しても奇形発症率は一般に比べ上昇していないとのデータがある．そのほかロラタジンが比較的データが多い．この2剤は妊婦に対して1週間程度の連用であれば問題ないとされている．また，抗アレルギー薬は局所投与の剤形もあるので，局所投与で症状が抑えられる場合はそちらの使用を勧める．

授乳婦への投薬はほとんどの薬剤で問題ないとされるが，抗悪性腫瘍薬，放射性ヨウ素，抗てんかん薬，抗うつ薬，抗不安薬などは「投与すべきではない」あるいは「慎重に投与すべき」とされる薬剤を含む．また，鎮咳薬として使用されるコデインリン酸塩，ジヒドロコデインリン酸塩は体内で代謝されるとモルヒネになり，母乳を介して児に移行するため，授乳中の母体への投与は避けたほうがよいとされている．

（増﨑雅子，増﨑英明）

■ ワンポイントアドバイス

　ガイドラインは妊婦の薬相談窓口として，国立成育研究医療センターの「妊娠と薬情報センター」（ホームページからの申し込みまたは電話 03-5494-7845）および虎の門病院の「妊娠と薬相談外来」（電話予約 03-3588-1111）をあげている．いずれも患者自身で相談申し込みが可能である．また，妊娠前であっても薬の服薬について相談を受け付けている．

引用文献

1) 日本産科婦人科学会/日本産婦人科医会編. 産婦人科診療ガイドライン産科編 2014. 東京：日本産科婦人科学会；2014.
2) 林 昌洋, 北川浩明編. 実践 妊娠と薬. 第 2 版. 東京：じほう；2010.

ガイドライン等の入手先一覧

章	タイトル	ページ	関連するガイドライン等	ガイドライン等入手先一覧（ウェブアドレス，版元）
第1章　耳・めまい	急性中耳炎	2	小児急性中耳炎診療ガイドライン2013年版	http://www.kawasaki-m.ac.jp/hospital/dept/document/016/guidelines_ear.pdf
	滲出性中耳炎	7	小児滲出性中耳炎診療ガイドライン2015年版	http://www.otology.gr.jp/guideline/img/guideline_otitis2015.pdf
	中耳真珠腫	13	中耳真珠腫進展度分類2015改訂案	http://www.otology.gr.jp/guideline/img/chole2015.pdf
	鼓室形成術	18	上鼓室・乳突腔病巣処理を伴う鼓室形成術の術式名称について（2010）	http://www.otology.gr.jp/guideline/img/attic2010.pdf
			伝音再建法の分類と名称について（2010）	http://www.otology.gr.jp/guideline/img/ossicular_chain2010.pdf
			伝音再建後の術後聴力成績判定基準（2010）	http://www.otology.gr.jp/guideline/img/mastoid2010.pdf
	好酸球性中耳炎	24	好酸球性中耳炎の診断基準	Auris Nasus Larynx 2011；38：456-61
	ANCA関連血管炎性中耳炎	30	ANCA関連血管炎の診療ガイドライン	http://minds4.jcqhc.or.jp/minds/ANCA/anca.pdf
			ANCA関連血管炎性中耳炎の診断基準案	金原出版
	耳管開放症	37	耳管開放症診断基準案2016	http://www.otology.gr.jp/guideline/img/guideline_jikan2016.pdf
	突発性難聴	43	突発性難聴診断の手引き	Audiology Japan 2015：58：471-2
	急性低音障害型感音難聴	48	ガイドラインは未発表	
	外リンパ瘻	53	外リンパ瘻診断基準	平成28年度厚生労働科学研究費補助金難治性疾患等政策研究事業分担研究報告書
	新生児聴覚スクリーニング	59	新生児聴覚スクリーニングマニュアル	日本耳鼻咽喉科学会
	遺伝性難聴	64	遺伝性難聴診療の手引き2016年版	金原出版
	耳鳴症	69		
	補聴器	73	補聴器適合検査の指針（2010）による補聴器適合評価の検討	https://www.jstage.jst.go.jp/article/audiology/56/1/56_82/_pdf
	骨固定型補聴器（BAHA）	78	骨固定型補聴器（BAHA）の診療指針	http://www.otology.gr.jp/guideline/img/guideline_BAHA.pdf
	人工中耳	81	人工中耳VSB（Vibrant Soundbridge®）マニュアル	http://www.otology.gr.jp/guideline/img/vsb_manual.pdf
	人工内耳（成人）	84	人工内耳適応基準（人工内耳について）	http://www.jibika.or.jp/citizens/hochouki/naiji.html
	人工内耳（小児）	87	小児人工内耳適応基準（2014）	http://www.jibika.or.jp/members/iinkaikara/artificial_inner_ear.html
	良性発作性頭位めまい症	92	良性発作性頭位めまい症診療ガイドライン（医師用）	http://www.hotweb.or.jp/shirato/memai-bppv.pdf
	メニエール病	99	メニエール病診療ガイドライン2011年版	金原出版
	平衡機能検査	105	平衡機能検査法基準化のための資料	https://www.jstage.jst.go.jp/article/jser1971/65/6/65_6_468/_pdf
	聴神経腫瘍（AT）	110		

章	タイトル	ページ	関連するガイドライン等	ガイドライン等入手先一覧（ウェブアドレス，版元）
	顔面神経麻痺	115	顔面神経麻痺診療の手引―Bell麻痺とHunt症候群―2011年版	日本顔面神経研究会で販売
第2章　アレルギー・鼻	アレルギー性鼻炎	122	鼻アレルギー診療ガイドライン2016年版	ライフサイエンス
	舌下免疫療法（SLIT）	128	アレルギー性鼻炎に対する舌下免疫療法の指針	https://www.jstage.jst.go.jp/article/jjrhi/53/4/53_579/_pdf
	急性鼻副鼻腔炎	131 136	急性鼻副鼻腔炎診療ガイドライン2010年版	http://plaza.umin.ac.jp/~jrs/pdf/guideline_demo.pdf
			急性副鼻腔炎に対するネブライザー療法の手引き	金原出版
	慢性副鼻腔炎	139	副鼻腔炎診療の手引き	金原出版
	好酸球性副鼻腔炎	144	好酸球性副鼻腔炎：診断ガイドライン（JESREC Study）	https://www.jstage.jst.go.jp/article/jibiinkoka/118/6/118_728/_pdf
	慢性副鼻腔炎に対する内視鏡下副鼻腔手術の新分類	150	慢性副鼻腔炎に対する内視鏡下副鼻腔手術―新たな手術分類とその評価―	https://www.jstage.jst.go.jp/article/jjrhi/52/2/52_143/_pdf
	嗅覚障害	155	第2回嗅覚冬のセミナー語録集	https://www.jstage.jst.go.jp/article/jjrhi/54/2/54_133/_pdf
			噴射式基準嗅力検査の測定方法に関するガイドライン	https://www.jstage.jst.go.jp/article/jjrhi1982/43/4/43_4_372/_pdf
	鼻腔通気度検査法	159	鼻腔通気度測定法（Rhinomanometry）ガイドライン	https://www.jstage.jst.go.jp/article/jjrhi1982/40/4/40_4_327/_pdf
			音響鼻腔計測法（Acoustic Rhinometry）ガイドライン	https://www.jstage.jst.go.jp/article/jjrhi1982/40/4/40_4_332/_pdf
			鼻呼吸抵抗測定法（Oscillation法）ガイドライン	https://www.jstage.jst.go.jp/article/jjrhi1982/40/4/40_4_337/_pdf
第3章　頭頸部・咽喉頭	急性咽頭・扁桃炎	168	急性咽頭・扁桃炎診療ガイドライン（案）	医薬ジャーナル
	味覚障害	173	味覚障害診療の手引き	金原出版
	慢性咳嗽	178	咳嗽に関するガイドライン第2版	http://www.jrs.or.jp/uploads/uploads/files/photos/1048.pdf
	胃食道逆流症（GERD）	182	胃食道逆流症（GERD）診療ガイドライン2015（改訂第2版）	https://www.jsge.or.jp/files/uploads/gerd2_re.pdf
	嚥下障害	188	嚥下障害診療ガイドライン　耳鼻咽喉科外来における対応2012年版	金原出版
	音声障害	194	新編　声の検査法	医歯薬出版
	睡眠障害	199	睡眠障害の対応と治療ガイドライン	じほう
			睡眠薬の適正な使用と休薬のための診療ガイドライン―出口を見据えた不眠医療マニュアル	http://www.jssr.jp/data/pdf/suiminyaku-guideline.pdf

章	タイトル	ページ	関連するガイドライン等	ガイドライン等入手先一覧（ウェブアドレス，版元）
	睡眠時無呼吸症候群	206	成人の睡眠時無呼吸症候群診断と治療のためのガイドライン	メディカルビュー社
			慢性呼吸不全に対する非侵襲的換気療法ガイドライン	http://www.nippv.org/guideline/
			循環器領域における睡眠呼吸障害の診断・治療に関するガイドライン	http://www.j-circ.or.jp/guideline/pdf/JCS2010, momomura.h.pdf
	頭頸部癌	212	頭頸部癌　診療ガイドライン2013 年版	金原出版　http://www.jsco-cpg.jp/item/15/index.html
	甲状腺腫瘍	217	甲状腺腫瘍診療ガイドライン2010 年版	金原出版
	甲状腺疾患	222	甲状腺疾患診断ガイドライン2013	http://www.japanthyroid.jp/doctor/guideline/japanese.html
第4章　関連領域	遺伝性血管性浮腫	228	遺伝性血管性浮腫（HAE）ガイドライン　改訂 2014 年版	http://square.umin.ac.jp/compl/common/images/disease-information/hae/HAEGuideline2014.pdf
	Sjögren 症候群	231	シェーグレン症候群診断基準	厚生省
	IgG4 関連疾患	234	IgG4 関連疾患包括診断基準2011	https://www.jstage.jst.go.jp/article/naika/101/3/101_795/_pdf
	顎関節症	238	顎関節症患者のための初期治療診療ガイドライン3	http://www.kokuhoken.or.jp/exterior/jstmj/file/guideline_TMJ_patient_3.pdf
	食物アレルギー	241	食物アレルギー診療の手引き2014	http://www.foodallergy.jp/manual2014.pdf
	喘息	246	喘息予防・管理ガイドライン2015	協和企画
	小児気管支喘息	250	小児気管支喘息治療・管理ガイドライン／（喘息予防・管理ガイドライン 2015 にも小児あり）	協和企画
	抗菌薬	253	抗菌薬使用のガイドライン	協和企画
			術後感染予防抗菌薬適正使用のための実践ガイドライン	http://www.chemotherapy.or.jp/guideline/jyutsugo_shiyou_jissen.pdf
			MRSA 感染症の治療ガイドライン改訂版 2014 年	http://www.kansensho.or.jp/guidelines/pdf/guideline_mrsa_2014.pdf
			嫌気性菌感染症診断・治療ガイドライン 2007	協和企画
	真菌症	264	深在性真菌症の診断・治療ガイドライン 2014	協和企画　http://www.mycoses.jp/guideline/
			一般医療従事者のための深在性真菌症に対する抗真菌薬使用ガイドライン	日本化学療法学会
	インフルエンザ	269	抗インフルエンザ薬の使用適応について（改訂版）	http://www.kansensho.or.jp/influenza/pdf/110301soiv_teigen.pdf
			日本感染症学会提言 2012「抗インフルエンザ薬の病院内感染対策の考え方について」	http://www.kansensho.or.jp/guidelines/1208_teigen.html
	免疫抑制・化学療法により発症する B 型肝炎対策	272	免疫抑制・化学療法により発症する B 型肝炎対策ガイドライン	https://www.jsh.or.jp/files/uploads/R2-HBV%20Ver2.2.pdf
	内視鏡感染防御	275	耳鼻咽喉科内視鏡の感染制御に関する手引き	http://www.jibika.or.jp/members/news/kansen_seigyo.pdf

章	タイトル	ページ	関連するガイドライン等	ガイドライン等入手先一覧（ウェブアドレス，版元）
	肺血栓塞栓症	278	肺血栓塞栓症および深部静脈血栓症の診断、治療、予防に関するガイドライン（2009年改訂版）	http://www.j-circ.or.jp/guideline/pdf/JCS2009_andoh_h.pdf
	輸血	282	宗教的輸血拒否に関するガイドライン	http://www.jssoc.or.jp/other/info/info20080523-1.pdf
	高齢者の薬物療法	286	高齢者の安全な薬物療法ガイドライン2015	http://www.jpn-geriat-soc.or.jp/info/topics/pdf/20150401_01_01.pdf
	妊産婦・授乳婦への投薬	289	産婦人科診療ガイドライン―産科編2014	http://www.jsog.or.jp/activity/pdf/gl_sanka_2014.pdf

シリーズ関連項目早見表

項目	執筆者	シリーズ関連項目			
舌下免疫療法（SLIT）	増山敬祐	『子どもを診る 高齢者を診る』「小児のアレルギー性鼻炎」p.139（大久保公裕）	『耳鼻咽喉科イノベーション』「アレルギー性鼻炎に対する舌下免疫療法」p.137（大久保公裕）		
急性鼻副鼻腔炎	黒野祐一	『風邪症候群と関連疾患—そのすべてを知ろう』「急性鼻副鼻腔炎」p.92（竹内万彦）	『風邪症候群と関連疾患—そのすべてを知ろう』「急性中耳炎，急性鼻副鼻腔炎」p.126（保富宗城，山中 昇）	『子どもを診る 高齢者を診る』「小児の鼻・副鼻腔炎」p.145（清水猛史）	
慢性副鼻腔炎	洲崎春海	『実践的耳鼻咽喉科検査法』「実践的アレルギー検査」p.170（松原 篤）	『子どもを診る 高齢者を診る』「小児の鼻・副鼻腔炎」p.145（清水猛史）		
好酸球性副鼻腔炎	呉 明美 藤枝重治	『耳鼻咽喉科 最新薬物療法マニュアル』「ステロイド／主な耳鼻咽喉科疾患での実際例」p.83（中丸裕爾）	『耳鼻咽喉科イノベーション』「好酸球性副鼻腔炎」p.154（藤枝重治）		
慢性副鼻腔炎に対する内視鏡下副鼻腔手術の新分類	春名眞一	『耳鼻咽喉科の外来処置・外来小手術』「鼻処置，副鼻腔自然口開大処置のコツ」p.108（江崎史朗）	『耳鼻咽喉科イノベーション』「三次元的内視鏡下鼻内副鼻腔手術」p.163（吉田拓人，春名眞一）		
嗅覚障害	三輪高喜	『実戦的耳鼻咽喉科検査法』「実践的嗅覚検査法」p.206（三輪高喜）	『子どもを診る 高齢者を診る』「加齢性嗅覚障害」p.292（三輪高喜）	『耳鼻咽喉科イノベーション』「嗅覚障害治療の展望」p.170（太田 康）	『耳鼻咽喉科イノベーション』「嗅覚刺激療法」p.179（三輪高喜）
鼻腔通気度検査法	宮崎総一郎 大木幹文	『実戦的耳鼻咽喉科検査法』「鼻腔通気度の検査法」p.212（竹内裕美）	『実践的耳鼻咽喉科検査法』「心因性鼻閉症の診断における鼻腔通気度検査の有用性は？」p.220（竹内裕美）		
急性咽頭・扁桃炎	坂東伸幸 原渕保明	『のどの異常とプライマリケア』「慢性扁桃炎にはどのように対応すればよいか？」p.94（佐藤公則）	『口腔・咽頭疾患，歯牙関連疾患を診る』「急性扁桃炎—扁桃周囲炎，扁桃周囲膿瘍」p.112（保富宗城，山中 昇）	『風邪症候群と関連疾患—そのすべてを知ろう』「急性咽頭炎—風邪症候群との微妙な関係」p.75（伊藤真人）	
味覚障害	任 智美 阪上雅史	『実戦的耳鼻咽喉科検査法』「実践的味覚検査法」p.196（冨田 寛）	『口腔・咽頭疾患，歯牙関連疾患を診る』「味覚障害」p.44（池田 稔，野村泰之）	『子どもを診る 高齢者を診る』「加齢性味覚障害」p.298（坂口明子，阪上雅史）	
慢性咳嗽	内藤健晴	『風邪症候群と関連疾患—そのすべてを知ろう』「経過が長い場合の鑑別診断」p.181（高木弘一，濱崎哲郎，井上博雅）			
胃食道逆流症（GERD）	折舘伸彦	『のどの異常とプライマリケア』「咽喉頭逆流症とは？ 診断と治療はどのようにすればよいか？」p.99（三枝英人）	『のどの異常とプライマリケア』「咽喉頭逆流症に関する最近の話題—喉頭粘膜上皮におけるペプシンの役割」p.108（折舘伸彦，溝口兼司）	『子どもを診る 高齢者を診る』「胃食道逆流」p.316（平林秀樹）	
嚥下障害	兵頭政光	『のどの異常とプライマリケア』「「嚥下障害」を訴える患者の鑑別診断と実際の診療の進め方」p.15（唐帆健浩，佐藤哲也）	『のどの異常とプライマリケア』「第6章 嚥下障害」p.213	『子どもを診る 高齢者を診る』「誤嚥性肺炎・嚥下障害」p.322（大前由紀雄）	
音声障害	末廣 篤 大森孝一	『のどの異常とプライマリケア』に関連項目多数。	『子どもを診る 高齢者を診る』「老人性音声障害」p.312（山内彰人）		
睡眠障害	中山明峰	『耳鼻咽喉科 最新薬物療法マニュアル』「向精神薬」p.206（五島史行）	『耳鼻咽喉科 最新薬物療法マニュアル』「抗うつ薬」p.215（中山明峰，清水謙祐）	『耳鼻咽喉科 最新薬物療法マニュアル』「睡眠薬」p.223（橋本 誠，山下裕司）	
睡眠時無呼吸症候群	北村拓朗 田畑貴久 鈴木秀明	『実戦的耳鼻咽喉科検査法』「実践的な睡眠時呼吸障害の検査」p.222（鈴木雅明）	『耳鼻咽喉科イノベーション』「小児扁桃肥大に伴う閉塞性睡眠時無呼吸の新たなエビデンス」p.203（鈴木正志，渡辺哲生）		
頭頸部癌	丹生健一	参考書籍：『がんを見逃さない—頭頸部癌診療の最前線』			
甲状腺腫瘍	伊藤康弘 宮内 昭	『実戦的耳鼻咽喉科検査法』「甲状腺機能検査」p.281（滋賀清人）	『がんを見逃さない—頭頸部癌診療の最前線』「甲状腺腫瘍」p.227（高北晋一）		
甲状腺疾患	家根旦有				
遺伝性血管性浮腫	越塚慶一 岡本美孝	『耳鼻咽喉科イノベーション』「遺伝性血管性浮腫」p.220（鈴木大士，三浦智広，大森孝一）			
Sjögren 症候群	吉原俊雄	『口腔・咽頭疾患，歯牙関連疾患を診る』「口腔乾燥症」p.34（吉原俊雄）			
IgG4 関連疾患	高野賢一 氷見徹夫	『口腔・咽頭疾患，歯牙関連疾患を診る』「口腔乾燥症」p.34（吉原俊雄）	『口腔・咽頭疾患，歯牙関連疾患を診る』「IgG4 関連疾患について教えて下さい。」p.42（吉原俊雄）	『口腔・咽頭疾患，歯牙関連疾患を診る』「繰り返す耳下腺腫脹」p.67（河田 了）	『耳鼻咽喉科イノベーション』「IgG4 関連疾患の包括診断基準と治療方針」p.197（高野賢一，氷見徹夫）
顎関節症	佐藤公則	『口腔・咽頭疾患，歯牙関連疾患を診る』「外来でできる顎関節症の保存的治療」p.273（五十嵐文雄）			
食物アレルギー	千貫祐子	『耳鼻咽喉科イノベーション』「口腔アレルギー症候群」p.184（藤枝重治，大澤陽子，森川太洋）	『耳鼻咽喉科イノベーション』「食物アレルギーへの対応」p.188（徳田玲子）		
喘息	一ノ瀬正和	『風邪症候群と関連疾患—そのすべてを知ろう』「アレルギー性鼻炎，気管支喘息」p.135（青井典明）			

項目	執筆者	シリーズ関連項目		
小児気管支喘息	藤澤隆夫	『風邪症候群と関連疾患—そのすべてを知ろう』「アレルギー性鼻炎, 気管支喘息」p.135（青井典明）		
抗菌薬	保富宗城	『耳鼻咽喉科 最新薬物療法マニュアル』「3. 抗菌薬」p.15		
真菌症	岡野光博 金井健吾 西﨑和則	『耳鼻咽喉科 最新薬物療法マニュアル』「4. 抗真菌薬」p.48		
インフルエンザ	國島広之 賀来満夫	『耳鼻咽喉科 最新薬物療法マニュアル』「5. 抗ウイルス薬」p.63		
免疫抑制・化学療法により発症するB型肝炎対策	滝川　一			
内視鏡感染防御	鈴木賢二			
肺血栓塞栓症	安藤太三			
輸血	武田純三			
高齢者の薬物療法	秋下雅弘	『子どもを診る 高齢者を診る』「高齢者における治療上の注意点—薬物投与を中心に」p.248（神崎晶）		
妊産婦・授乳婦への投薬	増﨑雅子 増﨑英明			

索引

中山書店の出版物に関する情報は，小社サポート
ページを御覧ください．
https://www.nakayamashoten.jp/support.html

ENT 臨床フロンティア *Next*
（イーエヌティ りんしょう）
"Frontier" Clinical Series of the Ear, Nose and Throat

耳鼻咽喉科
（じ び いんこう か）
標準治療のためのガイドライン活用術
（ひょうじゅん ち りょう）（かつようじゅつ）

2017 年 5 月 31 日　　初版第 1 刷発行 ©〔検印省略〕
2019 年 9 月 1 日　　　第 2 刷発行

編集·····················小林俊光／髙橋晴雄／浦野正美
　　　　　　　　（こ ばやしとしみつ）（たかはしはる お）（うら の まさ み）

発行者·················平田　直

発行所·················株式会社 中山書店
　　　　　　　　〒112-0006　東京都文京区小日向 4-2-6
　　　　　　　　TEL 03-3813-1100（代表）　振替 00130-5-196565
　　　　　　　　https://www.nakayamashoten.jp/

装丁·····················花本浩一（麒麟三隻館）

DTP·····················株式会社 Sun Fuerza

印刷·製本···········三松堂株式会社

ISBN978-4-521-74518-3
Published by Nakayama Shoten Co., Ltd.　　　　　　　　Printed in Japan
落丁・乱丁の場合はお取り替えいたします

耳鼻咽喉科の外来診療のエキスパートをめざそう!

見逃してはいけない ▼ 耳・鼻・のどの危険なサイン

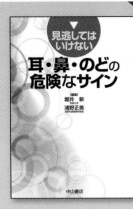

編集◉堀井　新
（新潟大学）

浦野正美
（浦野耳鼻咽喉科医院）

B5判／並製／4色刷／240頁
定価（本体6,800円＋税）

ISBN978-4-521-74432-2

特徴

1. 鑑別診断や診断の進め方をフローチャートでわかりやすく掲載.
2. 各項目の最初に「想定，説明すべき疾患」「診断のポイント」「重大疾患の特徴」を囲みで明示した.
3. 特に見逃しやすい疾患については具体的な症例を挙げ，その診断のポイントを解説.
4. webで閲覧できる動画も掲載.

Contents

中山書店　〒112-0006　東京都文京区小日向4-2-6　℡ 03-3813-1100　℻ 03-3816-1015
https://www.nakayamashoten.jp/

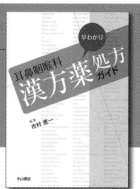

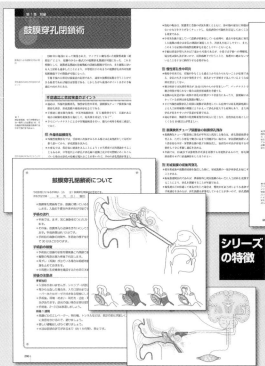
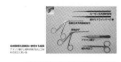
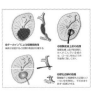